SARI SOLDEN
DR. MICHELLE FRANK

Selbstbewusst leben mit ADHS

WORKBOOK für Frauen

Hilfreiche Strategien und
praktische Übungen, um negative Glaubenssätze abzulegen
und selbstbestimmt zu leben

mvgverlag

Bibliografische Information der Deutschen Nationalbibliothek
Die Deutsche Nationalbibliothek verzeichnet diese Publikation in der Deutschen Nationalbibliografie. Detaillierte bibliografische Daten sind im Internet über https://dnb.de abrufbar.

Für Fragen und Anregungen
info@m-vg.de

Wichtiger Hinweis
Dieses Buch ist für Lernzwecke gedacht. Es stellt keinen Ersatz für eine individuelle medizinische Beratung und Ernährungsberatung und sollte auch nicht als solcher benutzt werden. Wenn Sie medizinischen Rat einholen wollen, konsultieren Sie bitte einen qualifizierten Arzt. Der Verlag und der Autor haften für keine nachteiligen Auswirkungen, die in einem direkten oder indirekten Zusammenhang mit den Informationen stehen, die in diesem Buch enthalten sind.

Ausschließlich zum Zweck der besseren Lesbarkeit wurde auf eine genderspezifische Schreibweise sowie eine Mehrfachbezeichnung verzichtet. Alle personenbezogenen Bezeichnungen sind somit geschlechtsneutral zu verstehen.

1. Auflage 2023

Türkenstraße 89
80799 München
Tel.: 089 651285-0
Fax: 089 652096

Die englische Originalausgabe erschien 2019 bei New Harbinger Publications, Inc. unter dem Titel *A Radical Guide for Women with ADHD: Embrace Neurodiversity, Live Boldly, and Break Through Barriers.* © 2019 by Sari Solden and Michelle Frank. All rights reserved.

Übersetzung: Marion Zerbst
Redaktion: Michaela Mallwitz
Umschlaggestaltung: Maria Verdorfer
Umschlagabbildung: Shutterstock.com/Merfin
Layout: Die Buchmacher – Atelier für Buchgestaltung, Köln
Satz: Die Buchmacher – Atelier für Buchgestaltung, Köln
Druck: Print Best, Estland
Printed in the EU

ISBN Print 978-3-7474-0583-3
ISBN E-Book (PDF) 978-3-9612-1981-0
ISBN E-Book (EPUB, Mobi) 978-3-9612-1982-7

Wir produzieren nachhaltig
www.m-vg.de

Weitere Informationen zum Verlag finden Sie unter

www.mvg-verlag.de

Beachten Sie auch unsere weiteren Verlage unter www.m-vg.de

Inhalt

Wir widmen dieses Buch unseren Klientinnen, die uns jeden Tag aufs Neue inspirieren und denen wir sehr dankbar dafür sind, dass wir unseren Leserinnen und Lesern von ihren Geschichten und Träumen erzählen dürfen. Vieles von unserem Wissen darüber, wie man als Frau mit ADHS ein mutiges, unerschrockenes und von strahlendem Glanz erfülltes Leben führen kann, haben wir euch zu verdanken!

Vorwort

Im Jahr 1995 stand ich in einer Warteschlange, um mir einen Vortrag auf einer Konferenz anzuhören, die von dem amerikanischen Selbsthilfeverband Children and Adults with Attention Deficit/Hyperactivity Disorder (CHADD) organisiert wurde. Mir fiel auf, dass die Frau, die vor mir stand, ein Buch mit dem Titel *Women with Attention Deficit Disorder* in der Hand hielt – und das zu einer Zeit, in der immer noch viele Neurologen und Psychiater überzeugt davon waren, dass Mädchen – geschweige denn Frauen – gar keine ADHS bekommen können. Als ich den Buchtitel las, konnte ich mein Glück kaum fassen. »Wer auch immer dieses Buch geschrieben hat, ist ein Genie!«, erklärte ich ihr, und sie antwortete: »Das war ich.« So lernte ich Sari Solden kennen.

Früher beschränkte sich der Begriff ADHS ausschließlich auf das außer Rand und Band geratene Verhalten hyperaktiver Jungen. Da die meisten Frauen solche Verhaltensweisen nicht zeigten, erfüllten sie nicht die ADHS-Diagnosekriterien, die sich ausschließlich an den männlichen Vertretern dieser Erkrankung orientierten. Tatsächlich bezeichnete einer der Referenten auf der Konferenz, die ich damals besuchte, solche Mädchen und Frauen abschätzig als »Möchtegern-ADHSlerinnen«.

Frauen mit ADHS waren damals buchstäblich zu einem Außenseiterdasein verdammt: Erstens wurden sie ausgegrenzt, weil sie nicht den Rollenerwartungen entsprachen, die die Gesellschaft an weibliches Verhalten stellte; denn von Frauen erwartet man, dass sie nachgiebig, einfühlsam und stets gut organisiert sind. Zweitens wurden sie ausgegrenzt, weil sie die Kriterien des Diagnostischen und Statistischen Manuals Psychischer Störungen nicht erfüllten. Da sie zu anders waren, um sich mit den Maßstäben der Gesellschaft messen zu lassen, aber eben nicht anders genug, als dass man ihr Verhalten mit einer neurologischen Störung hätte »entschuldigen« können, hatten Frauen mit ADHS keine Erklärung für ihr Anderssein; und damit blieben sie ihren schlimmsten eigenen Befürchtungen überlassen. Viele dieser Frauen haben im Lauf der Jahre die kritischsten Bemerkungen, die sie über ihr Verhalten zu hören bekamen, verinnerlicht, weil man sie missverstand und ihre Beschwerden nicht ernst nahm.

Aus heutiger Sicht kann man sagen, dass Sari Soldens mutige und ehrliche Ausführungen zu diesem Thema die ADHS-Szene für immer verändert haben. Ich halte es nicht einmal für übertrieben, zu behaupten, dass diese Frau die ADHS-Patientinnen aus dem grausamen seelischen Gefängnis der Isolation befreit hat, in dem sie damals saßen. Denn Sari Soldens bahnbrechendes Buch zum Thema »ADHS bei Frauen« stieß damals auf eine überwältigende Resonanz. Frauen auf der ganzen Welt fühlten sich schon allein durch die Erkenntnis, dass sie mit ihrem Problem nicht allein dastanden und dass es sogar einen Namen dafür gab, gestärkt. Und mit ihrem jetzigen Buch heben Sari Solden und ihre Co-Autorin Michelle Frank dieses wichtige Thema erneut ins Bewusstsein der Öffentlichkeit. Außerdem ermutigen sie Frauen dazu, sich endlich in der Welt bemerkbar zu machen und zu behaupten.

Es ist nicht nur bestürzend, sondern es liegt gleichzeitig auch eine gewisse Ironie des Schicksals darin, dass dieses Buch ausgerechnet für die »radikale« Idee der Selbstakzeptanz wirbt. Denn trotz des sich ständig wandelnden Zeitgeistes streben Frauen auch heute immer noch danach, sich – wenn nur irgend möglich – anzupassen; deshalb flehen ADHS-Patientinnen ihre Ärzte förmlich an, »dafür zu sorgen, dass ich normal werde«.

Menschen mit geringem Selbstwertgefühl verfallen nur allzu oft in den Bewältigungsmechanismus, ein falsches Selbst zu konstruieren. Diese verhängnisvolle Dynamik besteht darin, dass Menschen, die nicht die gleiche Empathie und Bestätigung erhalten wie die meisten anderen Leute, nach mehrfachen Zurückweisungen womöglich zu dem Schluss kommen, die Gesellschaft bringe ihnen nicht genügend Wertschätzung entgegen. Und dann nehmen sie in ihrer Verzweiflung Zuflucht zu einer Lösung, die keine ist: Sie entwickeln ein falsches Selbst, mit dem sie neurotypische Menschen nachahmen und dank dem sie für »normal« gehalten werden.

Auf den ersten Blick scheint das vielleicht tatsächlich eine raffinierte Tarnung zu sein. Doch wie Solden und Frank in ihrem Buch zeigen, zahlen ADHS-Patientinnen einen hohen emotionalen Preis dafür, ihre Probleme auf diese Weise zu kompensieren: Denn am Ende sind sie durch ihre permanente Verstellung ausgelaugt und hypervigilant zugleich – und leiden trotzdem immer noch unter Stigmatisierung und Schamgefühlen. Wenn es für die Außenwelt so aussieht, als hätten sie gar keine Symptome, empfinden diese Frauen das womöglich als Erfolg und freuen sich darüber. Diese Bewältigungsstrategie führt dazu, dass niemand etwas von ihrer misslichen Lage mitbekommt; deswegen ist sie aber nicht weniger schädlich. Solche Frauen suchen sich keine Hilfe; zu groß ist ihre Angst, dass dadurch zwangsläufig ein Riss in ihrer Fassade entstehen und man sie als »Schwindlerinnen« entlarven könnte. Oder wie es Leonard Cohen einmal in einem Song ausdrückte: »Da ist ein Riss in allem; so kommt das Licht herein« (»Anthem«, 1992). Und diese Risse in der Fassade brauchen auch gar nicht repariert zu werden; denn die hereinfallenden Lichtstrahlen erhellen die strahlende Schönheit des wahren Wesens dieser Frauen.

Wenn Sie zu den Tausenden von Frauen gehören, die bisher aufgrund ihrer ADHS beschämt, diskreditiert und mundtot gemacht worden sind, lassen Sie sich von Sari Solden und Michelle Frank in diesem kämpferischen und doch mitfühlenden Buch auf eine spannende Entdeckungsreise entführen. Diese beiden Autorinnen wissen, welch lähmende Ängste entstehen können, wenn man sich jahrzehntelang hinter einer Fassade versteckt. Daher bemühen sie sich nach Kräften, Ihre Resilienz und Ihren Mut zu stärken, und helfen Ihnen mit unendlicher Geduld dabei, Ihre Rolle in der Welt besser zu verstehen, indem Sie sich aus einer Perspektive der Akzeptanz und des Selbstmitgefühls betrachten. Mit ihrem unerschöpflichen Einfühlungsvermögen zeigen Sari Solden und Michelle Frank Ihnen den Weg in eine Oase, in der Frauen sich angstfrei auf den schwierigen Prozess einlassen können, ihr Selbstwertgefühl nicht mehr von der Andersartigkeit ihres Gehirns abhängig zu machen. In unserer atemberaubend diversen heutigen Welt gehen die Autorinnen dieses Buches endlich das Wagnis ein, all diese ganz besonderen, faszinierenden Frauen gebührend zu würdigen.

Dr. Ellen B. Littman

Klinische Psychologin in freier Praxis in New York
und Co-Autorin des Buches *Understanding Girls with ADHD*

Ein Hinweis an unsere Leserinnen und Leser

Wir freuen uns, Sie auf der spannenden Reise, die Sie nun antreten werden, begleiten zu dürfen. Doch zunächst möchten wir Ihnen ein paar kurze, aber wichtige Erläuterungen zu einigen in diesem Buch vorkommenden Begriffen und Konzepten geben.

Viel Spaß auf Ihrer Entdeckungsreise!

Hier ein paar wichtige Basisinformationen über ADHS – denn es ist ein verwirrendes Thema!

Dieses Arbeitsbuch wendet sich an Frauen, die an einer Aufmerksamkeitsdefizit-/Hyperaktivitätsstörung (ADHS) leiden, und an deren Freunde und Angehörige. Da wir in unserem Buch nicht alles erklären können, was wir über ADHS wissen, setzen wir bei unseren Leserinnen und Lesern bereits gewisse Grundkenntnisse auf diesem Gebiet voraus. Damit Sie unseren Ausführungen besser folgen können, möchten wir Ihnen jedoch zunächst ein paar wichtige Hintergrundinformationen liefern – zum Beispiel darüber, was wir meinen, wenn wir über die verschiedenen Erscheinungsformen von ADHS sprechen. (Denn obwohl wir in diesem Buch meistens den allgemeinen Begriff »ADHS« verwenden, gehen wir manchmal auch auf spezielle Formen dieser Erkrankung ein.)

Ja, heute nennt man es ADHS

Es herrscht viel Verwirrung rund um die Bezeichnung ADHS, denn der medizinische Fachbegriff für diese Störung hat sich im Lauf der Jahrzehnte mehrmals geändert. Heute lautet die korrekte Diagnose *Aufmerksamkeitsdefizit-/Hyperaktivitätsstörung* (ADHS) und wird im *Diagnostischen und Statistischen*

Manual Psychischer Störungen in drei Subtypen eingeteilt: vorwiegend unaufmerksamer Subtyp, vorwiegend hyperaktiv/impulsiver Subtyp und kombinierter Subtyp.

Manchmal werden die Begriffe »ADHS« und »ADS« synonym verwendet. Das liegt daran, dass »Aufmerksamkeitsdefizitstörung (ADS)« der ältere diagnostische Begriff war, der in der Ausgabe des *Diagnostischen Manuals* aus dem Jahr 1980 verwendet wurde; und die Menschen haben sich eben einfach an diesen Namen gewöhnt. Hin und wieder wird der Begriff ADS zwar immer noch verwendet, um ADHS ohne Hyperaktivität (also den vorwiegend unaufmerksamen Subtyp) zu bezeichnen; doch diese Terminologie ist veraltet und falsch.

Vorwiegend unaufmerksamer Subtyp – Menschen mit diesem ADHS-Subtyp fällt es schwer, »in die Gänge zu kommen« oder aktiv zu werden: Sie können sich zu nichts aufraffen, auch wenn sie eigentlich etwas tun wollen oder müssten. Sie sind schlecht organisiert, vergesslich, leicht ablenkbar und mit ihren Gedanken oft woanders. Außerdem leiden sie unter einer falschen Zeitwahrnehmung und emotionalen Dysregulation. Hyperaktivität und Impulsivität sind bei ihnen weniger stark ausgeprägt als bei den anderen Subtypen. Einige dieser Patienten sind eher unter- als hyperaktiv.

Vorwiegend hyperaktiv/impulsiver Subtyp – Bei Patienten mit diesem Subtyp steht das Problem der Hyperaktivität im Vordergrund. Auch sie leiden gelegentlich unter Unaufmerksamkeit; doch ihre Hauptprobleme hängen mit der Hyperaktivität zusammen und damit, dass sie nur schwer »auf die Bremse treten« können. Menschen mit diesem ADHS-Subtyp fällt es schwer, still zu sitzen, in einer Schlange zu warten oder ihre Impulsivität beim Handeln und Sprechen im Zaum zu halten. Sie sind zappelig und ständig »auf dem Sprung« oder leiden an einem Gefühl innerer Unruhe. Außerdem sind sie sehr impulsiv und haben oft unter den negativen Konsequenzen von ungehemmtem Verhalten, voreiligen Bemerkungen und überstürzten Entscheidungen zu leiden. Dieser Subtyp wird häufiger bei Männern diagnostiziert als bei Frauen.

Kombinierter Subtyp – Solche Patienten weisen sowohl Persönlichkeitsmerkmale des unaufmerksamen als auch des hyperaktiv/impulsiven Subtyps auf. Frauen mit kombiniertem ADHS-Subtyp beschreiben oft ähnliche Erfahrungen wie diejenigen, die am unaufmerksamen Subtyp leiden. Außerdem sind sie übermäßig redselig, neigen dazu, anderen Menschen ins Wort zu fallen, treffen oft impulsive Entscheidungen und sind körperlich oder geistig hyperaktiv.

ADHS und unsere exekutiven Funktionen

Was die meisten Menschen über ADHS wissen, ist nur ein winzig kleiner Ausschnitt des großen Ganzen. Bei dieser Erkrankung handelt es sich nicht in erster Linie um ein Aufmerksamkeitsdefizit; die Patienten haben vielmehr Probleme mit der Regulation verschiedener Aspekte von Kognition, Emotionen und Verhalten. ADHS bedeutet auch nicht unbedingt, dass jemand übermäßig aufgedreht ist.

Aber was ist die Aufmerksamkeitsdefizit-/Hyperaktivitätsstörung denn dann eigentlich?

Bei ADHS handelt es sich um ein lebenslanges verhaltensneurologisches, genetisch bedingtes Syndrom, das zu strukturellen, chemischen und kommunikationsbezogenen Unterschieden und zu einer anders gearteten Erregung im Gehirn führt. Beides wirkt sich auf das sogenannte *exekutive Funktionssystem* des Gehirns aus.

Dr. Thomas Brown beschreibt diese Erkrankung sehr treffend als …

> »(…) komplexes Syndrom von Entwicklungsbeeinträchtigungen der Exekutivfunktion, des Selbstmanagementsystems des Gehirns, eines Systems aus großenteils unbewussten Prozessen. Diese Beeinträchtigungen sind situationsabhängig und chronisch und beeinträchtigen die Funktion der Betroffenen in vielen Bereichen ihres Alltagslebens ganz erheblich.«
>
> *(Brown 2013, S. 20)*

Die von Brown in diesem Zitat erwähnten Prozesse bezeichnet man als *exekutive Fähigkeiten*. Brown unterteilt diese Fähigkeiten in mehrere Gruppen: Aktivierung und Initiierung von Aufgaben, Fokussierung und Daueraufmerksamkeit, Regulation von Wachheit, Anstrengung und Verarbeitungsgeschwindigkeit, Emotionsregulation, Arbeitsgedächtnisfähigkeiten und Selbstregulation von Verhaltensweisen. Brown liefert in mehreren seiner Bücher und Artikel, von denen einige am Ende dieses Buches aufgeführt sind (zum Beispiel in dem Buch *A New Understanding of ADHD in Children and Adults [ADHS bei Kindern und Erwachsenen – eine neue Sichtweise]*), eine hervorragende Beschreibung dieser Cluster und ihrer Bedeutung für das tägliche Leben mit ADHS. Wir hoffen, dass Sie einen Blick in seine Werke werfen werden, falls Sie das bisher noch nicht getan haben; Sie werden darin sicherlich aufschlussreiche Informationen finden!

Auf den nächsten Seiten wollen wir Ihnen erläutern, dass die Probleme, die ADHS mit sich bringt, oft auf eine Dysregulation des exekutiven Funktionssystems und der dazugehörigen Fähigkeiten zurückzuführen sind. Eine ausführliche Beschreibung dieser Begriffe würde den Rahmen unseres Buches sprengen; aber wir möchten Ihnen zumindest deutlich machen, dass Probleme mit diesen Organisationsfunktionen des Gehirns die Ursache für viele Probleme von Frauen mit ADHS sind. Möglicherweise stecken sie auch hinter der Art, wie Sie Ihre ADHS erleben.

Was ist, wenn bei mir keine ADHS diagnostiziert wurde, ich aber trotzdem das Gefühl habe, daran zu leiden?

Wenn Sie den Verdacht haben, unter ADHS zu leiden, sollten Sie unbedingt einen Experten um Rat fragen, der mit der Diagnostik und Therapie dieser Krankheit Erfahrung hat. Unter http://www.add.org finden Sie eine kostenlose Checkliste, anhand derer Sie überprüfen können, ob bei Ihnen bestimmte häufige ADHS-Symptome vorliegen; diese Liste können Sie zum ersten Besuch bei Ihrem Therapeuten mitnehmen. Die Diagnose »ADHS« kann von einem Psychiater, Arzt, Psychologen, klinischen Sozialarbeiter oder Psychotherapeuten gestellt werden. Fragen Sie vorher nach, ob der betreffende Experte bereits mit weiblichen ADHS-Patienten gearbeitet und in den letzten Jahren an Schulungen oder Konferenzen zum Thema ADHS teilgenommen hat und ob er mit der Sichtweise von ADHS als Dysregulation der Exekutivfunktionen vertraut ist.

Bin ich jetzt ein hoffnungsloser Fall?

Nein! Die ADHS ist eine Abweichung in der »Verdrahtung« Ihres Gehirns, die sich nicht beheben lässt; aber sie ist kein Todesurteil. Sie können – und werden – auch als Frau mit ADHS ein glückliches, gesundes, erfülltes Leben führen, das versprechen wir Ihnen. Und wir haben auch ein paar Ideen, die Ihnen dabei helfen können – also lesen Sie weiter!

Exemplarische Patientinnengeschichten

In den Fallbeispielen in diesem Buch finden sich Elemente aus den Krankheitsgeschichten vieler Frauen wieder, mit denen wir im Lauf der Jahre gearbeitet haben. Wir erzählen Ihnen diese Geschichten in der Hoffnung, dass Sie darin Aspekte wiedererkennen werden, die Sie an Ihre eigene Erkrankung erinnern. Aus Gründen der Vertraulichkeit verwenden wir für diese Patientengeschichten ausschließlich erfundene Namen; außerdem haben wir die Details stark verändert und oft Elemente aus mehreren ähnlichen Fallbeispielen miteinander kombiniert.

Teil I

Seien Sie *mutiger!*

»Und es kam der Tag, an dem das Risiko, in einer Knospe verschlossen zu bleiben, schmerzhafter war als das Risiko, zu erblühen.«

Anaïs Nin

Wahrscheinlich verstehen Sie, was wir meinen, wenn wir sagen, dass ADHS sich manchmal so anfühlt, als trügen Sie etwas Wunderbares in sich, das nur darauf wartet, zu erblühen – wenn Sie sich bloß endlich von allem befreien könnten, was Sie daran hindert! Vielleicht haben Sie Ihr wahres Ich im Lauf der Zeit immer mehr vor der Außenwelt versteckt, während Sie Ihr Bestes tun, um Ihre Probleme zu bewältigen und mit den Verletzungen, dem Verlust und der Verwirrung fertigzuwerden, die ein Leben mit ADHS mit sich bringt. Vielleicht haben Sie immer wieder versucht, Ihr Problem ohne fremde Hilfe zu lösen in der Hoffnung, Freiheit zu finden, indem Sie jemand anderem (einem Menschen ohne ADHS) ähnlicher wurden – nur um dann festzustellen, dass Sie Ihren seelischen Schmerz und Ihre Probleme nicht loswerden können, ohne gleichzeitig auch den besonderen Glanz einzubüßen, der Sie zu dem Menschen macht, der Sie sind, oder ohne sich ständig hinter einer Fassade zu verstecken (was auf die Dauer sehr ermüdend ist).

Wenn Sie dieses Buch zur Hand genommen haben, sind Sie wahrscheinlich bereit, diesen Kampf aufzugeben und Ihre Energie in etwas Neues, Kühneres zu stecken. Denn irgendwann kommt – wie Sie inzwischen wahrscheinlich auch schon festgestellt haben – der Zeitpunkt, an dem es mehr wehtut, den Menschen zu opfern, der Sie sind, als zu Ihrem wahren Ich zu stehen und so gesehen, gehört und gekannt zu werden, wie Sie wirklich sind. Sie möchten nicht mehr länger auf den Menschen verzichten, von dem Sie wissen, dass er Ihrer wahren Identität entspricht, und verspüren eine tiefe Sehnsucht danach, endlich zu diesem Menschen zu werden. Also warten Sie nicht länger – dieser Augenblick eignet sich genauso gut für Ihren Sprung in ein neues Leben wie jeder andere! Nun ist es an der Zeit, das Risiko einzugehen und zu Ihrem wahren Ich zu erblühen. Also fassen Sie Mut und lassen Sie uns auf die Reise gehen!

Kapitel 1

Willkommen im Club!

Eine Welt für sich verändern

Wir bezeichnen unser Buch als »radikalen« Ratgeber für Frauen mit ADHS, um den einfachen, aber »radikalen« Gedanken zu unterstreichen, dass eine ADHS-Patientin nicht unbedingt versuchen muss, sich zu *verändern* oder ein neuer Mensch zu werden; sie kann auch einfach lernen, *sie selbst zu sein.* Dieser Ratgeber ist jedoch nicht radikal in dem Sinn, dass er ungewöhnliche Bewältigungsstrategien, Heilpflanzen oder Diäten propagiert oder wirksame schulmedizinische Therapien zur Bekämpfung der ADHS-bedingten Veränderungen im Gehirn ablehnt. Um es ganz klar zu sagen: Die Ziele dieses Buchs sind weder gegen Medikamente noch gegen ADHS-Bewältigungsstrategien gerichtet.

In diesem Buch geht es um ADHS – aber nicht nur oder ausschließlich darum. Eigentlich geht es um sehr viel mehr. Im Grunde möchten wir Ihnen mit diesem Ratgeber dazu verhelfen, der Mensch zu werden und den Menschen schätzen zu lernen, der Sie in Wirklichkeit sind – mit all Ihren besonderen Problemen und Stärken. Daher kommt es uns vor allem darauf an, die Unterschiede zwischen dem Gehirn eines ADHS-Patienten und eines »normalen« Menschen zu akzeptieren und klarzustellen, dass es ein ungeheuer differenzierter und komplexer Prozess ist, Frauen mit ADHS zu helfen.

Menschen, deren Gehirn anders funktioniert als das der großen Masse, werden auf ähnliche Weise pathologisiert wie Menschen mit deutlicher sichtbaren Unterschieden, die man ebenfalls nach dem Goldstandard der Mehrheit beurteilt. Mit seinem Konzept der *Neurodiversität* beschreibt Thomas Armstrong (2010) eine sehr viel gesündere und inklusivere Sichtweise, die Menschen mit gehirnbedingten Unterschieden als Bereicherung empfindet und zu verstehen versucht, statt sie als minderwertig zu betrachten. »Anstatt so zu tun, als gäbe es irgendwo in einem Tresor ein vollkommen ›normales‹ Gehirn, mit dem alle anderen Gehirne verglichen werden müssen, sollten wir uns eingestehen, dass es kein Standardgehirn gibt, ebenso wenig wie es eine Standardblume oder eine Standardkultur oder -ethnizität gibt, und dass die Vielfalt der Gehirne eine genauso wunderbare Bereicherung für uns ist wie die Artenvielfalt und die Vielfalt der Kulturen und Ethnien« (Armstrong 2010, S. 2–3).

Wir möchten unseren Klientinnen und Klienten, die unter diesen besonderen gehirnbedingten Problemen leiden, dazu verhelfen, ihr neurologisches Anderssein anzunehmen. Zu diesem Zweck führen wir sie durch einen Prozess der *Entflechtung* hindurch, durch den sie mit dem Menschen klarkommen sollen, der sie im Grunde ihres Wesens – unter all den Schichten von Scham, Stigma und Verwirrung – eigentlich sind. Wir haben den faszinierenden Prozess, der sich abspielt, wenn es Frauen mit ADHS endlich gelingt, kulturelle, innerliche und zwischenmenschliche Barrieren zu durchbrechen und über das bloße Überleben mit ihrer Erkrankung hinauszuwachsen – wenn sie es schaffen, ein mutiges Leben als starke Frauen mit einem ganz besonderen Gehirn und ganz besonderen Stärken und Herausforderungen zu führen –, schon oft beobachtet.

Gemeinsam sind wir stark

Sie sind keine Außerirdische auf diesem Planeten und auch keine Fremde in Ihrem eigenen Leben, sondern gehören zu einer Gemeinschaft außergewöhnlicher Frauen – seelenverwandter Gefährtinnen auf der Reise durch ein ADHS-Leben, in dem es mehr Wunder und mehr Chaos gibt, als Sie bewältigen zu können glauben. (Übrigens können Sie dieses Leben durchaus bewältigen – Sie tun es ja bereits!) Und im Rahmen dieser Gemeinschaft werden Sie in den Geschichten Ihrer Schicksalsgenossinnen Trost finden.

Wir beide sind in unserem beruflichen Leben Psychotherapeutinnen; aber gleichzeitig sind wir auch Frauen, denen es genauso ergeht wie Ihnen. Im Lauf der Jahre hatten wir das Privileg und das Vergnügen, Frauen weltweit auf dieser spannenden Entdeckungsreise zu begleiten und zu beraten. Denken Sie immer daran, dass Sie auf diesem wilden Ritt nicht allein sind!

Es erfordert Mut, weiterzumachen, wenn man nicht genau weiß, wo man eigentlich hinsoll. Diese Erfahrung haben wir auch gemacht. Doch so unsicher Sie sich auch fühlen mögen – irgendwann müssen Sie Ihr Anderssein und Ihre Probleme akzeptieren und die besonderen Gaben, Talente und Qualitäten nutzen, die Sie zu dem Menschen machen, der Sie sind. Daran müssen Sie immer wieder arbeiten; dafür müssen Sie immer wieder kämpfen.

Frauen mit dieser geheimnisvollen, unsichtbaren ADHS-bedingten Andersartigkeit brauchen einen ganz besonderen Mut, um den Funken in ihrem Inneren am Leben zu erhalten und sich langsam, aber sicher immer weiter zu öffnen – bis sie schließlich aufblühen und ihr wahres Wesen nicht mehr länger vor der Welt verstecken.

Zu irgendeinem Zeitpunkt Ihres Lebens hat Ihre ADHS Sie wahrscheinlich in Ihrer Fähigkeit beeinträchtigt, sich der Welt so zu zeigen, wie Sie sind, und zu sagen, was Sie denken. Doch bei dieser Entdeckungsreise zu einem kühnen, unerschrockenen Leben als Frau mit ADHS geht es nicht nur um die Aufmerksamkeitsdefizit-/Hyperaktivitätsstörung selbst, sondern auch darum, wie Sie Ihr wahres Ich als Frau mit unsichtbarer Andersartigkeit (also mit Problemen, die Ihre Mitmenschen von außen nicht erkennen können) sehen und zum Ausdruck bringen.

Ihre Einstellung zu sich selbst und Ihren ADHS-Problemen hängt stark davon ab, wie Sie die auf Sie einstürmenden Botschaften zum Thema Anderssein und die impliziten Konsequenzen eines Lebens außerhalb der großen Masse der Menschen (egal ob es sich um eine *neurotypische*[1] oder sonstige Mehrheit handelt) im Lauf der Zeit verinnerlicht haben und wie diese Wertesysteme Ihr inneres und äußeres Erleben heute noch prägen. Es ist wichtig, sich über Ihr Verhältnis zum Anderssein klar zu werden; denn das ist die Welt, in der wir Frauen mit ADHS leben: eine Welt des Andersseins.

Neudefinition der ADHS-Therapie

Das Komplizierte an der Therapie Ihrer ADHS besteht darin, dass Sie sich erst dann wirklich auf den damit einhergehenden Veränderungsprozess einlassen können, wenn Sie in der Lage sind, Ihr Anderssein hundertprozentig zu erkennen, zu akzeptieren und zu respektieren. Bis dahin werden Sie immer nur einen schwierigen Kampf gegen sich selbst führen, den Sie nicht gewinnen können. Oder um es mit den Worten eines anderen Psychotherapeuten auszudrücken: »Das Paradoxe ist, dass ich mich verändere, wenn ich mich so akzeptiere, wie ich bin« (Rogers 1961, S. 17).

ADHS ist nachweislich eine genetisch bedingte, chronische Störung des Gehirns, die mit strukturellen, chemischen und die Kommunikation betreffenden Abweichungen einhergeht, welche sich auf unsere Kognition, unsere Emotionen und unser Verhalten auswirken – vor allem auf die sogenannten exekutiven Funktionen des Gehirns.

Thomas E. Brown (2005) beschreibt das exekutive Funktionssystem des Gehirns anhand der Metapher eines Sinfonieorchesters als »Manager« unserer kognitiven Funktionen.

> »Stellen Sie sich ein Sinfonieorchester vor, in dem jeder Musiker sein Instrument sehr gut beherrscht. Trotzdem wird dieses Orchester keine gute Musik produzieren, wenn es keinen Dirigenten hat, der es organisiert und alle Spieler zusammenführt; der Handzeichen für das Einsetzen der Holzbläser oder das langsame Ausklingen der Streicher gibt oder allen Spielern eine übergeordnete Interpretation der Musik vermittelt. Die Symptome einer ADHS könnte man mit einem Orchester vergleichen, dessen Beeinträchtigungen nicht bei den einzelnen Musikern, sondern beim Dirigenten liegen.«
>
> *(Brown 2005, S. 10)*

Wenn diese Managementfunktionen des Gehirns nicht richtig arbeiten, kann das negative Auswirkungen haben: Vielleicht können Sie sich dann nicht ausreichend aktivieren, um eine Aufgabe anzugehen; oder Ihre Konzentration erlahmt rasch, nachdem Sie mit der Aufgabe begonnen haben; oder es fällt Ihnen schwer, bei dieser Aktivität zu bleiben, wenn Ihre Energie oder Ihr Interesse nachlässt – und es gibt noch viel mehr Probleme! Wenn Sie mehr über das Verständnis der exekutiven Funktionen erfahren wollen, möchten wir auf unsere Liste der Literaturangaben auf der Website zu diesem Buch verweisen: http://www.newharbinger.com/42617 (auf Englisch).

Wenn wir besser verstehen, was es mit unseren Exekutivfunktionen auf sich hat, wird uns auch klarer, inwiefern ADHS-typische Probleme (zum Beispiel bei der Organisation, Koordination, Prioritätensetzung, Aufrechterhaltung gewohnter Abläufe, beim Zeitmanagement und Sich-Erinnern an Details) gerade bei Frauen häufig mit unserer verinnerlichten »Stellenbeschreibung« kollidieren – und wie verheerend sich das auf unsere Einstellung zu uns selbst und unseren Problemen auswirken kann (Solden 2005, S. 58–59).

Was ist das »Radikale« an unserem Behandlungsziel?

Und nun vergegenwärtigen Sie sich bitte kurz, mit welchen Augen Sie Ihre ADHS bisher betrachtet haben und was man Ihnen über die Zielsetzungen einer ADHS-Therapie erzählt hat (oder welches Bild Sie sich bisher davon gemacht haben).

Was wäre, wenn wir Sie auffordern würden, Ihre Vorstellungen von der Behandlung der ADHS zu ändern? Wenn Sie Ihre Therapieziele und sich selbst als ADHS-Patientin von nun an mit anderen Augen sehen würden? Und wenn dieses Umdenken gewissermaßen Ihr Erfolgsrezept wäre – Ihre Garantie dafür, dass diese Behandlung auch wirklich funktionieren kann? Wären Sie dann bereit, es mit dieser neuen Denkweise zu versuchen?

Unserer Meinung nach sollte das Ziel einer ADHS-Therapie nicht darin bestehen, diese Störung zu überwinden, Sie von Grund auf zu verändern oder den Menschen, der Sie sind, auf andere Weise umzuformen. Wir sollten damit vielmehr ein ganz anderes Ziel verfolgen: nämlich, auf die Verwirklichung Ihrer Hoffnungen und Träume zuzusteuern, Ihre Beziehung zu Ihrem wahren Ich zu vertiefen und mithilfe Ihrer besonderen Stärken Lebensräume und Beziehungen zu schaffen, in denen Sie sich wohlfühlen.

> Was wäre, wenn das Ziel Ihrer Behandlung darin bestünde, Ihnen den Zugang zu dem Menschen zu erleichtern, der Sie in Wirklichkeit sind, statt Ihre wahre Identität zu zerstören?

Was wäre, wenn das Ziel Ihrer Behandlung darin bestünde, Ihnen den Zugang zu dem Menschen zu erleichtern, der Sie in Wirklichkeit sind, statt Ihre wahre Identität zu zerstören?

Wir möchten Sie dazu auffordern, sich selbst und Ihre Probleme einfach zu akzeptieren. Nicht, weil Sie resigniert haben, und auch nicht, weil Sie sich in einen Zustand der Passivität flüchten möchten, sondern um einen Prozess echter, befriedigender Veränderungen einzuleiten – einen Prozess, der Ihrem Leben einen Sinn und Ihnen ein Gefühl der Verbundenheit gibt.

Wir empfehlen Ihnen wärmstens, alle wirksamen Strategien zu nutzen, die es zur Bewältigung Ihrer ADHS-Probleme gibt. Wir wollen nur nicht, dass Sie warten, bis Sie perfekt organisiert sind, bevor Sie sich endlich ein *Leben gönnen! Medikamente, Therapie, Coaching und andere Maßnahmen im Umgang mit Ihrer ADHS machen es Ihnen nicht schwerer, sondern leichter*, zu Ihrem wahren Ich zu werden. Das ist das eigentliche Ziel jeder Behandlung. Bewältigungsstrategien und Organisationshilfen sollen Ihnen das Leben erleichtern und Ihre seelischen Nöte lindern; aber Sie sollten sie nicht als Hilfsmittel betrachten, um einen »beschädigten Gegenstand« zu reparieren oder Sie zu einem anderen Menschen zu machen, als Sie sind.

Es besteht kein Zweifel daran, dass die Auseinandersetzung mit dem Thema Scham für Menschen mit ADHS unverzichtbar ist. Immer mehr renommierte ADHS-Experten und -Forscher weisen darauf hin, eine wie wichtige Rolle diese innere Arbeit in der ADHS-Therapie spielt (Hinshaw, 2018; Hallowell und Dodson, 2018). Die Reise, auf die unser Buch Sie begleiten will, umfasst auch diese bahnbrechende neue Erkenntnis in der ADHS-Therapie.

Solange Ihnen der Gedanke, anders zu sein als andere Menschen, Unbehagen einflößt, werden Sie Ihr Leben als ADHS-Patientin damit zubringen, sich zu verstellen, zu verstecken, zu schämen und Ihre Mitmenschen immer wieder beschwichtigen zu wollen. Je nachdem, welche Lebenserfahrungen Sie in Ihrer Kindheit und Jugend gemacht haben, wird es vielleicht sehr lange dauern, bis es Ihnen gelingt, Ihre Vorstellungen von Ihrer ADHS zu verändern. Aber denken Sie daran: Es spielt keine Rolle, welche Medikamente Sie einnehmen oder welches verlockende neue Organisationssystem Sie ausprobieren – Sie werden garantiert nicht ans Ziel kommen, solange Ihr Ziel darin besteht, Ihre wahre Identität loszuwerden.

Und nun kommt die erste von vielen Fragen zum Nachdenken, die Sie in diesem Arbeitsbuch finden werden. Wenn Sie mehr Platz zum Schreiben und Ausformulieren Ihrer Ideen brauchen, ist es vielleicht sinnvoll, sich ein Tagebuch anzuschaffen.

Zum Nachdenken: **Behandlungsziele**

Was fällt Ihnen auf Anhieb ein, wenn Sie an die ADHS-Therapie denken?

Wie sähe diese Therapie wohl aus, wenn Sie damit ein paar der folgenden Ziele verfolgen würden:

- der Verwirklichung meiner Hoffnungen und Träume näherzukommen
- meine Beziehung zu mir selbst zu vertiefen
- meine Stärken zu nutzen
- meine Stimme hörbar zu machen
- Lebensräume zu schaffen, in denen ich mich wohler fühle
- auf Wechselseitigkeit beruhende, befriedigende Beziehungen aufzubauen
- einen leichteren und besseren Zugang zu dem Menschen zu finden, der ich wirklich bin

Nur Hunde muss man erziehen – nur Möbel müssen repariert werden

Viele Frauen mit ADHS hoffen im Grunde ihres Herzens immer noch, durch ein paar ADHS-Therapiesitzungen von ihrem Problem »geheilt« zu werden. Je schneller, desto besser!

Wir leben in einer Kultur der schnellen Lösungen. Sich auf die Ungewissheit eines langsamen Entwicklungsprozesses einzulassen, fällt niemandem leicht und erscheint nur wenigen Menschen akzeptabel. Aber Sie sind nun einmal kein Problem, das gelöst werden muss!

Wir bieten keine schnellen Patentlösungen an, denn selbst in den schwierigsten ADHS-Situationen sehen wir kein Defizit, sondern eine Chance. Glauben Sie uns: Ihre Gedanken, Ängste und Fragen sind völlig berechtigt. Sie müssen Ihre ADHS nicht als »Geschenk« betrachten, um mit Ihrer Therapie und in Ihrem Leben weiterzukommen. Vielleicht wird es einige Zeit dauern, bis Sie sich mit dem Gedanken anfreunden können, dass Ihre ADHS nicht »geheilt« zu werden braucht. Und vielleicht befürchten Sie, dass wir – die Autorinnen dieses Buches – die Schwierigkeiten eines Lebens mit ADHS verharmlosen. Doch keine Sorge: Das tun wir nicht.

Als Psychologinnen und Frauen mit ADHS kennen wir diese Kämpfe und Mühen sehr gut. Und wir haben dabei festgestellt, dass der Wunsch von ADHS-Patientinnen, sich selbst, ihr Leben und ihr Gehirn von Grund auf umzumodeln, enormen Schaden anrichtet; denn wenn sie das tun, fällt es ihnen viel schwerer, den inneren Frieden und die Lebensfreude zu finden, die sie sich so sehnlich wünschen. Dieses Ziel des »Reparierens und Ersetzens« kann Ihre Bemühungen, Ihre ADHS-Symptome besser in den Griff zu bekommen, sogar völlig zunichte machen. Auch wenn Ihnen anfangs vielleicht ein bisschen unwohl bei dieser Vorstellung ist – geben Sie den Versuch, sich selbst »in Ordnung zu bringen«, auf! Glauben Sie uns: Das kann niemals funktionieren. (Wir versprechen Ihnen, dass dieser mühselige Kampf zu nichts führt und Sie ihn garantiert nicht vermissen werden!) Was hindert Sie daran, sich für immer davon zu verabschieden? Außer Scham, Zweifeln und Selbstabwertung haben Sie dabei nicht viel zu verlieren!

Und nun kommen wir zur ersten Selbsterfahrungsübung in diesem Buch. Diese Übungen liefern Ihnen Beispiele für Erfahrungen, die Frauen mit ADHS häufig machen. Viele dieser Übungen enthalten außerdem Vorschläge oder Denkanstöße. Einige beinhalten sogar Reflexionsübungen, anhand derer Sie Ihre Gedanken noch weiter vertiefen können. Schreiben Sie ruhig alle Gedanken und Gefühle auf, die Ihnen dabei durch den Kopf gehen.

Selbsterfahrung: **Wann sind wir endlich am Ziel?**

Die unten stehenden (oder so ähnliche) Fragen bekommen Psychotherapeuten von ADHS-Patientinnen sehr oft zu hören. Kommen Ihnen einige davon bekannt vor? Falls ja, kreuzen Sie die Fragen an, die Sie sich (oder Ihrem Therapeuten) schon öfter gestellt haben, und achten Sie dabei auf Ihre eigenen Reaktionen.

- [ ] »Wie schlimm ist es, Herr/Frau Doktor?«
- [ ] »Können Sie mir Strategien empfehlen, durch die ich genauso werden kann wie andere Frauen?«
- [ ] »Wie viele Therapiesitzungen brauche ich, um dieses Problem zu überwinden?«
- [ ] »Kann mir das helfen, mich in Zukunft besser zu organisieren oder produktiver und nicht mehr so vergesslich zu sein?«
- [ ] »Wie kann ich diese unheilbare Besonderheit überwinden?«

Was ist eigentlich so schlimm daran, anders zu sein?

Bevor wir tiefer in dieses Thema einsteigen, sollten Sie sich zunächst einmal bewusst machen, welche verschiedenen Botschaften Sie über die Bedeutung des Andersseins verinnerlicht haben.

Sehr, sehr viele Botschaften und einschränkende Überzeugungen, die wir uns als ADHS-Patientinnen im Laufe der Zeit zu eigen gemacht haben, stammen aus unseren frühesten Kindheitserfahrungen mit Andersartigkeit und damit, wie nahestehende Menschen unser Anderssein wahrgenommen haben. Sehr oft leisten diese Botschaften einen äußerst wichtigen Beitrag zu den Verstrickungen, die uns in Scham- und Schuldgefühlen, Angst und einem allgemeinen Empfinden des Nicht-gut-genug-Seins gefangen halten. Um diesen Verstrickungen tatsächlich auf die Spur zu kommen, müssen wir uns zunächst einmal vor Augen halten, was in einem solchen System (wie zum Beispiel in einer Beziehung, Gemeinschaft oder Gruppe) passiert, wenn ein Mensch oder eine Gruppe von Menschen es wagt, anders zu sein und das auch offen zu zeigen.

Kims Geschichte:

Andersartigkeit als Störfaktor in der Familie

Als Kim sich mit ihrer Ausbildung in einem traditionellen Schulsystem schwertat, ermahnten ihre Eltern sie: »Du musst dich eben einfach anstrengen. Gib dir doch ein bisschen mehr Mühe.« Denn nach dem Willen der Eltern sollte die Tochter in ihre Fußstapfen treten und später einmal Ärztin werden. Als sie ihr Interesse an einem Geschichtsstudium bekundete, verdrehten ihre Eltern nur die Augen und sagten: »Mach dich doch nicht lächerlich.« Kim hat also die Erfahrung gemacht, dass es in ihrem Elternhaus als seltsam, bedrohlich und inakzeptabel interpretiert wurde, wenn man zeigte, dass man anders war als die anderen. Solchen scheinbar »unbedeutenden« Botschaften wohnt eine ungeheure Macht inne.

Viele von uns sind mit dem Ausdruck ihrer Andersartigkeit (zumindest zu irgendeinem Zeitpunkt ihres Lebens) auf Hindernisse gestoßen. Normalerweise wehren Systeme aller Art sich gegen Veränderungen, weil die Mitglieder der Gruppe »die Umstände, so wie sie schon immer waren«, als vertraut empfinden und zufrieden damit sind – selbst wenn diese Umstände in Wirklichkeit schon immer ungesund waren. Dieser Widerstand gegen Veränderungen und Abweichungen ist so etwas wie ein unbewusster Überlebensmechanismus einer Gruppe – egal ob das eine sinnvolle, faire und freundliche Grundhaltung ist oder nicht.

Die Ziele, die wir Ihnen in unserem Arbeitsbuch vermitteln möchten, gehen weit darüber hinaus, wie man ordentlicher wird oder lernt, sich besser zu organisieren. In diesem Buch werden Sie Folgendes lernen:

- Ihre Probleme mit Ihrem ADHS-Gehirn von Ihrer eigentlichen Identität zu trennen,
- sich nicht mehr von anderen Menschen herabsetzen zu lassen,
- ein ganzer Mensch zu sein, der sich in seiner Haut, seinem Verstand und seinem Leben vollständig fühlt,
- anderen Menschen nahe zu sein und dabei gleichzeitig sich selbst zu schützen,
- sich Ihren ADHS-Problemen zu stellen, um Ihre Symptome besser bewältigen zu können,
- aus eigener Kraft Erfüllung zu finden, statt dabei immer nur von anderen Menschen abhängig zu sein.

Um mit Ihrer ADHS gut leben zu können, statt sie zu bekämpfen, müssen Sie sich ein paar tiefsitzende, bisher vielleicht noch kaum wahrgenommene Ängste und Überzeugungen zu dem Thema bewusst machen, was es bedeutet, eine Frau zu sein, die auf andere Art in dieser Welt lebt als die meisten ihrer Geschlechtsgenossinnen. Was haben Sie in Ihrer Kindheit und Jugend zum Thema »Anderssein« gelernt?

Briannas Geschichte:

Verhalte dich doch einfach normal!

Die 27-jährige Brianna erinnert sich noch an viele negative Botschaften im Zusammenhang mit den sichtbaren und unsichtbaren Aspekten ihrer Identität als farbige Frau mit ADHS – und auch an viele Misshandlungen, die sie deshalb erdulden musste. Diese Botschaften vermittelten ihr ein Gefühl der Ausgrenzung und der Missachtung ihrer Rechte und Bedürfnisse – das Gefühl, mundtot gemacht zu werden. Selbst innerhalb ihrer Familie, die viele leistungsstarke Menschen hervorgebracht hat, wurde Brianna signalisiert, dass sie ihre Probleme nicht so wichtig nehmen und Herausforderungen einfach meistern sollte, statt sich zu verhätscheln. Ihre Lehrer, denen auffiel, wie klug sie war, weigerten sich, eine »Extrawurst« für sie zu braten, etwa indem sie Anweisungen wiederholten oder ihr andere sinnvolle Zugeständnisse machten, wenn sie um Hilfe bat.

Brianna hat auch heute noch mit diesen Botschaften zu kämpfen, die ihr ein Leben lang vermittelt worden sind: »Jeder Mensch hat Probleme, also komm damit klar – und zwar allein und ohne darüber zu reden.« »Deine Bedürfnisse haben keine Priorität, und was du zu sagen hast, zählt nicht.« »Wie kommst du darauf, dass dir eine Sonderbehandlung zusteht?«

Selbsterfahrung: **Zeigen, dass man anders ist**

Kreuzen Sie die Wörter an, die den unten stehenden Satz in einer auf Sie zutreffenden Weise vervollständigen, oder fügen Sie eigene Formulierungen hinzu.

Als Mädchen habe ich gelernt, dass es ...

- ☐ gefährlich ist,
- ☐ Blasphemie ist,
- ☐ bedrohlich ist,
- ☐ unhöflich ist,
- ☐ gemein ist,
- ☐ respektlos ist,
- ☐ sinnlos ist,
- ☐ eine Schande ist,
- ☐ mich von anderen Menschen trennt,
- ☐ ________________________________

oder

- ☐ respektiert wird,
- ☐ ermutigt wird,
- ☐ ein Zeichen von Kreativität und Eigenständigkeit ist,
- ☐ etwas Gutes ist,
- ☐ wirkungsvoll ist,
- ☐ sehr wichtig ist,
- ☐ befreiend wirkt,
- ☐ ________________________________

zu zeigen, dass ich anders bin als andere Menschen.

Zum Nachdenken: **Zeigen, dass man anders ist**

Versuchen Sie, sich daran zu erinnern, was Sie in Ihrer Kindheit und Jugend über die Gefahren des Andersseins gelernt haben.

Welche Gefühle oder Gedanken steigen in Ihnen auf, wenn Sie daran denken, anders zu sein (egal ob die Außenwelt etwas davon mitbekommt oder nicht, und ob es sich um Ihre eigene Andersartigkeit oder die anderer Menschen handelt).

Inwiefern haben Sie sich (in wichtigen und unwichtigen Dingen) von Ihrer Herkunftsfamilie unterschieden?

Inwieweit wurde diese Andersartigkeit gefördert oder toleriert?

Welche Meinungen haben Sie in Ihrer Familie, Ihrer Gemeinde oder der Kultur, in der Sie lebten, über die (sichtbare oder unsichtbare) Andersartigkeit bestimmter Menschen zu hören bekommen?

Wurden Sie dazu ermutigt, Ihre eigene Meinung zu äußern, oder empfanden Sie es als bedrohlich, sich von Ihren Mitmenschen abzuheben? Welche Auswirkungen hatte diese Erfahrung auf Sie? Inwiefern beeinflusst sie Sie vielleicht auch heute noch?

Woher haben wir unsere Vorstellungen vom Anderssein?

Dass Menschen verschieden sind, dagegen ist eigentlich nichts einzuwenden. Ganz im Gegenteil: Das ist sogar etwas sehr Schönes. Für die eng geknüpften Netze aus sozialen Mustern, Rollen und Machthierarchien können solche Unterschiede allerdings auch eine Bedrohung darstellen. Wenn Gruppennormen Ängste vor dem Anderssein fördern, ziehen sich diese Überzeugungen heimtückisch wie ein unterirdischer Fluss durch ganze Generationen, Gemeinwesen und Familien hindurch. Es erfordert ein hohes Maß an Bewusstheit, Selbstbeobachtung, Mut und Durchsetzungsvermögen, sich von diesen unsichtbaren Ketten der Angst zu befreien.

Wir alle sind untrennbar mit unserem sozialen, historischen und familiären Umfeld verbunden. Wenn Sie sich zum Beispiel an eine Botschaft erinnern, die Ihre Mutter Ihnen in Ihrer Kindheit vermittelt hat, können Sie oft sehr schnell zurückverfolgen, woher sie diese Idee hatte. Vielleicht von ihrer eigenen Mutter, die diesen Gedanken ihrerseits aus dem Erfahrungsschatz ihrer Familie übernommen hat – aus Erfahrungen mit Rassendiskriminierung, wirtschaftlichen Privilegien oder Armut, religiöser Verfolgung, düsteren Familiengeheimnissen, dem Trauma, das generationenlanger Alkoholismus in der Familie erzeugt hat, oder schlicht und einfach dem Versuch, mit den Nachbarn mitzuhalten.

Zum Nachdenken: **Erfahrungen, die von Generation zu Generation weitergegeben werden**

Sind Ihnen beim Lesen unserer obigen Ausführungen ein paar Gedanken zu Ihrer eigenen Familiengeschichte durch den Kopf gegangen? Beschreiben Sie diese Ideen hier kurz.

Gesellschaftliche Erwartungen werden innerhalb von Kulturen, Gemeinwesen und Familien über Generationen hinweg systematisch weitergegeben und durch politische Maßnahmen und Institutionen gestärkt. Selbst wenn einige dieser Erwartungen uns heute (objektiv betrachtet) lächerlich erscheinen, können wir doch nachvollziehen, warum diese Normen entstanden sind; und wir erkennen auch, welche Gültigkeit sie vielleicht immer noch haben und wie stark sie unser Selbstverständnis (das Bild, das wir uns in Anbetracht unserer Andersartigkeit und unserer Probleme von uns selbst machen) beeinflussen. Brianna ist durch diese Überlegungen zum Beispiel klar geworden, wo ihr Credo »Du musst alles allein schaffen und dir mehr Mühe geben« herkommt – und dass sie dadurch schon auf dem besten Weg zu einem Burnout war und dringend Hilfe brauchte.

Ihre ADHS akzeptieren

Nachdem Sie von Ihrer ADHS-Diagnose erfuhren, haben Sie wahrscheinlich öfter zu hören bekommen, dass man sich mit dieser Erkrankung »abfinden« muss. Vielleicht kennen Sie die »Fünf Phasen der Trauer«, mit denen Elisabeth Kübler-Ross die Entwicklungsstadien beschreibt, die Menschen durchlaufen, wenn sie sich mit einer lebensverändernden Situation abfinden müssen (Kübler-Ross, 1969), entweder aus Büchern oder aus eigener Erfahrung. Diese fünf Phasen des Trauerprozesses – Verleugnung, Zorn, Verhandeln, Depression und Akzeptanz – machen sicherlich auch viele erwachsene Menschen durch, nachdem sie erfahren haben, dass sie an ADHS leiden (Solden, 2005).

In der Praxis haben wir jedoch festgestellt, dass dem Wort »Akzeptanz« oft zu wenig Bedeutung beigemessen wird. Daher gerät diese Phase bei Frauen, die um ihre ersehnte Integration in die Gesellschaft kämpfen, immer wieder aus dem Blickfeld, statt im Mittelpunkt zu stehen.

Der Begriff »Akzeptanz« scheint mit negativen Assoziationen aufgeladen zu sein. Einerseits wird er vielleicht oft zu leichtfertig gebraucht, zum Beispiel im Sinne von: »Jetzt hab' dich doch nicht so«. Andererseits besteht aber auch die Gefahr, dass die Wichtigkeit dieses Akzeptanzprozesses zu schnell abgetan wird: »Finde dich nicht einfach mit deinem Schicksal ab – gib dir mehr Mühe!«

Und nun möchten wir Ihnen eine Frage stellen: Haben Sie sich bisher dagegen gewehrt, ein Leben mit ADHS zu akzeptieren?

Klammern Sie sich womöglich immer noch an den Gedanken: »Ich muss mir eben einfach mehr Mühe geben. Denn wie kann ich etwas akzeptieren, das mir das Leben so schwer macht?« Wenn dem so ist, möchten wir Ihnen zu bedenken geben, dass dieses Lebensmotto »Gib dir mehr Mühe« kontraproduktiv ist. Ihre ADHS ist ein Teil von Ihnen. Sie sind damit zur Welt gekommen, und Sie werden auch damit sterben. Was hat es Ihnen bisher gebracht, diese Erkrankung zu verabscheuen und dagegen anzukämpfen? Wie viel Zeit Ihres Lebens wollen Sie noch damit zubringen, sich gegen einen Teil Ihrer selbst zu wehren oder diesen Teil womöglich sogar zu hassen? Hat dieser Starrsinn Ihnen wirklich weitergeholfen? Sind Sie Ihrem Ziel dadurch nähergekommen?

Selbsterfahrung: **Ihre Einstellung zum Thema Akzeptanz**

Bevor Sie in die Akzeptanzphase der Auseinandersetzung mit Ihrer ADHS eintreten, sollten Sie sich zunächst einmal Gedanken über Ihre Einstellung zu diesem Prozess machen. Was bedeutet Akzeptanz Ihrer Meinung nach? Kreuzen Sie alle zutreffenden Begriffe an.

- ☐ Resignation
- ☐ Schwäche
- ☐ Aufgeben
- ☐ Passivität
- ☐ sich mit dem Scheitern abfinden
- ☐ die eigenen Erwartungen nach unten korrigieren
- ☐ Sonstiges: ________________

Gegen einen Teil seiner Erfahrungswelt anzukämpfen, ist genauso sinnlos, als würde man versuchen, sich aus Treibsand zu befreien: Je mehr Sie dagegen ankämpfen, umso tiefer sinken Sie ein. Wenn Sie den Kampf gegen das, was Sie bedrückt, aufgeben – also in die Phase der Akzeptanz eintreten –, werden Sie effektivere, nachhaltigere Ergebnisse erzielen, als wenn Sie versuchen, sich von diesem Kummer zu befreien. Je mehr wir den Dingen, die uns Unbehagen bereiten, aus dem Weg zu gehen versuchen, mit umso größerer Wahrscheinlichkeit wird uns dieses Unbehagen auch weiterhin begleiten (Hayes, Strosahl und Wilson, 2016).

Akzeptanz ist ein ziemlich kompliziertes Konzept. Es gibt nämlich auch noch etwas, das über die Ebene der bloßen Akzeptanz hinausgeht und das man als *radikale Akzeptanz* bezeichnet. In ihrem Buch *Radical Acceptance* [*Mit dem Herzen eines Buddha: Heilende Wege* zur *Selbstakzeptanz* und *Lebensfreude*] schreibt Tara Brach (2003):

> »Radikale Akzeptanz ist die Bereitschaft, uns und unser Leben so zu erfahren, wie es ist.« Sie sei das notwendige Gegenmittel für andauernde Selbstvernachlässigung, Jahre, in denen wir zu streng mit uns selbst gewesen seien und uns selbst verurteilt und die Erfahrung des Augenblicks abgelehnt hätten.
>
> *(Brach 2003, S. 4)*

Akzeptanz hat nichts mit Passivität oder Resignation zu tun; dabei geht es vielmehr um die Entscheidung, stets Respekt vor uns selbst und unseren Lebensumständen zu haben, egal wie sie sich in diesem Augenblick darstellen. Sie müssen Ihre Probleme nicht unbedingt annehmen (oder mögen), um ihnen gegenüber eine Haltung der »radikalen Akzeptanz« einzunehmen. Aus dieser mutigen Haltung der Selbstachtung heraus können Sie neue Maßnahmen ergreifen und dabei von einem Fundament innerer Stärke und sorgfältiger Wahrnehmung Ihrer ganz besonderen Bedürfnisse und Wünsche ausgehen.

Kurz gesagt: Akzeptanz ist die Plattform, von der aus Veränderungen möglich sind. Oder wie die Autorin Cheryl Strayed (2012, S. 352) es einmal so treffend formuliert hat: »Akzeptanz ist ein kleiner, stiller Raum.« Außerdem ist sie der Ausgangspunkt für jede sinnvolle Maßnahme, die wir ergreifen, zumal wir alle (ja, jeder Mensch!) irgendwann in unserem Leben mit Missgeschick, Kämpfen und Mühen konfrontiert sind – egal ob wir unter ADHS leiden oder nicht.

Zum Nachdenken: Ihre Einstellung zum Thema Akzeptanz

Was bedeutet »Akzeptanz« für Sie, vor allem im Zusammenhang mit einem Leben als Frau mit ADHS?

Welche Ängste steigen in Ihnen auf, wenn Sie an das Thema Akzeptanz denken?

Was bewirkt die »Gib dir mehr Mühe«-Mentalität bei Ihnen? Welche anderen Wege könnten Sie einschlagen, um die gleichen Ziele oder Funktionen zu erreichen?

Akzeptanz bedeutet, dass Sie genau wissen, wer Sie sind, und dieses Wissen dazu nutzen, ein erfolgreiches, erfülltes Leben zu führen – was auch immer das für Sie bedeuten mag.

Paulas Geschichte:

Zu einer Haltung der Akzeptanz finden

Für Paula bedeutet Akzeptanz, dass sie sich – obwohl sie (trotz Medikamenten und Bewältigungsstrategien) immer noch Probleme mit der Organisation ihres Haushalts und ihrer Aufgaben und mit ihrem Zeitmanagement hat – in ihrem Leben hauptsächlich auf das Schreiben konzentrieren kann, was ihr ein großes Gefühl inneren Friedens schenkt. Sie inspiriert ihre Leserinnen und Leser mit ihrem Blog, und das bringt ihr viel Erfolg und innere Befriedigung. Muss sie sich trotzdem immer noch mit Stapeln unbezahlter Rechnungen, einem ständig schmutzigen, unaufgeräumten Auto, unbeantworteten SMS und E-Mails, dem Papierkram mit ihrer Krankenversicherung und mit Geburtstagskarten herumschlagen, die sie immer zu spät abschickt? Ja, ja, ja! Aber das müsste sie auch dann tun, wenn sie nicht die Entscheidung getroffen hätte, zumindest einen Teil ihres Lebens ihrer besonderen Stärke – dem Schreiben – zu widmen.

Wenn Paula jetzt zu ihren Alltagsaufgaben und Erledigungslisten zurückkehrt, ist sie (obwohl sie dabei immer noch den ADHS-typischen Stress empfindet) im Grunde ihres Wesens doch sehr viel zufriedener mit sich selbst als vorher. Dieses Gefühl inneren Friedens und eines sinnerfüllten Lebens und dieses Bewusstsein ihres eigenen Werts helfen ihr dabei, ihre ADHS-Probleme aus einem weniger abwertenden Blickwinkel zu betrachten; also ist sie nun auch eher bereit, sich die Unterstützung zu suchen, die sie braucht. Inzwischen macht Paula sich nicht mehr dauernd Vorwürfe wegen ihrer ADHS-Problematik; und seither fühlt sie sich viel wohler und kommt in ihrem alltäglichen Leben besser zurecht.

Zusammenfassend könnte man sagen: Die schlechte Nachricht ist, dass Sie Ihr Problem nicht selbst »in Ordnung bringen« können. Und die gute Nachricht lautet: Das brauchen Sie auch nicht. (Wirklich nicht!)

WAS HABEN SIE AUS DIESEM KAPITEL GELERNT?

- Frauen mit ADHS schämen sich oft wegen der Botschaften, die ihnen in ihrer Kindheit vermittelt wurden, nämlich dass sie anders sind als andere Menschen.
- Irgendwann müssen Frauen mit ADHS anfangen, ihre Andersartigkeit zu akzeptieren.
- Das ist ein Prozess, der Arbeit erfordert; und dabei handelt es sich eher um eine allmähliche Entwicklung als um eine plötzliche Entscheidung.
- Akzeptanz hat nichts mit Resignation zu tun, sondern bedeutet einfach nur, dass man sich wegen seiner Probleme nicht mehr selbst verurteilt, sondern in einen Zustand der Selbstachtung eintritt und die Realität »ADHS« in sein Leben integriert. Das wiederum gibt Frauen mit ADHS die Freiheit, ihr Leben und ihre Probleme mit innerer Kraft und Mitgefühl für sich selbst anzugehen.

Kapitel 2

Gehen Sie Ihr Leben mutig an!

... und werden Sie sich darüber klar, dass Sie Ihr Selbstwertgefühl von Ihren ADHS-Problemen abhängig machen

Um zwischen unserer ADHS und unserer Identität zu trennen, müssen wir uns zunächst einmal unsere ganz spezielle Lebenserfahrung bewusst machen. Denn unser Selbstwertgefühl hängt eng mit unseren Problemen zusammen. Um das zu erkennen, müssen wir einen sehr genauen Blick auf unsere Vergangenheit und unser Selbstbild werfen. Das erfordert nicht einfach nur Mut; wir müssen auch darauf vertrauen, dass das, was wir dabei entdecken, uns weiterhelfen wird. Denn: »Mut bedeutet nicht, keine Angst zu haben. Mut ist die Entscheidung, dass etwas anderes wichtiger ist als die Angst« (Redmoon, 1991).

Angst ist eine hungrige Bestie. Es ist höchste Zeit, sie nicht mehr zu füttern.

Unsere Angst ist ein erbitterter Gegner und Konkurrent im Kampf um unsere Lebensqualität. Vielleicht werden wir nie aufhören, Angst vor dem Versagen oder davor zu haben, dass man uns »auf die Schliche kommt«; aber wir können es zumindest schaffen, dieser Angst nicht mehr so viel Macht über uns einzuräumen, dass sie uns im Weg steht. Wir gewinnen nichts, wenn wir unsere Angst verleugnen, sondern nur dann, wenn wir uns weigern, ihr immer wieder neue Nahrung zu geben. Am besten ist es, einfach Frieden mit ihr zu schließen.

Man könnte sich diese Angst wie einen besonders unangenehmen Mitreisenden auf einer Zugfahrt quer durch eine herrliche Landschaft vorstellen. Wir können das malerische Panorama, das an unserem Zugfenster vorbeifliegt, die Menschen, die wir unterwegs kennenlernen, und das aufregende Gefühl, zu Orten unterwegs zu sein, die wir schon immer einmal besuchen wollten, in vollen Zügen genießen und dabei doch gleichzeitig die Existenz dieses lästigen, nervigen, manchmal sogar richtig aufdringlichen Fahrgasts akzeptieren, der irgendwo in unserem Abteil sitzt. Oder wir können kategorisch entscheiden: *Ich fahre nirgendwohin, solange diese unangenehme Person hier drinsitzt!* Wenn wir uns für diese Alternative entscheiden, gehen wir zwar dem unangenehmen Gefühl (Angst) aus dem Weg, verpassen aber dafür die ganze Reise (Hayes, Strosahl und Wilson, 2016)! Und genau das passiert, wenn wir der Angst die Macht geben, uns unsere Lebensfreude zu nehmen.

Versuchen Sie, Ihre Identität von Ihrer ADHS-Problematik zu trennen!

Der schwierigste Teil Ihrer Reise besteht darin, die toxische Wirkung der heimtückischen, schädlichen Botschaften von Scham und Stigmatisierung abzubauen, die Sie als Frau mit unsichtbarer Andersartigkeit im Lauf Ihres Lebens empfangen und verinnerlicht haben. Bei Ihrer ADHS-Reise geht es nicht einfach nur darum, neue Hilfsmittel kennenzulernen und Strategien zur Bewältigung dieser Störung zu entwickeln; Sie müssen sich auch von den falschen Vorstellungen befreien, die Sie von sich selbst haben. Das sollten Sie sich zuallererst einmal bewusst machen, denn dieser wahrgenommene Zusammenhang zwischen Ihren ADHS-Problemen und Ihrem Selbstwert ist viel schlimmer als die Unaufmerksamkeitssymptome, unter denen Sie womöglich leiden.

Viele von uns – selbst diejenigen, die in mancherlei Hinsicht ziemlich erfolgreich sind – leiden immer noch darunter, dass sie sich für die ADHS-typische Verdrahtung ihres Gehirns schämen. Vielleicht haben Sie das Gefühl, in einer einschränkenden Wahrnehmung der Rolle gefangen zu sein, die

> Bei Ihrer ADHS-Reise geht es nicht einfach nur darum, neue Hilfsmittel und Strategien zur Bewältigung dieser Störung zu erlernen; Sie müssen sich auch von den Fehlvorstellungen befreien, die Sie von sich selbst haben.

Sie in der Welt spielen. Und vielleicht fragen Sie sich, ob das auch anders sein könnte. Die Antwort lautet: Ja, auf jeden Fall! Sie *können* auch als Frau mit ADHS ein starkes, stolzes Leben führen. Sie können das eng geknüpfte Netz aus Scham und Verstellung, das Ihre kostbare Identität verzerrt, erkennen und anfangen, es zu entwirren, um endlich den Weg als starke, authentische Frau beschreiten zu können, der Ihnen bestimmt ist.

Nur mit Mühe und Not über die Runden kommen

Wie sieht das Leben einer Frau mit ADHS aus, solange sie ihr Selbstwertgefühl immer noch von ihren gehirnbedingten Problemen abhängig macht?

Wenn eine ADHS nicht diagnostiziert, behandelt und bewältigt (oder aber missverstanden) wird, sind die Probleme, die mit dieser ganz besonderen Verdrahtung des Gehirns einhergehen, geradezu überwältigend. Viele Betroffene haben das Gefühl, auf der Stelle zu treten oder nur mit Mühe und Not über die Runden zu kommen.

In den ersten Phasen Ihres Lebens mit ADHS (als Sie noch nicht wussten, dass Sie an dieser Störung leiden) fühlten Sie sich wahrscheinlich schon überfordert, wenn Sie einfach nur versuchten, den Tag zu überstehen, während die unkontrollierbaren Symptome immer wieder aufflackerten, Ihre »ADHS-Mentalität« die Oberhand gewann, Ihre emotionalen Wirbelstürme immer heftiger wurden und Sie das Gefühl hatten, jeden Tag ein neues Feuer löschen zu müssen. Es bleibt wenig Raum für Stolz und Selbstbewusstsein, wenn man ständig erschöpft ist – sowohl körperlich als auch seelisch.

In diesem Stadium hält man seine ADHS-typische Andersartigkeit und die daraus entstehenden Verhaltensweisen oft für einen Charakterfehler. Statt die Symptome einfach nur als solche wahrzunehmen, interpretiert man seine ADHS-bedingten Probleme als Variante des leider nur allzu weit verbreiteten schambesetzten Narrativs: »Ich bin schlecht.« Vielleicht haben

Sie in dieser Phase unwillkürlich ablaufende kritische, ja geradezu gehässige innere Dialoge erlebt und sehr intensive, unangenehme emotionale Situationen durchgemacht.

Wenn wir versuchen, anderen Menschen zu erklären, was mit uns los ist, machen wir oft die Erfahrung, dass sie uns abwerten, unsere Probleme verharmlosen oder kein Verständnis dafür haben. Solche Gespräche bestätigen uns dann wieder in unseren negativen inneren Dialogen; und so entsteht mit der Zeit ein entmutigender Teufelskreis, der dazu führt, dass unsere einengenden Vorstellungen von uns selbst sich nur noch fester in uns verankern. Dadurch weiten unsere negativen Gedanken sich zu einer Weltsicht aus, die von unseren inneren Erfahrungen und Überzeugungen geprägt ist – auch wenn das eine verzerrte Sichtweise ist, mit der wir uns nur selbst im Weg stehen.

Da wir dazu neigen, Bestätigung für die Überzeugungen zu suchen, an die wir ohnehin schon glauben, sammeln sich mit der Zeit immer mehr Schichten solcher negativen Vorstellungen in uns an. Ein solches Leben – in ständiger Erwartung zukünftiger Ablehnung und Verurteilung – kann zu einer sich selbst erfüllenden Prophezeiung werden und zu kontraproduktiven, vermeidenden Bewältigungsmechanismen führen. Haben Sie sich schon einmal von Ihren Freunden abgekapselt, eine Woche lang nur vor dem Fernseher gesessen und Videos gestreamt, Ihre Schränke ausgemistet oder gleich eine ganze Flasche Wein getrunken, statt sich nur mit einem Gläschen zu begnügen? Solche Bewältigungsmechanismen erfüllen zwar eine Funktion (Selbstschutz), zehren aber an Ihrer Kraft und hindern Sie daran, sich auf konstruktivere, ADHS-freundliche Denk- und Verhaltensmuster einzulassen.

Selbsterfahrung: Kommen Sie nur mit Mühe und Not über die Runden?

Wir wollen uns dieses Stadium des »Gerade-noch-über-die-Runden-Kommens« einmal etwas genauer anschauen, um herauszufinden, wo Sie gerade stehen. Lesen Sie die unten stehenden Begriffe, die beschreiben, wie Frauen sich an diesem Punkt ihres Entwicklungsprozesses fühlen, und fragen Sie sich, welche dieser Empfindungen Sie nachvollziehen können. Sie können die Liste auch gern durch eigene Beschreibungen ergänzen.

- ☐ Ich habe das Gefühl, dass sich um mich herum alles dreht.
- ☐ Ich fühle mich schwindelig und orientierungslos.
- ☐ Mein Leben ist ein einziges Chaos.
- ☐ Ich bin dauernd gestresst und erschöpft.
- ☐ Ich fühle mich überfordert.
- ☐ Ich habe das Gefühl, verrückt zu werden.
- ☐ Ich habe das Gefühl, nur noch mit knapper Not durchzuhalten.
- ☐ Ich fühle mich verstrickt und festgefahren.
- ☐ Ich fühle mich verloren.
- ☐ Ich habe das Gefühl, in einer nicht enden wollenden Achterbahn zu sitzen.
- ☐ Ich habe das Gefühl, auf der Stelle zu treten oder zu ertrinken.
- ☐ Ich schaffe es einfach nicht mehr, obwohl ich tue, was ich kann.
- ☐ Ich fühle mich allein und unverstanden.

Machen Sie sich Ihr negatives Selbstbild bewusst

Wenn Sie Ihre ADHS-Probleme bisher nicht genau identifizieren konnten, gelingt es Ihnen vielleicht nur mit knapper Not, den Alltag zu überstehen; und das führt zu Ängsten und einem negativen Selbstbild. Wenn dann auch noch Botschaften dazukommen, die Sie persönlich erhalten oder über andere Menschen zu hören bekommen – »Du kommst immer zu spät«, »Sie kümmert sich nur um sich selbst« –, geraten Sie unweigerlich in eine Abwärtsspirale hinein. Vielleicht kommen Sie sich zurzeit nicht besonders mutig vor; doch in Wirklichkeit gehört sehr viel Tapferkeit dazu, jeden Morgen aufzustehen und sich trotz all Ihrer Nöte und Probleme mit solcher Beharrlichkeit und Resilienz um Ihren Alltag zu kümmern. Selbst in dieser Phase des bloßen Überlebens besitzen Sie also immer noch einen gewissen Mut!

Was sagen Ihre inneren Dialoge wirklich über Sie aus?

Sprache ist ein wichtiger Bestandteil des menschlichen Erlebens; sie ist das Werkzeug, mit dem unser Gehirn allem einen Sinn verleiht. Die Art, wie wir mit uns und über uns sprechen, hat tiefgreifende Auswirkungen darauf, wie wir mit anderen Menschen, der Welt und uns selbst umgehen. Da erwachsene ADHS-Patienten mehr negative innere Dialoge führen als andere Menschen, ist es wichtig für Sie, sich über diese Selbstgespräche Gedanken zu machen (Mitchell et al. 2013).

Vielleicht sind diese inneren Dialoge von tief verwurzelten Ängsten, Vorstellungen und uralten Geschichten geprägt, die Ihnen oft wie automatisch im Kopf herumgehen; und vielleicht sind Ihnen diese Gedanken gar nicht einmal so richtig bewusst. Mit etwas Zeit und Übung lassen sie sich zwar in neue Bahnen lenken; doch zunächst einmal muss man sie erkennen, ohne sie zu verurteilen. (Manchmal verurteilen wir uns sogar dafür, dass wir uns dafür verurteilen, uns zu verurteilen! Kommt Ihnen das bekannt vor?)

Selbsterfahrung: **Machen Sie eine Bestandsaufnahme Ihrer inneren Dialoge!**

Unten finden Sie eine Liste mit sehr verallgemeinernden, übertriebenen negativen Gedanken über sich selbst, in die Frauen mit ADHS häufig verfallen. Bei diesen Selbstbeschreibungen geht es vor allem darum, wie Sie sich selbst sehen, und nicht einfach nur um Ihre Erfahrung, mit einer unsichtbaren Andersartigkeit zu leben.

Setzen Sie ein Häkchen neben die Gedanken, die auf Sie zutreffen oder mit denen Sie sich identifizieren können; und zum Schluss lesen Sie sich die ganze Liste noch einmal durch und markieren die drei Gedanken, die Ihnen am häufigsten durch den Kopf gehen, mit Sternchen. Versuchen Sie diese Übung wertfrei, mit innerer Offenheit und Selbstmitgefühl durchzuführen! Und denken Sie bitte auch daran, dass diese Aussagen einfach nur ein Teil Ihrer negativen inneren Dialoge sind – sie drücken also nicht die Wahrheit über Sie aus.

- ☐ Mit mir stimmt etwas nicht.
- ☐ Ich bin ein total kaputter Mensch; irgendjemand muss mich wieder in Ordnung bringen.
- ☐ Ich weiß nicht, ob ich jemals in der Lage sein werde, das Leben zu führen, das ich mir wünsche.
- ☐ Ich werde es niemals schaffen, mein wahres Potenzial auszuschöpfen.
- ☐ So, wie ich bin, bin ich inakzeptabel.
- ☐ Ich bin eine totale Katastrophe.
- ☐ Ich kann nicht zulassen, dass die Menschen mich so kennenlernen, wie ich wirklich bin.
- ☐ Ich bin bestimmt verrückt.
- ☐ Ich bin selbst zu ganz einfachen Dingen, die ich eigentlich können sollte, nicht in der Lage.
- ☐ Ich bin eine Enttäuschung für meine Mitmenschen, eine Versagerin.
- ☐ Ich bin ein Faulpelz.
- ☐ Ich bin doch nur eine Last.
- ☐ Ich bin ein verantwortungsloser Mensch.
- ☐ Es fällt mir furchtbar schwer, erwachsen zu sein.
- ☐ Ich bin allein.
- ☐ Ich bin eine Hochstaplerin, eine Betrügerin.
- ☐ Ich bin unerwünscht.
- ☐ Ich bin nur eine Belastung für meine Mitmenschen.
- ☐ Ich bin nicht gut genug.

Zum Nachdenken:
Denken Sie über Ihre inneren Dialoge nach!

Vielleicht sind Ihnen nach der Lektüre der obigen Denkanstöße noch ein paar weitere innere Dialoge eingefallen, in die Sie häufig verfallen? Wenn ja, dann können Sie sie hier aufschreiben.

Wann steigen diese Gedanken in Ihnen auf?

Welche Situationen triggern sie am häufigsten?

Was spüren Sie in Ihrem Körper, wenn Ihnen diese Gedanken durch den Kopf gehen und Sie sie als wahr empfinden?

Welche drei ADHS-Probleme lösen bei Ihnen am häufigsten negative innere Dialoge aus?

Beschreiben oder zeichnen Sie eine Situation, in der Sie sich gedemütigt fühlen, Angst haben oder sich am liebsten verstecken würden, wenn Sie nur daran denken.

Was war an dieser Situation besonders schmerzhaft für Sie?

Ihre Identitäts-Triade verstehen

Eine ADHS wirkt sich unweigerlich negativ auf Ihre Gedanken und Gefühle aus, und zwar in folgenden drei Bereichen:

- Ihrem Identitätsgefühl,
- Ihrer Einstellung zu Ihrem Gehirn und
- Ihrer Beziehung zur Welt.

Wenn wir ohne näheres Wissen über unsere ADHS oder ohne Verständnis für unsere besonderen Stärken und unser Anderssein aufwachsen, verflechten unser Identitätsgefühl, unsere Beziehung zu unserem Gehirn (das nun mal ein bisschen anders funktioniert als die Gehirne anderer Leute) und unsere Beziehung zu unseren Mitmenschen sich im Lauf der Jahre miteinander. Und je stärker diese Verflechtungen werden, umso mehr verstärkt sich auch unser Schamgefühl und wird mit der Zeit zu einem dicken, schweren Knoten des Versteckspiels und der Selbsteinschränkung.

Umgekehrt gilt: Je besser es uns gelingt, diese drei Aspekte unseres Ichs (Identitätsgefühl, Beziehung zu unserem Gehirn und Beziehung zur Welt) voneinander getrennt zu halten, umso leichter können wir unser Schamgefühl überwinden und es durch Selbstvertrauen und ein stärkeres, umfassenderes Selbstbild ersetzen.

Da es schwierig ist, sich von Verflechtungen zu befreien, die man weder sehen noch erklären kann, wollen wir die Wechselwirkungen zwischen Ihrem Identitätsgefühl, Ihrer Einstellung zu Ihrem Gehirn und Ihren Beziehungen zu anderen Menschen nun zunächst einmal näher beleuchten.

Ihr Identitätsgefühl

Mit Ihrer *Identität*, so wie wir sie hier definieren, ist die individuelle Kombination aus allem gemeint, was Sie als Menschen ausmacht: all Ihre Eigenschaften, Eigenarten und Erfahrungen. Somit ist auch die ADHS ein Teil Ihrer Identität – ebenso wie Ihre Interessen, Überzeugungen, Wertvorstellungen, Stärken, Probleme, Lebenserfahrungen und sozialen Rollen. Ihre Identität – das sind *Sie* als ganzer Mensch.

Ihr Identitätsgefühl steht im Zentrum von allem. Es ist die Quintessenz Ihres authentischen Ichs – die Wahrheit darüber, wer Sie als komplexes menschliches Wesen, das stets sein Bestes zu tun versucht, sind. Ihre Aufgabe (sofern Sie sie annehmen) besteht darin, eine mitfühlende, von radikaler Akzeptanz und bedingungsloser Liebe geprägte Beziehung zu diesem wahren Ich – Ihrer Identität – aufzubauen. (Um ganz ehrlich zu sein: Diese ungetrübte Beziehung zu sich selbst haben Sie natürlich nicht immer, sondern nur an den meisten Tagen. Aber warum soll man nicht nach den Sternen greifen?)

Sie und Ihr Gehirn

Der zweite Aspekt Ihrer Identität als Frau mit ADHS besteht in Ihrer eigentlichen Erkrankung – der ganz besonderen Verdrahtung Ihres Gehirns. Diese Schicht Ihrer Identität manifestiert sich in Ihrer Beziehung zu Ihrem Gehirn oder darin, wie Sie Ihre besonderen Stärken, Probleme und Bedürfnisse wahrnehmen und dementsprechend handeln. Auf dieser Ebene kann es sehr hilfreich sein, bestimmte Fähigkeiten und Strategien zu erlernen – aber nur, wenn Sie diese ohne Scham, Selbstverurteilung oder unrealistische Erwartungen einsetzen. Ihre Arbeit mit diesem Buch wird Ihnen dabei helfen, sich von den verschiedenen Schichten der Schamgefühle und negativen Werturteile zu befreien, sodass Sie Ihre Bedürfnisse als Frau mit Problemen im Bereich der exekutiven Funktionen ehrlich, schnell und mitfühlend erkennen, beurteilen und unterstützende Maßnahmen ergreifen können. Das ist gar nicht so schwierig, wenn Sie sich erst einmal von den emotionalen Altlasten eines Lebens mit ADHS befreit haben.

Sie und die Welt

Das Leben mit ADHS kann sehr hart sein, und in den damit einhergehenden Schwierigkeiten liegt ein Potenzial, das Sie entweder für Ihre Selbstverwirklichung nutzen können oder das Sie zur Selbsteinschränkung verdammt. Zu einer solchen Einschränkung kann es kommen, wenn unsere Lebenserfahrung als Frauen mit unsichtbarer Andersartigkeit von Scham, Ängsten und jenem Versteckspiel infiltriert wird, zu dem wir uns aufgrund unserer Stigmatisierung gezwungen sehen. Und diese Selbsteinschränkung wird durch das Vorhandensein zusätzlicher (sichtbarer oder unsichtbarer) Andersartigkeiten und durch den kulturellen Druck, unrealistischen Erwartungen an unsere Geschlechterrolle entsprechen zu müssen, noch verschlimmert.

Um in die Tiefen der Botschaften einzutauchen, die Sie im Lauf der Jahre darüber verinnerlicht haben, was es bedeutet, eine Frau mit unsichtbarer Andersartigkeit zu sein, müssen Sie einen Vertrauenssprung wagen: Sie müssen daran glauben, dass ein authentisches Leben aus persönlicher Kraft und persönlichem Stolz heraus wichtiger ist als die Ängste und seelischen Schmerzen, die Sie bisher daran gehindert haben, dieses Leben zu führen.

Wie Verflechtungen entstehen

Um zu veranschaulichen, wie sich die drei verschiedenen Schichten Ihrer Identitäts-Triade ineinander verflechten können, wollen wir nun ein häufiges Problem betrachten, mit dem viele ADHS-Patientinnen zu kämpfen haben: mangelndes Organisationsgeschick. Wir werden Schritt für Schritt zurückverfolgen, wie dieses typische ADHS-Problem sich auf das Identitätsgefühl einer Frau auswirken kann.

Verflechtung Nr. 1: der Teufelskreis der Scham

Vielleicht ist mangelndes Organisationsgeschick für Sie als ADHS-Patientin ein täglicher Begleiter. Doch oft ist das nicht das einzige Problem: Häufig besteht das eigentliche Dilemma nämlich darin, dass verschiedene Aspekte Ihrer Identität sich ineinander verflechten. Wenn Sie *immer* Schwierigkeiten damit haben, sich zu organisieren, kann es sein, dass dieses Problem sich – zumindest in bestimmten Situationen – automatisch zu Selbstkritik oder Scham ausweitet.

Viele Frauen mit ADHS haben sich schon so sehr an diesen Teufelskreis der Selbstkritik und Scham gewöhnt, dass sie ihn kaum noch wahrnehmen und von der Häufigkeit und Automatik ihrer negativen Werturteile und inneren Dialoge überrascht werden.

Nehmen wir also einmal an, dass Sie sich aufgrund der besonderen Verdrahtung Ihres ADHS-Gehirns nicht gut organisieren können. Weitet dieses gehirnbedingte Problem sich bei Ihnen automatisch zu einer pauschalen Selbstkritik an Ihrer Person aus? Oder wird eine rein äußerliche, physiologische Eigenschaft bei Ihnen zu einer schmerzhaften Vorstellung von dem Menschen, der Sie sind – und schämen Sie sich dafür, dieser Mensch zu sein?

Dann wird aus *Ich habe einen unaufgeräumten Schreibtisch/eine unordentliche Küche/In meinem Auto herrscht das totale Chaos* (oder was auch immer!) ein pauschales Werturteil: *Ich bin eine totale Chaotin!* Und daraus entsteht dann wiederum sehr leicht ein weiteres Pauschalurteil: *Ich bin schlecht!*

Vielleicht sind Ihnen diese automatisch ablaufenden Gedanken durchaus bewusst. Was Sie aber vielleicht nicht wissen, ist, dass diese negativen

Urteile über sich selbst, die oft in Sekundenschnelle in Ihnen aufsteigen, Ihr Selbstwertgefühl und Ihre Fähigkeit beeinträchtigen können, im Hier und Jetzt bewusste, mitfühlende und effektive Maßnahmen zu ergreifen. Dieser Teufelskreis kann so erdrückend sein, dass es Ihnen dadurch sogar *noch* schwerer fällt, Ihre ADHS-Symptome zu bewältigen (Ramsay, 2017). Vielleicht werden Sie dann zu einem verschlossenen, ängstlich-vermeidenden oder sogar perfektionistischen Menschen – und das führt mit ziemlicher Sicherheit früher oder später zum Burnout. Ihr innerer Kritiker verleitet Sie vielleicht immer wieder zu der Einstellung: »Ich muss mir eben einfach noch mehr Mühe geben, mich so zu verhalten wie die neurotypischen Menschen«, statt in einer Haltung des Selbstmitgefühls und der inneren Freiheit darüber nachzudenken, was für *Sie* gut funktioniert, was Sie akzeptieren oder loslassen können und in welchen Bereichen Sie Unterstützung brauchen. Mit der Zeit sammeln sich immer mehr von diesen Verflechtungen in Ihnen an und bedrohen Ihr Identitäts- und Selbstwertgefühl.

Verflechtung Nr. 2: der Teufelskreis der Isolation und des Versteckspiels

Gedanken wie *Ich bin nicht gut genug* wirken sich zwangsläufig negativ auf Ihre Beziehung zu Ihren Mitmenschen und zur Welt aus. Solche inneren Botschaften können Auswirkungen darauf haben, wie Sie sich von anderen Menschen behandeln lassen, wie Sie mit ihnen sprechen (oder welchen Umgangston Sie von Ihren Mitmenschen akzeptieren) und wie Sie mit der Welt im Allgemeinen interagieren. Manche Frauen fangen an, sich von der Außenwelt zu isolieren, oder verkriechen sich sogar förmlich in ihr Schneckenhaus, weil sie sich dafür schämen, so unordentlich zu sein (oder irgendein anderes ADHS-Problem zu haben, das sich bei ihnen zu einem pauschalen Werturteil ausgeweitet hat, zum Beispiel: *Ich zähle für meine Mitmenschen nicht* oder *Ich bin weniger wert als …*). Solche Überzeugungen zeigen, wie mächtig unsere Gedanken sind und wie schnell sie unser Verhalten gegenüber der Welt und uns selbst beeinflussen können. An diesem Punkt hat sich der Gedanke *Ich bin unordentlich* also mit Ihren Vorstellungen von Ihren zwischenmenschlichen Beziehungen verflochten und noch eine weitere kontraproduktive Bedeutung angenommen:

Ich habe einen unaufgeräumten Schreibtisch/eine unordentliche Küche/ In meinem Auto herrscht das totale Chaos, also bin ich schlecht und sollte mich von meinen Mitmenschen zurückziehen.

In der unten stehenden Liste führen wir noch ein paar andere häufige Varianten solcher Verflechtungen auf, die Ihnen vielleicht das Leben schwer machen. Denken Sie daran, dass das auch *unterbewusste* Überzeugungen sein können. Und manchmal sind sie so tief in Ihrem Inneren verankert, dass Sie gar nicht auf die Idee kommen, sie zu hinterfragen.

Ich habe einen unaufgeräumten Schreibtisch/eine unordentliche Küche/ In meinem Auto herrscht das totale Chaos, also …

- *habe ich der Welt/anderen Menschen nicht viel zu geben.*
- *dürfen meine Mitmenschen mich respektlos behandeln.*
- *bin ich für andere Menschen sowieso eine Belastung und werde nicht akzeptiert, warum also sollte ich es überhaupt versuchen?*
- *kann ich mich in Gegenwart anderer Menschen nicht so zeigen, wie ich bin.*
- *verdiene ich keine engen, liebevollen Beziehungen zu Menschen, die mich unterstützen.*

Wenn Sie negative Vorstellungen von Ihrer ADHS und von sich selbst haben, werden Sie auch die Welt eher als negativen, abweisenden und feindlichen Ort wahrnehmen (Rucklidge et al. 2000). Dann rechnen Sie wahrscheinlich automatisch immer mit dem Schlimmsten und verstecken sich vor der Welt, um sich genau vor der Verletzlichkeit zu schützen, die uns Menschen doch eigentlich zueinander führen könnte.

Zum Nachdenken: **Beschreiben Sie Ihr Gehirn!**

Obwohl wir uns ständig Gedanken über das Aussehen unseres Körpers machen, denken wir nur selten darüber nach, wie wir unser Gehirn damit beschreiben könnten.

Wie würden Sie den unten stehenden Satz zu Ende führen? Denken Sie dabei an Wörter wie langsam, schnell, kompliziert, kaputt, interessant, einzigartig, frustrierend, wie »weggetreten«, kompliziert, faszinierend und so weiter.

Mein Gehirn ist: ________________________________

Ist Ihre Antwort von Ängsten oder von einer Perspektive der inneren Klarheit und des Mitgefühls geprägt? Achten Sie darauf, welche Worte Ihnen in den Sinn kommen. Überlegen Sie, ob Sie nicht noch ein paar Adjektive hinzufügen sollten, um der nuancenreichen Persönlichkeit, die Sie sind, gerecht zu werden!

Jeans Geschichte:

In einer Sackgasse gefangen und in negative Selbsturteile verstrickt

Jean hatte das Gefühl, in einer Krise zu stecken. Ihr war zumute wie jemandem, der in eine Sackgasse geraten ist, und das deprimierte sie. 30 Jahre lang hatte sie alles dafür getan, eine gute Ehefrau und Mutter zu sein. Doch nun, da ihre Kinder das Haus verlassen hatten und ihr Mann in Rente war, hatte Jean das Gefühl, endlich einmal sich selbst an erste Stelle setzen zu müssen.

Als Jean 50 Jahre alt war, wurde bei ihr ADHS festgestellt. Bis dahin war sie aufgrund des undiagnostizierten Problems in ihrem Gehirn immer davon ausgegangen, dumm zu sein und von ihren Mitmenschen kaum wahrgenommen zu werden. Sie legte ihre Träume auf Eis, weil es ihr zu anstrengend war, ihren Leidenschaften nachzugehen und gleichzeitig auch noch ihren Alltag zu bewältigen. Mithilfe eines Therapeuten wurde Jean sich schließlich über ihre negativen inneren Dialoge und die schädlichen Botschaften klar, die sie im Lauf der Jahre verinnerlicht hatte. Ich bin so eine Idiotin, immer mache ich alles falsch – so lauteten die Sätze, die ihr ständig im Kopf herumgingen. Der Gedanke, dumm zu sein, war ihr sehr vertraut; denn diesen Satz hatte sie schon seit ihrer Kindheit zu hören bekommen, als sie sich damit abquälte, den schulischen Anforderungen gerecht zu werden. Ich mache mir doch nur etwas vor, wenn ich mir einbilde, ich könnte Spanischunterricht nehmen, sagte ihr innerer Kritiker. Wie soll ich denn das schaffen? Ich vergesse doch sogar, die Wäsche von der Reinigung abzuholen! Dieser unbarmherzige Kritiker in ihrem Kopf schien ihr wirklich niemals eine Sekunde Ruhe zu gönnen.

Doch in ihren seltenen ruhigeren Augenblicken wusste Jean, dass sie keine Idiotin war, auch wenn sie mit ganz besonderen Problemen zu kämpfen hatte. Als Jean ihre Selbstgespräche und deren Ursprünge zu Bewusstsein kamen, begann sie, ihrem inneren Kritiker weniger Glauben zu schenken. Endlich gelang es ihr, sich aus einer freundlicheren, differenzierteren Perspektive zu betrachten. Das stärkte wiederum ihr Selbstvertrauen, sodass sie sich dann tatsächlich zu dem geplanten Spanischkurs anmeldete. Je weiter Jean von ihrer bisherigen negativen Sichtweise ihrer Probleme abrückte, umso mehr konnte sie sich Menschen und Aktivitäten zuwenden, die ihr Leben bereicherten.

Zum Nachdenken: **Jeans Geschichte**

Mit welchen von Jeans Gedanken, Gefühlen oder Erfahrungen konnten Sie sich identifizieren?

___

___

WAS HABEN SIE AUS DIESEM KAPITEL GELERNT?

- ADHS ist ein genetisch bedingtes, gehirnbasiertes Syndrom, das zu Problemen mit den exekutiven Fähigkeiten führt.
- Wenn Ihre ADHS-Probleme Ihr Selbstbild und Ihre Vorstellungen von Ihrem Charakter beeinflussen, kann sich das negativ auf Ihr Identitätsbewusstsein auswirken.
- Selbstkritische innere Dialoge und einengende Vorstellungen von sich selbst beeinträchtigen Ihre Beziehungen zu anderen Menschen und wirken sich negativ darauf aus, wie Sie die Welt wahrnehmen und sich darin zurechtfinden.
- Wenn Sie Ihre ADHS-Probleme und Ihr Selbstbild voneinander trennen, wird es Ihnen leichter gelingen, Ihre Lebensgeschichte neu zu schreiben – eine Geschichte von sich selbst als ganzem Menschen und als wertvoller, außergewöhnlicher Frau mit ADHS.

Kapitel 3

Mut zur Selbsterforschung

Woher kommen die negativen Botschaften über Ihre Andersartigkeit?

Frauen mit ADHS spüren schon in ihrer Kindheit und Jugend instinktiv, dass sie anders sind. Das gilt vor allem für Frauen, die zusätzlich auch noch andere Besonderheiten aufweisen: zum Beispiel Farbige, Frauen mit körperlichen Behinderungen, Frauen, die sich als LGBTQ identifizieren, Frauen mit niedrigem sozioökonomischem Status oder sonstige Frauen, die aufgrund ihrer sichtbaren oder unsichtbaren Andersartigkeit tagtäglich mit Hindernissen und Unterdrückung zu kämpfen haben.

Schon als Mädchen haben wir gelernt, welche Verhaltensweisen und welche Denk-, Lern- und Arbeitsstile unsere Gesellschaft bevorzugt, welche sie lediglich akzeptiert oder toleriert und welche ausgesprochen unerwünscht sind. Diese Botschaften wurden uns auf den verschiedensten Wegen vermittelt – von Kommunikationskanälen bis hin zu politischen Maßnahmen und von Institutionen bis hin zu unseren allerersten Gesprächen im Klassenzimmer.

Im Lauf unseres Lebens erfahren wir als Frauen mit ADHS über verschiedene Kanäle, dass die Art, wie wir denken, arbeiten, reden, Beziehungen pflegen und uns verhalten, nicht den Präferenzen der Mehrheit der Menschen entspricht. Kurzum: Wir lernen, dass Anderssein etwas Schlechtes ist. Und weil wir wissen, dass wir anders sind, glauben viele von uns folglich auch, dass wir schlecht sind. Die Autorin und Psychologin Carol Gilligan (1993, S. xviii) beschreibt die ersten Lektionen, die Mädchen lernen, folgendermaßen: »In einer Gesellschaft, in der Normalität eine so wichtige Rolle spielt, wird Anderssein zur Abweichung und Abweichung zu einer Sünde.«

Die kontraproduktiven, abwertenden und beschämenden Botschaften zu analysieren, die so viele Frauen mit ADHS im Lauf der Zeit verinnerlichen, ist ein komplizierter Prozess. Denn die Botschaften, die wir über unser Anderssein erhalten, sind sehr nuancenreich und werden von den verschiedensten Faktoren beeinflusst. Sprache, kulturelle Botschaften und Lebenserfahrungen prägen uns auf eine Art und Weise, die bis in den Kern unserer Identität hineinreicht – manchmal im Guten und manchmal im Schlechten. Deshalb ist es so wichtig, unsere eigenen Überzeugungen und Vorurteile zu erkennen, uns Gedanken darüber zu machen und sie zu verändern.

Ohne diesen Prozess der Selbsterkenntnis laufen wir Gefahr, alles nur noch komplizierter zu machen, wenn wir irgendwann doch einmal Gelegenheit erhalten, negative oder falsche Botschaften zu korrigieren. Gloria Steinem (1970) hat das in einem ihrer Vorträge vielleicht am treffendsten ausgedrückt: »Das Hauptproblem für uns alle besteht nicht darin, etwas zu lernen, sondern etwas zu *verlernen*.« Das ist die Herausforderung, der wir uns stellen müssen, wenn wir uns auf diesen Prozess der Entflechtung einlassen.

Unsichtbares Anderssein und verinnerlichte Botschaften

Es gibt vier Wege, auf denen Sie besonders oft destruktive Botschaften über Ihr Anderssein empfangen und verinnerlicht haben könnten:

- Du-Botschaften
- Sie-Botschaften
- »Danke für den Tipp!«-Botschaften
- von Ihrer Kultur und den Medien übernommene Botschaften

Die Lektionen, die Sie daraus »lernen«, beeinflussen Sie so lange, bis Sie in der Lage sind, sie durch neue, positive, zutreffendere Abbilder des Menschen zu ersetzen, der Sie wirklich sind (auch wenn Sie ADHS-Probleme haben und anders sind als Ihre Mitmenschen).

Du-Botschaften

Du-Botschaften (wie Solden 2005, S. 73–74 sie bezeichnet) sind direkte Angriffe, die Ihnen von einer oder mehreren Quellen übermittelt werden und die sich gegen Ihre Probleme als Mädchen oder Frau richten. Vielleicht haben Sie von Familienmitgliedern, Freunden, Lehrern und Altersgenossen negative Du-Botschaften über Ihre ADHS und die dadurch bedingte Andersartigkeit erhalten. Vielleicht hat man Ihnen gesagt: »Du bist einfach nur faul«, »Du bist zu empfindlich«, »Du gibst dir nicht genug Mühe«, »Du bist so eine Chaotin«, »Du könntest schon Erfolg haben, wenn du dich nur ein bisschen mehr anstrengen würdest« oder Ähnliches. Solche Botschaften sind besonders leicht zu erkennen und fühlen sich oft wie ein schmerzhafter Schlag in die Magengrube an.

Du-Botschaften sind das Ergebnis von Missverständnissen, Fehlinterpretationen oder davon, dass Ihre Mitmenschen Ihren Charakter mit den Verhaltensweisen verwechseln, die auf die besondere Verdrahtung Ihres Gehirns zurückzuführen sind. Die meisten Menschen, die in Ihrem Leben eine wichtige Rolle spielen, wissen gar nicht, dass es eine andere Erklärung für Ihr rätselhaftes Verhalten gibt. Diese Menschen sind in ihrer Sichtweise schon so festgefahren und haben Sie dadurch so stark beeinflusst, dass es Ihnen vielleicht sogar widerstrebt, etwas an Ihrem Selbstbild zu ändern, wenn Ihnen eines Tages tatsächlich eine andere Sichtweise (zum Beispiel eine korrekte Diagnose!) angeboten werden sollte. Vielleicht sind Sie dann sogar schon so weit, dass Sie diese Diagnose oder Erklärung einfach nur für eine »Ausrede« halten.

Hier ein paar häufige Beispiele für solche »Du-Botschaften« von unseren Klientinnen. Vielleicht kommen Ihnen einige der folgenden Aussagen bekannt vor:

Sandras Vater fragt sie dauernd: »Warum musst du immer so schlampig aussehen, wenn wir etwas Wichtiges vorhaben? Es dauert doch nur ein paar Minuten, sich fertig zu machen und gut auszusehen.«

Ein Lehrer erklärte einem Mädchen im Teenageralter: »Die Welt wird Ihnen nicht jedes Mal entgegenkommen, wenn Ihnen etwas schwerfällt.«

Der Professor einer Studentin lehnte einen Antrag auf Nachteilsausgleiche, die von der Behindertenabteilung genehmigt worden waren, mit der nonchalanten Bemerkung ab: »Sie sind doch intelligent! Sie brauchen keine Erleichterungen, sondern nur ein bisschen mehr Disziplin.«

Heather vergisst immer wieder, die Küchenschränke und Besteckschubladen zu schließen und die Milch in den Kühlschrank zu räumen, ohne sich dessen bewusst zu sein. Ihr Mann (der sie aus der Perspektive eines Menschen sieht, der keine Probleme mit seinen exekutiven Funktionen hat) wirft ihr vor, sie sei »entweder rücksichtslos, unreif oder verwöhnt«. Eine andere Erklärung für ihr Verhalten könne es seiner Meinung nach nicht geben.

Selbsterfahrung: **Du-Botschaften**

Denken Sie einmal darüber nach, wie sich diese direkten Botschaften auf Ihr Selbstbild, Ihre Einstellung zu Ihrem ADHS-bedingten Anderssein und Ihre Beziehung zu anderen Menschen ausgewirkt haben könnten.

Wahrscheinlich haben Sie im Lauf der Jahre schon viele Du-Botschaften erhalten. Kommt Ihnen einer der unten stehenden Sätze bekannt vor?

- [ ] »Du bist egoistisch. Deine Familie scheint dir völlig egal zu sein.«
- [ ] »In dir steckt doch so viel, was ist da nur passiert?«
- [ ] »Du hättest der Welt so viel zu bieten, könntest du nur

____

- [ ] »Du bist faul und verantwortungslos.«
- [ ] »Du versuchst ja nicht mal, dich anders zu verhalten oder mir ein bisschen entgegenzukommen. Es ist immer das Gleiche – und du erwartest immer noch Verständnis von den Leuten.«
- [ ] »Deine Freunde werden bald nichts mehr mit dir zu tun haben wollen, wenn du immer so chaotisch bist.«

- ☐ »Was glaubst du, was passiert, wenn du zu spät zu einem Vorstellungsgespräch oder einer Verabredung kommst? Die Leute werden denken, dass du kein Verantwortungsgefühl hast.«
- ☐ »Was ist nur mit dir los?!«

Welche Du-Botschaften haben Sie am häufigsten zu hören bekommen und welche waren für Sie am schwersten zu ertragen?

Wie wirken sich diese Botschaften heute auf Sie aus?

Um herauszufinden, woher Ihre inneren Dialoge stammen könnten, schreiben Sie nun bitte ein paar Du-Botschaften auf, die Sie in Ihrer Vergangenheit erhalten haben. Diese Übung kann Ihnen den unfreundlichen und kontraproduktiven Charakter dieser Botschaften verdeutlichen, die wir im Lauf der Zeit verinnerlichen.

➔ Familienmitglieder:

- Lehrer:

- Freunde:

- Religionsgemeinschaft:

- Kollegen oder Vorgesetzte:

- Mitbewohner:

- Liebespartner:

- Altersgenossen, Schulkameraden:

- Nachbarn, Gemeindemitglieder:

- Sonstige:

Sie-Botschaften

Sie-Botschaften (Solden 2005, S. 74–75) sind Bemerkungen, die Menschen in Ihrem Umfeld über Frauen machen, die ähnliche Probleme haben wie Sie und sich auf ähnliche Weise von der Mehrzahl der Menschen unterscheiden (wobei es Ihnen selbst jedoch bisher gelungen ist, Ihr Geheimnis vor den anderen verborgen zu halten). Solche Botschaften hören sich oft wie Klatsch an, weil sie nicht direkt an Sie gerichtet sind, sondern das Aussehen, das Verhalten oder die Probleme einer anderen Frau beschreiben.

Auch wenn es sich nur um indirekte Botschaften handelt, kommt das darin verborgene Werturteil doch deutlich bei Ihnen an: Ihre Probleme sind inakzeptabel und gefährlich. Selbst wenn es Ihnen durch geschickte Verheimlichung gelingt, »als normal durchzugehen« oder unentdeckt zu bleiben, sodass Sie in Sicherheit sind, erleben auch Sie die kumulativen Auswirkungen von verinnerlichter Ablehnung, Angst und Stress – damit wird es Ihnen nicht gelingen, Sie selbst zu sein oder die Unterstützung zu finden, die Sie brauchen, um Ihre ADHS-Probleme zu bewältigen.

Und so lernen Sie auf diesem Weg der indirekten Kommunikation genauso viel darüber, was gesellschaftlich präferiert und akzeptiert wird, wie aus den direkten Botschaften. Auch wenn manche dieser Aussagen sich nicht direkt auf Ihr Verhalten oder Ihre Probleme beziehen, werden sie Sie vielleicht doch sehr betroffen machen, und Sie werden sich fragen: *Was denken die Leute dann wohl über mich? … Ich nehme ja auch Medikamente – ob dieser Mann wohl Interesse daran hätte, sich mit mir zu treffen, wenn er das wüsste? … Und was wäre, wenn die Leute wüssten, wie meine Küche aussieht?* Auf diese subtile Art und Weise bestimmen soziale Gruppen die Grenzen akzeptablen Verhaltens; und Sie lernen daraus, dass Sie für Ihre Andersartigkeit einen Preis zahlen müssen.

Wir hören uns solche Gespräche mit einem Gefühl der Beklommenheit an und sagen oft nur sehr wenig dazu oder ziehen uns aus Angst davor, »entdeckt« zu werden, in unser Schneckenhaus zurück. Manchmal kommen uns solche Aussagen sogar ausgerechnet dann zu Ohren, wenn wir gerade versuchen, einem Freund oder geliebten Menschen zu helfen, der in einer Beziehung zu jemand anderem etwas Frustrierendes erlebt hat. In solchen Situationen sind wir zwischen unserem Versuch, Unterstützung zu leisten, und unserer Angst und dem Gefühl, getriggert zu werden, hin- und hergerissen. Manchmal bekommen wir vielleicht auch zufällig eine Sie-Botschaft von jemandem mit, der sich in unserer Hörweite befindet; und obwohl wir keine besonders enge Beziehung zu diesem Menschen haben, verletzen seine Worte uns genauso, wie wenn jemand, den wir lieben, abfällige Bemerkungen über unser eigenes Verhalten machen würde. Ähnlich wie Menschen, die ethnische oder frauenfeindliche Witze zu hören bekommen und dazu schweigen, verhalten auch wir uns in solchen Situationen vielleicht nicht so, wie unsere Integrität es eigentlich von uns verlangen würde. Vielleicht hätten wir schon Gelegenheit, unsere ehrliche Meinung dazu zu sagen; aber wir wagen es nicht, weil wir vor Schmerz und Angst innerlich wie erstarrt sind. In solchen Augenblicken haben wir manchmal das Gefühl, uns und andere Menschen zu verraten.

Hier zwei kleine Beispiele dafür, wie zwei verschiedene Frauen solche Situationen erlebt haben.

Kylies Geschichte:

Die Angst vor dem Entdecktwerden

Kylie, eine junge Frau, die sich mit ihren Schwiegereltern anzufreunden versuchte, bekam es bei Familientreffen wegen der Sie-Botschaften, die sie dort empfing, oft richtig mit der Angst zu tun. »Immer wenn irgendjemand den Raum verließ, wurde sofort über diese Person geredet: Sie hätte sich ›gehen lassen‹ oder irgendetwas nicht richtig gemacht. Da meine Schwiegereltern andere Frauen, die ähnliche Probleme haben wie ich, zu verurteilen schienen, fürchtete ich mich vor ihren Besuchen. Ich versuchte dann immer, alles ›perfekt‹ zu machen. Das hat mich mit der Zeit furchtbar zermürbt.«

Selbsterfahrung: **Sie-Botschaften**

In der unten stehenden Liste finden Sie ein paar Beispiele für Botschaften, die Sie vielleicht über andere Frauen gehört haben und in denen indirekt ein Urteil über ADHS-ähnliche Verhaltensweisen zum Ausdruck kam. Kreuzen Sie die entsprechenden Aussagen an und schreiben Sie Sätze dazu, die Sie tatsächlich schon einmal zu hören bekommen haben.

- ☐ »Ich hätte sie wirklich für vernünftiger gehalten!«
- ☐ »Wetten, dass Nicole das wieder vergisst?«
- ☐ »Es steckt wirklich eine Menge in ihr drin, aber sie scheint dieses Potenzial einfach zu vergeuden!«
- ☐ »In ihrem Büro ist es so unordentlich, dass ich richtige Angstzustände kriege, wenn ich es betrete!«
- ☐ »Wie konnte Daniella die Geschenke zu Hause vergessen! Sie scheint wirklich an niemanden zu denken außer an sich selbst.«

- ☐ »Machen Sie sich nicht die Mühe, pünktlich zu sein – sie kommt sowieso immer zu spät.«
- ☐ »Amanda antwortet nie auf meine SMS oder Anrufe – warum soll ich mir dann überhaupt noch die Mühe machen, mich bei ihr zu melden? Manche Menschen sind einfach total auf sich selbst fixiert.«
- ☐ »Ich liebe Susie wirklich sehr, aber wie soll sie es denn schaffen, Zahnärztin zu werden?! Sie schläft doch im Unterricht dauernd ein!«

Donnas Geschichte:

Auf Nummer sicher gehen

Donna gab sich große Mühe, ihren Schreibtisch in Ordnung zu halten, aber das kostete sie viel Energie – und manchmal vernachlässigte sie deshalb andere, wichtige Arbeiten. Ihre Kollegen wussten nicht, dass sie sich mit dem Aufräumen ihres Schreibtischs so schwertat; und wenn sie an Donnas Arbeitsplatz vorbeikamen, machten sie sich manchmal über eine andere Kollegin namens Wanda lustig, deren Arbeitsbereich mit einem Wust von Papieren und leeren Getränkedosen zugemüllt war. Wenn Donna diese hämischen Bemerkungen hörte, fühlte sie sich wie eine Hochstaplerin. Sie hatte das Gefühl, Wanda in den Rücken zu fallen, weil sie einfach zu diesen bösen Kommentaren schwieg, statt Wandas Kreativität oder ihre wichtigen Beiträge zur Arbeit des Teams hervorzuheben. Stattdessen wechselte sie lieber das Thema oder schlich sich heimlich aus dem Zimmer. Aus diesen spöttischen Sie-Botschaften hat Donna gelernt, wie andere Menschen mit Frauen wie ihr umspringen, wenn sie etwas von ihren Problemen mitbekommen.

Zum Nachdenken: **Was haben Sie gehört?**

Welche Sie-Botschaften haben Sie im Lauf der Jahre zu hören bekommen?

Welche Sie-Botschaften haben sich am negativsten auf Ihr Selbstbild, Ihre Einstellung zu Ihrem ADHS-bedingten Anderssein und Ihre Beziehungen zu anderen Menschen ausgewirkt?

»Danke für den Tipp!«-Botschaften

Der dritte Weg, über den Frauen mit ADHS lernen, ein negatives Selbstbild zu entwickeln, sind sogenannte *»Danke für den Tipp!«-Botschaften* – Ratschläge, auf die Sie am liebsten in Ihrem sarkastischsten Ton antworten würden: »Mensch, warum bin ich da bloß noch nicht selbst drauf gekommen?!«

Das sind zum Beispiel Vorschläge wie:

- »Hast du schon mal daran gedacht, dir eine Erledigungsliste zu schreiben?«
- »Wie wäre es, wenn Sie sich einen Timer stellen würden?«
- »Benutzen Sie einen Terminkalender?«

Das sind natürlich alles keine schlechten oder falschen Vorschläge für einen ADHS-Patienten. Nur leider sind sie für die Situation, in der wir Frauen mit ADHS uns befinden, normalerweise völlig unzureichend. Und wenn uns diese Vorschläge dann auch noch als »naheliegende Lösung« angepriesen werden, gehen sie nicht nur am Ziel vorbei, sondern unsere Mitmenschen vermitteln uns damit auch das Gefühl, dass sie den Schweregrad, die Komplexität und die Art unseres Problems völlig unterschätzen.

Diese Art der Kommunikation – so gut sie auch gemeint sein mag – kann sich herablassend, ja sogar herabsetzend anhören. Natürlich haben Sie schon längst an all das gedacht! Wahrscheinlich haben Sie diese »tollen Ideen« sogar schon mindestens eine Million mal ausprobiert!

Solche oberflächlichen Ratschläge vermitteln uns (auch wenn sie noch so gut gemeint sind) die unterschwellige Botschaft, dass wir uns nicht genügend Mühe geben oder nicht intelligent genug sind, um selbst auf so etwas zu kommen, obwohl es doch eine ganz offenkundige Lösung für ein »einfaches« Problem zu sein scheint. Außerdem gibt unser Gesprächspartner uns damit das Gefühl, dass er uns nicht zutraut, selbst Lösungen für unser Problem zu finden. Daher wirken solche Ratschläge sehr oft gönnerhaft und bevormundend und senden (wenn auch ungewollt) die Botschaft aus: »Du machst es nicht richtig.« Wir Frauen wollen, dass man uns Gehör und Glauben schenkt und nicht versucht, uns unsere Wahrnehmungen und Erfahrungen auszureden.

Wenn Sie sogar das Risiko auf sich genommen haben, sich zu öffnen und anderen Menschen Ihre Probleme zu gestehen – vielleicht, um einen engeren Kontakt zu ihnen herzustellen, Verständnis zu finden oder vielleicht Hilfe zu bekommen –, hat man Sie vielleicht oft mit allzu einfachen oder gar herablassenden Botschaften abgespeist, die den Eindruck erweckten, als wolle der Gesprächspartner Ihr Problem irgendwie »in Ordnung bringen« oder eine Lösung dafür finden. Das kann sehr demoralisierend wirken und dazu führen, dass Sie Ihre Schwierigkeiten künftig vor Ihren Mitmenschen verbergen. Mit der Zeit wird es Ihnen dann immer schwerer fallen, sich anderen Menschen anzuvertrauen. Das liegt daran, dass Ihre Gesprächspartner Ihnen mit ihren Vorschlägen (oft unbeabsichtigt) das Gefühl vermitteln, als würden sie Ihre Andersartigkeit nicht akzeptieren. Und dann glauben Sie vielleicht, dass niemand wirklich versteht, was mit Ihnen los ist. Sie haben das Gefühl, mit Ihren Problemen, die für Ihr Umfeld inakzeptabel zu sein scheinen, allein dazustehen, und kommen zu dem Schluss, dass es sinnlos ist, anderen Menschen die Komplexität Ihrer inneren Welt erklären zu wollen. (Was wiederum dazu führt, dass Sie sich noch mehr vor der Außenwelt verstecken und in Ihr Schneckenhaus zurückziehen!)

Gerade deshalb wollen wir Ihnen in diesem Buch zeigen, wie wichtig es ist, auf Menschen zuzugehen, die Sie als ganze, wertvolle Person betrachten, und Ihr Netzwerk aus solchen Freunden und Bekannten mit der Zeit immer mehr zu erweitern!

Selbsterfahrung: »Mensch, warum bin ich da bloß noch nicht selbst drauf gekommen?!«

Unten finden Sie ein paar häufige Beispiele für »Danke für den Tipp!«-Botschaften; und damit Sie auch etwas zu lachen haben, haben wir sarkastische Antworten danebengeschrieben. (Sie werden schon erkennen, wie diese Antworten in Wirklichkeit gemeint sind!)

- [ ] »Hast du es schon mal mit der Erinnerungs-App auf deinem Smartphone versucht?« (Danke für den Tipp. Bisher habe ich leider erst zehn verschiedene Produktivitäts-Apps!)

- ☐ »Warum gewöhnen Sie sich nicht einfach an, zehn Minuten früher von zu Hause wegzugehen?«
(Als ob ich das noch nie versucht hätte!)
- ☐ »Haben Sie es schon mal mit einem Planer probiert?«
(Ha! Davon hatte ich dieses Jahr schon fünf Stück. Drei habe ich verloren, einen habe ich als Hilfsmittel zum Aufschieben unangenehmer Aufgaben benutzt und den letzten versehentlich in eine Pfütze fallen lassen.)
- ☐ »Sie brauchen sich doch nur konsequent an regelmäßige Abläufe zu halten.«
(Mich konsequent an irgendetwas halten zu können, ist mein absoluter Traum! Damit will ich sagen, dass mir das schwerfällt! Leider haben Sie mir wieder mal nicht richtig zugehört ...)
- ☐ »Versuchen Sie doch, sich einen Timer zu stellen, der Sie rechtzeitig daran erinnert.«
(Einen Timer? Tolle Idee! Warum bin ich da in all den Jahren bloß noch nicht drauf gekommen?)
- ☐ »Heutzutage fällt es allen Menschen schwer, sich zu konzentrieren.«
(Ja, genau – und deshalb kann ich mich auch nicht auf Ihre Empfehlungen konzentrieren. Also sparen Sie sich Ihre guten Ratschläge doch lieber.)
- ☐ »Oh, das ist gar nicht so schwer, wie Sie glauben! Versuchen Sie es doch einfach mal mit ________________________________.«
(Stimmt, aber ich bin nun mal nicht Sie! Das ist ja gerade das Problem!)
- ☐ »Schlafen Sie auch genügend und treiben Sie regelmäßig Sport?«
(Bitte nicht schon wieder der ausgelutschte Tipp mit dem Sport! [Augenverdrehen])
- ☐ »Vielleicht müssen Sie einfach nur etwas an Ihrer Ernährung ändern!«
(»Danke für den Tipp. Sie sind wirklich der Allererste, der mir das empfiehlt!)
- ☐ »Schreiben Sie sich doch einfach eine Liste.«
(Ich habe schon Tausende von Listen auf Klebezetteln überall in meiner Wohnung und meinem Büro. Welche dieser Listen soll denn nun Ihrer Meinung nach die wundersame Lösung sein?)
- ☐ »Du bist doch so intelligent. Du musst einfach nur ein bisschen positiver denken!«
(Den Spruch habe ich wirklich noch nie gehört. Ob man sich durch positives Denken wohl von einer chronischen Erkrankung befreien kann?)

Jetzt können wir alle gemeinsam genervt die Augen verdrehen! Haben Sie noch ein paar Favoriten, die Sie zu dieser Liste hinzufügen möchten? Dann nur zu – das ist eine gute Entgiftungsübung für die Seele. Schreiben Sie auch Ihre Antworten dazu und sparen Sie dabei nicht an sarkastischem Humor. Lachen soll ja bekanntlich eine heilsame Wirkung haben.

Welche »Danke für den Tipp!«-Botschaften haben Sie im Lauf der Jahre erhalten?

Wie reagieren Sie normalerweise darauf?

Würden Sie in Zukunft gern anders mit solchen Kommentaren umgehen?

Wie haben sich diese Botschaften auf Ihr Selbstbild, Ihre Einstellung zu Ihrem ADHS-Gehirn und Ihre Beziehungen zu anderen Menschen ausgewirkt?

Für das ungeschulte Auge können ADHS-Symptome verwirrend und irreführend wirken – vor allem, wenn die betreffende Person ansonsten als sehr leistungsfähig gilt: Denn dann verstehen ihre Mitmenschen vielleicht nicht, warum sie bei den scheinbaren »Kleinigkeiten« des täglichen Lebens (also Aufgaben, die starke exekutive Fähigkeiten erfordern) immer wieder »ins Stocken gerät«. Unsere Mitmenschen gehen davon aus, dass es eine einfache, praxisorientierte und verhaltensbezogene Antwort auf diese Frage gibt. Und sie machen uns oft viel zu einfache Lösungsvorschläge – Strategien, die sie als fantastische »Lösung des Problems« empfinden.

Wenn unsere Mitmenschen die Komplexität der ADHS nicht verstehen und wenn diese scheinbar so einfachen »Lösungen« nicht funktionieren, kann man uns getrost »abschreiben« (denn das bedeutet natürlich, dass wir ihre guten Vorschläge oder Strategien nicht befolgt oder wenigstens ausprobiert haben); und das leistet noch einen weiteren Beitrag zur Pathologisierung unserer Andersartigkeit und unserer Probleme, gegen die sich nur schwer etwas tun lässt. Vielleicht verstehen Sie selbst nicht, was sich da unter der Oberfläche abspielt. Wie können Sie sich seelisch und zwischenmenschlich vor solchen Angriffen auf Ihre eigene Identität schützen, während Sie gleichzeitig immer noch damit zu kämpfen haben, Ihr eigenes Anderssein zu verstehen und zu akzeptieren?

Die Erfahrung, mit ADHS zu leben, kann sich wie eine lebenslange Serie nadelstichartiger Attacken anfühlen. Dieses ständige Gefühl, angegriffen zu werden, führt früher oder später zu einem »Emotional-Distress-Syndrom (…), einem chronischen Zustand emotionalen Stresses, der direkt mit dem ständigen Kampf zusammenhängt, aus dem das Leben mit ADHS besteht; und dieser Stress beeinträchtigt die emotionale Toleranz, das Durchhaltevermögen und die Fähigkeit, ein starkes Gefühl des Wohlbefindens und der geistigen Gesundheit aufrechtzuerhalten« (Ochoa 2016, S. 44–45).

Von Ihrer Kultur und den Medien übernommene Botschaften

Falsche Vorstellungen, die wir von uns selbst haben, können aber auch auf einem viel heimtückischeren Weg entstanden sein: nämlich durch die Übernahme von kulturellen und medialen Botschaften oder durch die Beobachtung des Verhaltens neurotypischer Mädchen und Frauen, mit denen wir uns vergleichen. Vielleicht sind wir uns dessen nicht einmal bewusst; und doch können diese ständig auf uns einstürmenden Botschaften unsere Vorstellung davon geprägt haben, was die Gesellschaft von Frauen erwartet, was bei ihnen gern gesehen und was definitiv *nicht* gern gesehen wird (beispielsweise ADHS-Symptome).

Solche Botschaften über Geschlechterrollen und kulturelle Erwartungen werden von uns förmlich verstoffwechselt; sie sickern von klein auf in unsere Poren und fließen über viele Jahre hinweg immer wieder in unser Wertesystem ein – oft ohne dass wir uns dessen direkt bewusst sind. Das könnte der Grund dafür sein, dass viele Frauen sagen, sie hätten in ihrer Kindheit eigentlich keine direkten negativen Botschaften erhalten, sodass es ihnen schwerfällt zu verstehen, warum sie sich eigentlich für ihr ADHS-bedingtes Anderssein schämen. Die von der Kultur und den Medien übernommenen Botschaften darüber, was unsere Gesellschaft bei Frauen schätzt, schleichen sich auf so heimtückische Weise in unser Bewusstsein ein, dass wir sie oft gar nicht erkennen – weil wir schon so sehr daran gewöhnt sind, ihnen auf Schritt und Tritt zu begegnen!

So wie Mädchen und Frauen durch Werbung, soziale Medien, Filme und andere kulturelle Indoktrinationen lernen, welcher Körpertyp, welche Hautfarbe, welcher Modetrend oder welche Frisur akzeptabel ist, nehmen wir auch ständig Konzepte darüber in uns auf, was eine Frau von Natur aus gut können sollte. Genau wie die Körperscham, die wir alle kennen, entwickeln wir auch ein Schamgefühl im Hinblick auf die Art, wie unser Gehirn funktioniert. Dieses Phänomen bezeichnen wir als *Gehirnscham*.

Aufgrund der andersartigen Verdrahtung unseres Gehirns sind bestimmte Tätigkeiten, die Frauen nach Meinung unserer Gesellschaft leicht von der Hand gehen sollten, für uns ADHS-Patientinnen ziemlich kompliziert und schwierig. Und nicht nur das: Diese Schwierigkeiten treten leider auch noch in einer Form auf, die für viele Menschen – einschließlich unserer selbst – schwer zu verstehen ist!

Wenn verinnerlichte Geschlechterrollenerwartungen auf Schwierigkeiten bei den Exekutivfunktionen treffen, entwickeln viele Frauen mit ADHS eine Gehirnscham, die sie früher oder später zu kontraproduktiven Bewältigungsmechanismen verleitet – beispielsweise zu Versteckspiel, Verstellung und

> Wenn verinnerlichte Geschlechterrollenerwartungen auf Schwierigkeiten bei den Exekutivfunktionen treffen, entwickeln viele Frauen mit ADHS eine Gehirnscham, die sie früher oder später zu kontraproduktiven Bewältigungsmechanismen verleitet – beispielsweise zu Versteckspiel, Verstellung und Vermeidungsverhalten.

Vermeidungsverhalten. Explizite Geschlechterrollen sind heute nicht mehr so einfach zu erkennen wie früher, da die meisten von uns das Hausfrau-und-Mutter-Ideal der 1970-er Jahre intellektuell ablehnen. Trotzdem gibt es unzählige Szenarien, Vorstellungen und Darstellungen von dem, was einer neurotypischen Frau ohne großes Nachdenken mühelos von der Hand gehen sollte. Diese Vorstellungen von »akzeptablem« oder »wünschenswertem« Verhalten entsprechen oft nicht den Fähigkeiten und Problemen von Frauen mit einer besonderen Gehirnverdrahtung. Deshalb lernen wir schon frühzeitig, unser Anderssein zu verbergen und unsere Scham darüber zu verinnerlichen.

Die Sozialarbeiterin Olivia erzählt, wie sie ihre ADHS-typische Andersartigkeit verheimlicht und sich für ihre Probleme schämt: »Ich habe jedes Mal eine Heidenangst, wenn ich zu der alljährlichen Weihnachtsfeier bei einer meiner Kolleginnen gehen muss. Ständig befürchte ich, den Wein zu verschütten oder das Essen fallen zu lassen, bei dem Gericht, das ich zu Hause für die Weihnachtsfeier zubereite, irgendetwas falsch zu machen, jemanden anzurempeln oder mich auf andere Weise zu blamieren!« Die erfolgreiche Webdesignerin Diane schildert dieses Problem ebenfalls sehr treffend: »Dass anderen Frauen bestimmte Dinge leichter oder besser gelingen als mir, braucht mir niemand zu sagen. Das beobachte ich schon seit dem Beginn meines Lebens!«

Viele Frauen mit ADHS sagen, dass neurotypische Frauen für sie ein Rätsel sind. Sie stellen sich oft Fragen wie:

- Wie machen andere Frauen das eigentlich?
- Meine Schwester zieht drei Kinder groß, geht zur Arbeit, kocht abends das Essen für die ganze Familie, geht ins Fitnessstudio, telefoniert regelmäßig mit ihren Freunden und verschickt im Dezember pünktlich die Weihnachtskarten. Ich weiß, dass das auch für sie nicht immer einfach

ist; aber diese Fülle an Anforderungen wirkt auf sie längst nicht so lähmend und kräftezehrend wie auf mich. Ich verstehe einfach nicht, wie sie das macht. Warum kann ich nicht so »normal« sein wie sie?

- Jedes Mal, wenn ich die Wohnungen meiner Freunde und Nachbarn betrete, frage ich mich: »Wo haben die eigentlich ihr ganzes Zeug – all die Stapel und Papiere? Warum herrscht in ihrer Wohnung kein Chaos?«

Wenn wir als ADHS-Patientinnen beobachten, wie andere Frauen mit ihrem Leben fertigwerden, haben wir oft das Gefühl, »eine Zaubershow zu sehen«, wie eine Frau mit ADHS es einmal ausgedrückt hat.

Saris Geschichte:

Falsch ausgemalte Formen

Als ich ein kleines Mädchen war, fiel es mir schwer, beim Ausmalen von Formen innerhalb der Umrisslinien zu bleiben. Im Kunstunterricht deckte ich mein Bild immer mit den Händen ab, wenn die Lehrerin durch die Bankreihen ging, um sich unsere Machwerke anzuschauen und Kommentare dazu abzugeben. Ich weiß auch noch, dass ich nicht in der Lage war, meine Kleidung für die Inspektion im Ferienlager ordentlich zusammenzufalten. Als jungem Teenager fiel es mir ungeheuer schwer, herauszufinden, was für Kniestrümpfe ich tragen sollte! Ich wunderte mich immer darüber, dass andere Mädchen so gern zusammen einkaufen gingen. Und als junge Frau geriet ich jedes Mal in Panik, wenn man mich bat, an einem unserer Feiertags-Familienrituale teilzunehmen, bei denen alle zusammen etwas kochten und dann gemeinsam aufräumten.

Selbsterfahrung:
Von Ihrer Kultur und den Medien übernommene Botschaften

Aus welchen versteckten Quellen haben Sie womöglich im Lauf der Jahre idealisierte Botschaften aufgenommen, die Ihre ADHS-Scham verstärken? Kreuzen Sie die auf Sie zutreffenden Quellen an. Gerne können Sie auch noch nähere Erläuterungen dazuschreiben.

- ☐ Werbung, Nachrichten, Zeitschriften oder sonstige Medien
- ☐ Feeds in sozialen Medien
- ☐ Beobachtung anderer Frauen bei der Arbeit, in der Schule oder im täglichen Leben
- ☐ wenn Sie hören, wie andere Frauen alltägliche Aufgaben mehr oder weniger mühelos erledigen (zum Beispiel beim Auto das Öl wechseln, einkaufen, ihren Hobbys nachgehen, Partys veranstalten, Mahlzeiten zubereiten, ihre Finanzen managen und so weiter)
- ☐ Teilnahme an Veranstaltungen, die von neurotypischen Freunden oder der Familie ausgerichtet werden
- ☐ in der Schule oder bei der Arbeit, wo Sie sich in traditionelle Lern- oder Arbeitsweisen einfügen oder sich große Mühe geben müssen, damit man Ihnen auch nur geringfügige Erleichterungen zugesteht
- ☐ in der Arztpraxis
- ☐ beim Anschauen von Werbespots für Organisationssysteme, Finanzplanung und Ähnliches

Clarissas Geschichte:

Ein einsamer Weg

Mit 32 Jahren hatte Clarissa das Gefühl, in eine Sackgasse geraten zu sein. Als Künstlerin war ihr bewusst, dass ihr Lebensweg zwangsläufig anders aussehen musste als der Status quo; trotzdem hatte sie stets große Angst und das Gefühl, weniger wert zu sein, wenn sie mit ihren Altersgenossinnen oder Familienangehörigen zusammen war.

Obwohl Clarissa mit der Zeit immer mehr darüber lernte, wie ihre ADHS sich auf sie auswirkt, und obwohl sie durchaus Unterstützung von anderen Menschen bekam, machte sie sich nach wie vor Sorgen darüber, dass mit ihr etwas nicht stimmte – dass sie vielleicht von Natur aus irgendeinen Defekt hatte. Zum Beispiel konnte sie nicht mit ihren Altersgenossinnen mithalten, die in jeder Hinsicht besser abzuschneiden schienen als sie: Diese Frauen schafften es, Geld für Urlaube und ein eigenes Haus zu sparen, heirateten, fanden tolle Jobs mit guten Sozialleistungen und so weiter. Außerdem plagten Clarissa große Schuldgefühle, weil es ihr nicht gelang, die Erwartungen ihrer traditionsbewussten Familie und Gemeinde zu erfüllen – nämlich, einen Job zu finden, sich einen Ehemann zu suchen, mit dem sie eine Familie gründen wollte, pünktlich und regelmäßig zum Gottesdienst zu erscheinen (obwohl sie mittlerweile an ihrem Glauben zweifelte, ständig Probleme mit ihrem Zeitmanagement hatte und sonntagvormittags eigentlich lieber ins Fitnessstudio ging). Inmitten all ihrer Schuld- und Schamgefühle fiel es Clarissa schwer, zu entscheiden, was sie eigentlich wollte.

Clarissas große Familie, in der eine enge Verbundenheit herrschte, versammelte sich oft zu geselligen Abendessen, die zu ihren schönsten Kindheitserinnerungen gehörten. Allerdings bekam sie immer Schwierigkeiten, wenn sie gebeten wurde, traditionell weibliche Aufgaben wie Kochen, Putzen oder das Servieren von Essen zu übernehmen. Dann sagten ihre Familienmitglieder: »Das ist doch nicht so schwierig, Clarissa! Du bist mit deinen Gedanken mal wieder ganz woanders. Beeil dich, die Leute haben Hunger!« Und zu allem Überfluss schien sie auch noch auf Schritt und Tritt irgendeinem Angehörigen zu begegnen, der sie fragte, ob sie inzwischen schon »jemanden kennengelernt« habe, weil sie ja schließlich »auch nicht jünger werde« und ihre Eltern »sich doch so dringend ein Enkelkind wünschten«! Clarissa liebte die kubanische Kultur ihrer Familie mit all ihren Traditionen, und sie genoss auch das Gefühl der Nähe und die Fröhlichkeit bei diesen Zusammenkünften; doch im Lauf der Jahre fühlte sie sich im Kreis ihrer Familie immer verlorener und hatte das Gefühl, nicht für voll genommen zu werden.

Nach einem eingehenden Gespräch mit einer Cousine ihres Vertrauens, die ihre Familie und Kultur genau kannte, konnte Clarissa die Botschaften, die sie von ihrer Familie, ihren Freunden und ihrer Gemeinde erhalten und verinnerlicht hatte, besser beurteilen. Sie begann, die guten Absichten und die Fürsorge ihrer Familie zu schätzen zu wissen. So demoralisierend der Inhalt dieser Botschaften auch klang – in Wirklichkeit wollten Clarissas Angehörige sie nur dazu ermutigen, ihr Glück auf die gleiche Weise zu finden, die sie selbst als den »richtigen« Weg verinnerlicht hatten. Dank dieser Erkenntnis gelang es Clarissa, diese Botschaften ihres sozialen Umfelds von ihrer eigenen Identität und ihrem eigenen inneren Erleben zu trennen. Dadurch konnte sie Dankbarkeit und Mitgefühl für die Liebe ihrer Angehörigen entwickeln, die diesem Verhalten zugrunde lag, und sich in aller Ruhe Gedanken darüber machen, woran sie wirklich glaubte und was sie sich vom Leben wünschte.

Zum Nachdenken: **Clarissas Geschichte**

In welchen von Clarissas Gefühlen oder Erfahrungen konnten Sie sich wiederfinden?

Inwiefern hat Clarissas Geschichte Sie an Ihre eigenen Erfahrungen erinnert?

Nachdem Clarissa ihre Diagnose erhalten hatte, war sie in der Lage, zwischen ihrem Charakter und ihren ADHS-bedingten Eigenarten zu differenzieren; denn dadurch wurde ihr klar, dass ihre Probleme tatsächlich auf einen genetisch bedingten neurobiologischen Unterschied zurückzuführen waren, auf den sie keinen Einfluss hatte und für den sie auch nichts konnte. Als sie begann, das Problem aus einer gewissen Distanz zu betrachten, und über die Ursprünge der Botschaften nachdachte, die sie verinnerlicht hatte, gelang es ihr, sich aus dem Netz von Scham, Selbstkritik und Schuldgefühlen zu befreien, das auf Frauen mit ADHS solch eine lähmende Wirkung hat.

WAS HABEN SIE AUS DIESEM KAPITEL GELERNT?

- Du-Botschaften sind direkte Angriffe auf Sie und Ihre ADHS-Probleme, die von einer oder mehreren Quellen an Sie herangetragen werden.
- Sie-Botschaften richten sich nicht direkt gegen Sie; dabei handelt es sich vielmehr um negative Beschreibungen des Aussehens oder Verhaltens oder der Probleme einer anderen Frau. Auf diese Weise lernen wir durch indirekte Kommunikation, was in unserer Gesellschaft gern gesehen oder akzeptiert wird.
- »Danke für den Tipp!«-Botschaften sind gut gemeinte, aber letztendlich abwertende Vorschläge von anderen Menschen, die auf ein mangelndes Verständnis für den Schweregrad und die Komplexität der ADHS und der daraus resultierenden Probleme zurückzuführen sind. Solche Gesprächspartner neigen dazu, Ihnen zu unterstellen, dass Sie entweder faul oder dumm sein müssen, um nicht schon längst von selbst auf so eine einfache »Lösung« gekommen zu sein!
- Von unserer Kultur und den Medien übernommene Botschaften sind indirekte Vorschläge oder Erklärungen, in denen es um die von unserer Gesellschaft bevorzugten Lebens- und Verhaltensweisen geht. Diese Botschaften werden uns von unserer Kultur, den Medien und durch die Beobachtung neurotypischer Frauen vermittelt. Oft sind sie uns gar nicht so recht bewusst; sie können aber tiefe – und manchmal verwirrende – Schamgefühle im Hinblick auf unsere ADHS-bedingte Andersartigkeit erzeugen.

Kapitel 4

Hinterfragen Sie Ihr Versteckspiel!

Welche unausgesprochenen Gesetze für Frauen haben Sie dazu gebracht, sich vor Ihren Mitmenschen zu verstecken?

Frauen mit ADHS greifen oft reflexartig auf Bewältigungsmechanismen zurück, die dem Selbstschutz dienen. Am häufigsten äußert sich das darin, dass sie ihre Probleme vor anderen Menschen zu verbergen versuchen. Um ein mutiges, glückliches, selbstbewusstes und kühnes Leben als Frau mit ADHS führen zu können, müssen wir die vielen verschiedenen Erscheinungsformen des Versteckspielens, die uns in unserer Verstrickung gefangen halten und von anderen Menschen isolieren, erkennen, hinterfragen und durch konstruktivere Verhaltensweisen ersetzen.

Welche Ursachen hat dieses Versteckspiel, und welchen Preis müssen Sie dafür zahlen?

Laut Angaben unserer Klientinnen ist ihre häufigste ADHS-»Bewältigungsstrategie« – das Versteckspiel.

Wir möchten es an dieser Stelle noch einmal ausdrücklich wiederholen, um Ihnen den Widersinn dieser Tatsache klarzumachen: Der von den Frauen, mit denen wir arbeiten, am häufigsten genannte Bewältigungsmechanismus ist nicht etwa ein besseres Erledigungslistensystem oder ein besserer

Planer oder elektronischer Kalender – nein, sie versuchen, ihre Probleme vor allem dadurch zu bewältigen, dass sie ihr wahres Ich vor ihren Mitmenschen zu verbergen trachten! Lassen Sie diese Tatsache einmal in aller Ruhe auf sich wirken. Was bedeutet es, wenn Sie Ihre ADHS zu bewältigen versuchen, indem Sie sich vor anderen verstecken?

Wenn wir dieses Versteckspiel als Selbstschutzmechanismus einsetzen, trauen wir uns nicht, der Welt zu zeigen, wer wir sind. Wenn wir unsere Probleme vor anderen Menschen verbergen, verstecken wir gleichzeitig auch uns selbst als Individuum und berauben uns der Chance, unseren Mitmenschen zu zeigen, wer wir in Wirklichkeit sind – und das ist etwas, wonach jeder Mensch auf diesem Planeten sich sehnt. Jeder möchte so gesehen und akzeptiert werden, wie er jetzt in diesem Augenblick ist. Frauen mit ADHS wünschen sich nichts sehnlicher, als ihre Wunden der Unsichtbarkeit zu überwinden; doch stattdessen verschlimmern wir diese Verletzungen nur noch mehr, indem wir uns hinter dem kontraproduktiven Selbstschutzmechanismus des Versteckspiels verschanzen.

Vielleicht haben Sie angefangen, sich zu verstecken, weil Sie sich von Ihrem Umfeld – oder sogar von sich selbst – unverstanden fühlten. Wahrscheinlich war Ihnen klar, dass Ihre Art des Andersseins von der Gesellschaft nicht gern gesehen wurde. Vielleicht hatten Sie das Gefühl, dass andere Menschen nicht über Ihre Andersartigkeit hinwegsehen und Ihr wahres Ich dahinter erkennen konnten; und das hat Sie völlig blockiert, denn dadurch konnten Sie Ihren Mitmenschen nicht zeigen, wer Sie wirklich sind und zu welch wertvollen Leistungen Sie in der Lage sind. Und wahrscheinlich haben die anderen Menschen Ihre Absichten falsch interpretiert und negativ ausgelegt. Vielleicht haben Sie sich versteckt, weil Sie nicht »durchschaut« werden wollten – denn Sie haben negative Kommentare über andere Frauen gehört, die ähnliche Eigenschaften oder Probleme haben wie Sie, und fürchteten, einen zu hohen Preis dafür zahlen zu müssen, wenn Ihr »wahres« Ich ans Tageslicht käme.

Wenn wir das Versteckspiel als Selbstschutzmechanismus einsetzen, trauen wir uns nicht, der Welt zu zeigen, wer wir sind. Wenn wir unsere Probleme vor anderen Menschen verbergen, verstecken wir gleichzeitig auch uns selbst als Individuum und berauben uns der Chance, unseren Mitmenschen zu zeigen, wer wir in Wirklichkeit sind – und das ist etwas, wonach jeder Mensch auf diesem Planeten sich sehnt.

Um sich mit Ihrem Versteckspiel auseinanderzusetzen, sollten Sie sich die durch Ihr ADHS-Gehirn bedingten Symptome zunächst einmal genau anschauen und dann darüber nachdenken, inwiefern Sie sie mit bestimmten gefürchteten Konsequenzen wie Abgelehnt-, Zurückgewiesen- oder Verlassenwerden assoziieren. Die nun folgende Übung will Ihnen bewusst machen, wie diese Vorstellungen Sie dazu gebracht haben, sich zu verstecken, welche Entscheidungen Sie infolgedessen getroffen und welchen Preis Sie dafür bezahlt haben.

Selbsterfahrung: **Gehirnbedingte ADHS-Symptome**

In der unten stehenden Liste finden Sie häufige durch unser ADHS-Gehirn bedingte Symptome, die uns dazu verleiten können, uns in unser Schneckenhaus zurückzuziehen, um uns zu schützen und zu verstecken. An diesem Punkt ist es für Sie wichtig, sich bewusst zu machen, dass diese Symptome lediglich auf Ihre ganz besondere Gehirnverdrahtung zurückzuführen sind, dass man sie als ADHS-Patientin jedoch leicht anderen Ursachen zuschreibt und dadurch Ängste entwickelt, die zu selbstschützenden, aber leider kontraproduktiven Verhaltensweisen führen – zum Beispiel zum Versteckspielen!

Kreuzen Sie die ADHS-Symptome an, mit denen Sie sich identifizieren können:

- ☐ Meine Vergesslichkeit ist bekannt.
- ☐ Mein mangelndes Organisationsvermögen ebenfalls.
- ☐ Ich bin unfähig, genau vorherzusagen, wie lange es dauern wird, etwas Bestimmtes zu erledigen.
- ☐ Ich bin unfähig, den Überblick darüber zu behalten, was getan werden muss.
- ☐ Man muss mir bestimmte Details oder Anweisungen immer wieder erklären.
- ☐ Es fällt mir schwer, alle meine Gedanken in geordneten Sätzen auszudrücken.
- ☐ Ich habe Probleme beim Kochen und Einkaufen.
- ☐ Es fällt mir schwer, den Überblick über meine täglichen Aufgaben zu behalten und meine Siebensachen für mich selbst, mein Zuhause oder meine Kinder in Ordnung zu halten.

- ☐ Mein Auto ist immer unaufgeräumt.
- ☐ Ich habe Probleme, beim Smalltalk mitzuhalten.
- ☐ Es fällt mir schwer, bei Telefongesprächen aufmerksam zu bleiben.
- ☐ Ein »normaler« Zeitplan ermüdet mich.
- ☐ Geschäfte, Einkaufszentren oder andere überfüllte Räume führen bei mir leicht zu einer Reizüberflutung.
- ☐ Ich fühle mich leicht überfordert, wenn zu viele Gespräche oder Reize auf einmal auf mich einstürmen, und dann brauche ich Zeit oder Raum, um mich davon zu erholen.
- ☐ Es fällt mir schwer, still zu sitzen und zu warten, selbst über kleine oder zumutbare Zeiträume hinweg.
- ☐ Ich platze in Gesprächen plötzlich heraus oder falle anderen Leuten ins Wort.
- ☐ Sonstiges: ______________________________

Was macht Ihnen an Ihren ADHS-Symptomen am meisten Angst, weil Sie glauben, dass Ihre Mitmenschen Schlechtes über Sie denken könnten, wenn sie von Ihren Schwierigkeiten »erfahren«? Kreuzen Sie die Ängste an, die auf Sie zutreffen:

- ☐ Ich bin eine Chaotin.
- ☐ Ich bin faul.
- ☐ Offensichtlich sind mir meine Mitmenschen nicht wichtig genug.
- ☐ Ich bin egozentrisch.
- ☐ Ich bin keine gute Mutter, Partnerin, Freundin, Mitarbeiterin beziehungsweise kein gutes Familienmitglied.
- ☐ Ich bin nicht intelligent.
- ☐ Ich bin total abgehoben, ich bin völlig daneben, ich bin vollkommen verpeilt.
- ☐ Ich interessiere mich für nichts oder bin kein interessanter Mensch.
- ☐ Ich bin nicht besonders clever.
- ☐ Ich bin langweilig.
- ☐ Ich bin nicht ehrgeizig oder motiviert.
- ☐ Ich bin unzuverlässig; auf mich kann man nicht bauen.
- ☐ Ich bin verantwortungslos.
- ☐ Ich bin eine ewige Nörglerin, ich bin verwöhnt, ich stelle zu hohe Ansprüche.
- ☐ Ich bin zu anstrengend für meine Mitmenschen.

- ☐ Ich bin zu sensibel.
- ☐ Ich bin inkompetent.
- ☐ Ich bin wertlos.
- ☐ Ich bin eine Hochstaplerin, eine Schwindlerin.
- ☐ Sonstiges: ______________________________

Die Konsequenzen, vor denen wir Angst haben, falls wir als Frauen mit ADHS »entlarvt« werden sollten, sind ein starker Trigger, der uns zum Versteckspielen verleitet. Bitte kreuzen Sie nun die Ängste an, die auf Sie zutreffen.

Ich mache mir insgeheim Sorgen, dass Folgendes passieren könnte:

- ☐ Die Leute lachen mich aus.
- ☐ Ich werde ausgegrenzt.
- ☐ Man redet über mich.
- ☐ Ich werde angeschrien.
- ☐ Ich werde missachtet.
- ☐ Ich werde abgewertet.
- ☐ Ich werde übergangen.
- ☐ Ich werde nicht ernst genommen.
- ☐ Meine besonderen Stärken oder Leistungen werden nicht anerkannt.
- ☐ Ich bin in Beziehungen machtlos.
- ☐ Man hört mir nicht zu.
- ☐ Man macht Witze über mich.
- ☐ Ich werde ausgenutzt.
- ☐ Ich werde im Stich gelassen.
- ☐ Ich werde abgelehnt.
- ☐ Ich werde ausgegrenzt.
- ☐ Sonstiges: ______________________________

Formen des Versteckspiels

Dieses Sich-Verstecken kann verschiedene Formen annehmen. Vielleicht verheimlichen Sie Ihre Probleme, weil Sie Angst davor haben, Ihre Schwäche in einem bestimmten Bereich oder vor bestimmten Menschen zu zeigen. Es kann aber auch sein, dass Sie auf etwas verzichten, was Sie gern tun würden – vielleicht sogar auf eine Tätigkeit, bei der Sie Ihre besonderen Stärken einsetzen oder Ihren Interessen nachgehen könnten!

Zum Nachdenken:

Wann und wie haben Sie angefangen, sich zu verstecken?

Können Sie sich an einen Zeitpunkt erinnern, an dem es für Sie zu riskant wurde, etwas falsch zu machen? Oder zu sagen, was Sie wirklich denken? Oder zuzugeben, dass Sie zu irgendetwas eine andere Meinung haben? Was ist da passiert?

Auf welche Art und Weise haben Sie sich am häufigsten vor Ihren Mitmenschen versteckt?

Können Sie Ihre allerersten Erinnerungen an Ihre Versteckspielerei beschreiben?

Saris Geschichte:

Geflüsterte Antworten

In der Schule lernte ich, dem Mädchen, das neben mir saß, meine Antworten auf die Fragen des Lehrers zuzuflüstern, statt sie laut auszusprechen; denn das Risiko, im Beisein meiner Mitschüler missverstanden zu werden oder falschzuliegen, war mir zu hoch. Dieses leise Flüstern war für mich zwar bequemer und fühlte sich sicherer an, als laut zu sprechen, hatte aber auch einen Nachteil: Auf diese Weise erfuhren meine Lehrer nämlich nie, dass ich die richtigen Antworten wusste! Ich wollte mich vor einer möglichen Demütigung schützen, weil ich Angst davor hatte, etwas Falsches zu sagen oder mich nicht flüssig genug auszudrücken; doch letzten Endes blieb mir dadurch die wohlverdiente Anerkennung dafür vorenthalten, was ich wusste und welchen Beitrag ich zum Unterricht hätte leisten können.

Michelles Geschichte:

Sorry, bei mir ist es einfach zu unordentlich!

Irgendwann im jungen Erwachsenenalter habe ich aufgehört, Freunde zu mir nach Hause einzuladen, weil ich Angst hatte, wegen meiner »Unordnung« schief angesehen zu werden. Ich wollte nicht, dass die Leute allzu viel über meine geheimen Probleme erfuhren. Das bewahrte mich zwar vor dem unangenehmen Gefühl, mich fragen zu müssen, ob meine Freunde mich insgeheim negativ beurteilten, oder mich mit ihrer Kritik auseinanderzusetzen; doch andererseits isolierte ich mich dadurch auch – und meine Freunde fingen an, daran zu zweifeln, ob meine Beziehung zu ihnen mir wirklich wichtig genug war.

Erst als eine gute Freundin den Mut fasste, mich auf dieses Verhaltensmuster aufmerksam zu machen, begriff ich, was da vor sich ging. Mir war nicht klar gewesen, dass meine Entscheidung, wegen meines mangelhaften Organisationsvermögens lieber niemanden in meine Wohnung hereinzulassen, nicht einfach nur ein Selbstschutzmechanismus, sondern gleichzeitig auch eine symbolische Grenze war, mit der ich anderen Menschen ungewollt signalisierte: »Bleibt mir vom Leib!« Das war eigentlich genau das Gegenteil von dem, was ich meinen Mitmenschen vermitteln wollte; und es regte mich zum Nachdenken und zu Verhaltensänderungen an, die mir zunächst Angst eingejagt, aber letztendlich doch ein erfüllteres Leben geschenkt haben.

Selbsterfahrung:
Wie Frauen mit ADHS sich zurücknehmen

Welche der unten beschriebenen Zurückhaltungsmuster treffen auf Sie zu?

- ☐ Ich äußere meine Gedanken, Meinungen und Ideen oft nicht.
- ☐ Ich habe das Gefühl, mich für alles entschuldigen zu müssen.
- ☐ Es fällt mir schwer, für mich selbst einzutreten und um etwas zu bitten, was ich brauche.
- ☐ Ich schließe mich den Ideen oder Vorgehensweisen anderer Menschen an, selbst wenn ich meine Bedürfnisse oder mich selbst dadurch verrate.
- ☐ Ich neige dazu, eine Maske zu tragen und so zu tun, als hätte ich keine ADHS-Probleme, damit meine Mitmenschen mich nicht negativ beurteilen oder anders behandeln als andere Leute.
- ☐ Ich habe Angst davor, dass die Menschen mein wahres Ich kennenlernen könnten.
- ☐ Ich gehe bei der Arbeit keine Risiken ein.
- ☐ Ich gehe in meinem Privatleben keine Risiken ein; zum Beispiel schließe ich mich keiner neuen Gruppe an, belege keine neuen Kurse, schließe keine neuen Freundschaften und probiere auch keine neuen Hobbys aus.
- ☐ Ich lasse niemanden an mich heran; ich halte Beziehungen lieber oberflächlich oder lasse sie im Sande verlaufen, wenn sie mir zu eng werden.
- ☐ Ich halte Menschen von meinen Räumlichkeiten (Wohnung, Büro, Auto und so weiter) fern.
- ☐ Ich meide Anlässe, bei denen ich womöglich im Rampenlicht der Öffentlichkeit stehen muss.
- ☐ Ich gehe meinen Hobbys und Talenten oder Projekten, die mir am Herzen liegen, nicht zusammen mit anderen Menschen nach.
- ☐ Ich lehne Einladungen ab.
- ☐ Ich bitte nicht um Hilfe oder Unterstützung.
- ☐ Sonstiges: ________________________________

Zum Nachdenken: Verstecken Sie sich immer noch?

Wie fühlen Sie sich, wenn Sie sich auf diese Art und Weise vor Ihren Mitmenschen verstecken (sicher, resigniert, hilflos, traurig, frustriert, wütend, schuldig, neutral und so weiter)?

Welche Reaktionen (worauf?) bringen Sie auch heute immer noch dazu, sich zu verstecken?

Irenes Geschichte:

Der alljährliche Mädchenausflug

Jedes Jahr planen Irenes Schwestern und Cousinen ein Mädchenwochenende an irgendeinem abgelegenen Ort. Und obwohl sich diese Idee mit der kleinen Auszeit theoretisch wunderbar anhört, fühlte Irene sich bei jedem dieser Wochenendausflüge unzulänglich und in die Enge getrieben. Trotzdem hatte sie stets Angst davor, diese Einladung auszuschlagen, weil es sich dabei um eine so uralte, geschätzte Familientradition handelte.

Irene vermied es sowohl vor als auch während dieser Ausflüge, mit den anderen Frauen über ihre Bedenken zu sprechen. Infolgedessen verbrachte sie nicht nur die Wochen vor diesem alljährlichen Event in panischer Angst, sondern auch den Aufenthalt selbst. Irene hatte das Gefühl, nicht die gleichen Fähigkeiten zu besitzen wie die anderen Frauen, wenn es darum ging, rund um die Uhr Essen zuzubereiten, sich um das Putzen und Aufräumen der Unterkunft zu kümmern und gemeinsame Unternehmungen zu planen und zu organisieren. Sie hatte eine panische Angst davor, dass ihre »merkwürdigen« Schwächen bei diesen Ausflügen ans Tageslicht kommen könnten. Als Irene beispielsweise aufgrund ihrer chronischen Lärmempfindlichkeit um eine andere Schlafgelegenheit bat, verdrehten die anderen nur genervt die Augen, weil sie kein Verständnis für Irenes »Sonderwünsche« hatten – warum konnte sie sich nicht einfach genauso benehmen wie alle anderen? Daher war dieses Wochenende für Irene kein ungetrübtes Vergnügen; der größte Teil davon bereitete ihr ungeheuren Stress. Trotzdem wollte sie ihre Gefühle und Probleme mit keiner der anwesenden Frauen besprechen, weil sie sich so sehr dafür schämte und befürchtete, dass die anderen auf ihre Probleme aufmerksam werden könnten.

Wenn Sie sich dabei ertappen, dass Sie bestimmte Situationen meiden, stehen Sie mit diesem Problem nicht allein da. Unten finden Sie ein paar häufige Beispiele für dieses Vermeidungsverhalten. Was versäumen Sie dadurch womöglich alles?

Selbsterfahrung: **Selbstschutz**

Kreuzen Sie die Situationen an, mit denen Sie den folgenden Satz vervollständigen würden:

Folgendes mag ich nicht oder gehe solchen Situationen sogar grundsätzlich aus dem Weg:

☐ mit anderen Menschen auf Reisen zu gehen
☐ mit anderen Menschen zusammen Auto zu fahren
☐ mit anderen Menschen zusammenzuarbeiten
☐ geselliges Zusammensein mit anderen Menschen
☐ an Treffen teilzunehmen, bei denen meine Probleme ans Tageslicht kommen könnten
☐ Gastgeberin oder Mitveranstalterin von Events zu sein, auch wenn ich so etwas insgeheim gern täte
☐ Tagesausflüge mit anderen Menschen an Orte zu unternehmen, die ich eigentlich gerne besuchen würde
☐ zusammen mit anderen Menschen einem Hobby nachzugehen
☐ Sonstiges: ____________________

Zum Nachdenken: Der Preis des Versteckspiels

Ihre Heimlichtuerei hat ihren Preis. Lassen Sie uns herausfinden, welchen Tribut dieses Verhalten in Ihrem Leben womöglich schon gefordert hat.

Welche Situationen hätten Sie gerne zusammen mit anderen Menschen erlebt, haben sich aber letzten Endes dann doch davor gescheut, weil Sie Angst hatten, dass Ihre Probleme dabei entdeckt werden könnten?

Beschreiben Sie Chancen oder berufliche Positionen, die Ihnen gefallen oder für die Sie gute Voraussetzungen mitgebracht hätten, an die Sie sich aber letztendlich doch nicht herangetraut haben, weil sie exekutive Fähigkeiten erforderten.

Was ist Ihnen dadurch entgangen, dass Sie sich lieber zurückgezogen und versteckt haben?

Sharons Geschichte:

Ich darf meine »Einschränkungen« nicht zeigen!

Dank ihren ausgezeichneten Ideen und Führungsqualitäten bat man Sharon, den Vorsitz eines wichtigen Ausschusses bei ihrer Arbeit zu übernehmen. Sie freute sich sehr über diese Anerkennung ihrer Fähigkeiten – bis ihr klar wurde, welche organisatorischen Anforderungen damit einhergingen. Doch statt zu denken: Ich eigne mich hervorragend für diese Aufgabe, aber für diesen Job braucht man eine zusätzliche Kraft, die die administrative Arbeit übernimmt, also werde ich um Unterstützung bitten, lehnte Sharon den Posten ab. Denn sie hatte das Gefühl, mit dieser Bitte um Hilfe eine Schwäche zu zeigen; und dann würden ihre Vorgesetzten sie womöglich als die Mitarbeiterin mit gewissen »Einschränkungen« erkennen, die sie tatsächlich ist.

Lydias Geschichte:

Nur ja keine Hilfsbedürftigkeit zeigen!

Lydia wurde gebeten, Vorträge über ein Thema zu halten, für das sie sich sehr interessierte und auf dem sie Expertin war. Allerdings würde sie für diesen Job ziemlich oft auf Reisen gehen müssen. Obwohl sie gern reiste und es faszinierend fand, andere große Städte zu besuchen, war Lydia nicht begeistert von den Anforderungen, die diese neue Aufgabe an sie stellen würde: Sie müsste sich dann intensiv damit beschäftigen, wo sie all die Kleidungsstücke und Accessoires kaufen konnte, die sie für ihre Geschäftsreisen brauchen würde. Außerdem müsste sie immer wieder Koffer ein- und auspacken und sich um die unzähligen logistischen und organisatorischen Details kümmern, die anderen Frauen scheinbar mit müheloser Leichtigkeit gelangen. Also lehnte sie das Angebot ab, statt über kreative Wege nachzudenken, wie sie sich bei denjenigen Aufgaben ihres Jobs helfen lassen könnte, die ihrer Meinung nach zu viel von ihrer »Inkompetenz« verraten würden, wenn sie dabei auf sich allein gestellt bliebe. »Andere Frauen brauchen ja auch keine Hilfe bei so etwas!«, dachte Lydia. »Ich käme mir furchtbar blöd vor, wenn irgendjemand erführe, dass ich das nicht kann!«

Frauen verstecken sich nicht vor der Verurteilung selbst, sondern vor der gedanklichen *Vorwegnahme* von Schmerz, Enttäuschung und der gefürchteten Entfremdung von ihren Mitmenschen. Auf den ersten Blick sieht es zwar so aus, als würde unser Versteckspiel uns vor diesem seelischen Schmerz und vor anderen Unannehmlichkeiten schützen. Doch dieses Selbstschutzverhalten fordert einen hohen Preis, weil wir unser Licht damit »unter den Scheffel stellen«: Statt uns abzuschirmen und zu schützen, entfernt uns das Versteckspiel in Wirklichkeit noch weiter von dem, wonach wir uns eigentlich sehnen.

Warum Frauen sich verstecken: Weibliches Geschlecht trifft auf ADHS

Wie bereits in früheren Kapiteln besprochen, sind geschlechtsspezifische Gepflogenheiten und Erwartungen tief in unserer Psyche verankert. Diese Normen stellen einen indirekten Sabotageakt an Frauen mit ADHS dar, weil sie uns quasi dazu zwingen, uns zu verstecken. Denn wir sind ja nicht aus freien Stücken Nonkonformistinnen, sondern uns bleibt aufgrund unserer gehirnbedingten Andersartigkeit kaum etwas anderes übrig, als von typischen Rollen und gesellschaftlichen Normen abzuweichen. Einige von uns würden gern ein traditionelleres geschlechtsspezifisches Verhalten an den Tag legen, während andere sich danach sehnen, aus dem Rahmen zu fallen.

Doch leider haben Frauen mit ADHS keine große Freiheit bei der Entscheidung, ob sie sich von anderen Menschen abheben – sichtbar von der Norm abweichen – wollen oder nicht. Das kann zwar ein subtiler Konflikt sein; aber er ist tiefgreifend, allgegenwärtig und beruht nicht auf einer bewussten Lebensstilentscheidung.

Rollen und Regeln

Während *Geschlechterrollen* Vereinbarungen darüber sind, *wo* wir innerhalb einer Gruppe hingehören und welche Aufgaben und Verantwortungen uns darin zufallen, sind *Geschlechterregeln* Richtlinien, die bestimmen, *wie* wir unserer Rolle gerecht werden.

Während unserer Kindheit nehmen wir explizite und implizite Regeln im Hinblick auf Geschlechterrollen und Geschlechterverhalten in uns auf. Diese »Regeln« werden uns oft so nachdrücklich eingehämmert, dass ein »Verstoß« gegen sie mit Schimpfen, Beschämung oder dem Hinauswurf aus der Gruppe geahndet wird. Wenn ein Mitglied einer Familie oder Gruppe sich verändert oder offen seine Meinung sagt, erhält es häufig sogenannte *Change-Back-Botschaften*: verbale und nonverbale Mitteilungen, in denen man es dazu auffordert, wieder zu seinem früheren Verhalten zurückzukehren, bei dem sich alle wohlgefühlt hatten, auch wenn diese alte Dynamik weder gesund noch angenehm war (Lerner 1989, S. 193).

In gesunden Familien sind Verhaltenserwartungen jeglicher Art darauf ausgerichtet, dem Familienverband die notwendige Struktur und Sicherheit zu verleihen. Doch andererseits sind die in solchen Familien herrschenden Rollen und Regeln so flexibel, dass sie die Unterschiede zwischen den Familienmitgliedern berücksichtigen und bei Bedarf auch geändert werden können, um der persönlichen Weiterentwicklung einzelner Angehöriger gerecht zu werden. Während viele Familien sich flexibel an solche Veränderungen anpassen, verharren andere in starren Mustern, die oft von Generation zu Generation weitergegeben werden. Infolgedessen entwickeln diejenigen Familien, in denen starrere Muster vorherrschen, eher unausgesprochene und unflexible Regeln, die das Leben der Familienmitglieder einengen. Je besser wir diese Regeln verstehen und erkennen, welche Macht sie haben, umso leichter fällt es uns, den Teufelskreis aus Scham und Intoleranz zu durchbrechen.

Selbsterfahrung: Stereotypische Geschlechterrollen in Familien

Es gibt ein paar gängige traditionelle Geschlechterrollen, die Mädchen schon im Kleinkindalter beigebracht werden; und diese Mädchen werden von ihrem Umfeld dann so geformt, dass sie sich an diese Rollen anpassen und sie sogar bereitwillig akzeptieren. *(Ja, ob Sie es glauben oder nicht: So etwas gibt es immer noch!)*

Erinnern einige der unten beschriebenen Beispiele Sie an Rollen, die Sie früher in Ihrer Familie gespielt haben oder zu denen man Sie direkt oder indirekt ermutigt hat? Kreuzen Sie alle Rollen an, die Ihnen bekannt vorkommen:

- ☐ hilfloses kleines Mädchen
- ☐ ruhiges, braves Mädchen
- ☐ Betreuerin oder Unterstützungsperson für Eltern oder Geschwister
- ☐ nicht besonders intelligentes Mädchen
- ☐ schüchternes Mädchen
- ☐ im gesellschaftlichen Umgang unbeholfenes Mauerblümchen
- ☐ Sonstiges: ______________________________

Überschneidungen zwischen Geschlechterrolle und ADHS

Obwohl Geschlechterrollen und -erwartungen heute nicht mehr so direkt kommuniziert und überwacht werden wie noch vor ein paar Jahrzehnten, fühlen viele Frauen mit ADHS sich durch verinnerlichte Botschaften darüber, was es bedeutet, in ihren Familien und Gemeinden und in der Gesellschaft als Frau zu »genügen«, eingeengt und beschränkt. Diese impliziten Rollenerwartungen und Verbote können uns die Erfüllung unserer Bedürfnisse (zum Beispiel des Bedürfnisses nach Nachteilsausgleichen, sonstigen Erleichterungen oder einfach nur nach Verständnis und Unterstützung) erschweren; außerdem fällt es uns dadurch schwerer, unsere Ängste vor dem

Ausbruch aus solchen Konstrukten zu überwinden. Um ein befriedigendes, mutiges Leben führen zu können, müssen wir uns bewusst machen, inwiefern unsere ADHS-Erfahrungen sich mit unseren Erfahrungen mit unserem Geschlecht und den damit einhergehenden Regeln, Rollen und Erwartungen überschneiden.

So kann aus einer relativ einfachen Frage wie »Was kann ich jetzt tun, um besser mit meinem ADHS leben zu können?« leicht etwas ganz anderes werden, nämlich: »Was für Konsequenzen hat es, wenn ich um Hilfe bitte?« oder »Ich muss ganz allein mit meinem Problem klarkommen und eine gute Teamplayerin sein … Was ist, wenn sie mich für unfähig halten? Was ist, wenn sie wütend werden, weil ich eine Grenze setzen muss? … Dann werden sie den Eindruck gewinnen, dass ich wütend bin und Sonderwünsche habe. Ich sollte lieber nicht so viel Staub aufwirbeln.« Dadurch wird es für uns noch schwerer, um Hilfe zu bitten, Schwächen zu zeigen und unser Bedürfnis nach besonderen Hilfestellungen geltend zu machen, sofern dies für unsere Mitmenschen mit Unannehmlichkeiten verbunden sein könnte.

Um sich gegen diese Verbote wehren zu können, müssen Sie den Mut haben, sich aus einer Position innerer Stärke heraus zu behaupten – einer Perspektive, die der Verschiedenartigkeit aller Menschen gerecht wird. Und dazu müssen Sie das Risiko eingehen, gegen ein paar Regeln zu verstoßen.

Lernen, gegen die Regeln zu verstoßen

Die feministische Historikerin Laurel Thatcher Ulrich (1976) ist für den Ausspruch berühmt geworden: »Wohlerzogene Frauen schreiben nur selten Geschichte.« Der Prozess, unterdrückerische Lektionen zu verlernen und uns von schädlichen Narrativen zu befreien, eröffnet uns die Chance, gegen ein paar Regeln zu verstoßen; und dieser Verstoß beginnt damit, dass wir uns gegen unsere erlernten Vorstellungen davon wehren, wie eine Frau »sein sollte«.

Alexis' Geschichte:

Jetzt steuert sie ihr eigenes Schiff

Die 48-jährige Alexis stand vor ein paar spannenden Veränderungen. Eines Tages war sie es leid, in der Personalabteilung zu arbeiten, wo sie ihre besonderen Stärken und Leidenschaften nicht ausleben konnte, und beschloss, mit Unterstützung einer zuverlässigen Assistentin ein eigenes Beratungsunternehmen zu eröffnen. Alexis hatte schon jahrelang von diesem Schritt geträumt und war nun endlich an einem Punkt angelangt, an dem sie sich stark genug fühlte, ihn zu wagen.

Es gab nur eines, wovor sie sich fürchtete: ihren Freunden und ihrer Familie, vor denen sie diesen Traum jahrelang verheimlicht hatte, von ihrem Entschluss zu berichten. Nachdem sie sich mehrere Wochen lang darauf vorbereitet hatte, sich diesem gefürchteten Wendepunkt in ihrem Leben zu stellen, sah Alexis, als sie in ihre Therapiesitzung kam, erschöpft und niedergeschlagen aus – eine drastische Veränderung gegenüber der Vorwoche. Obwohl sie inzwischen mehr innere Stärke entwickelt und Klarheit darüber gewonnen hatte, was sie brauchte, brach Alexis in Tränen aus und erzählte ihrer Therapeutin von den überwältigenden Ängsten, Schamgefühlen und Zweifeln, die sie in der vergangenen Woche erlebt hatte, als sie anderen Menschen von ihrem großen, spannenden Traum berichten musste. Ihr seien dabei ständig all die Situationen im Kopf herumgegangen, in denen ihre Mitmenschen sie früher immer als egoistisch, zu emotional, leichtsinnig und herrschsüchtig bezeichnet hatten, wenn sie offen ihre Meinung sagte oder eigenständige Entscheidungen traf, die vom Verhalten der großen Masse der Menschen abwichen.

Schon von Kindesbeinen an hatte Alexis als sehr willensstarker Mensch gegolten. Sie sagte stets offen ihre Meinung und fand bei der Erledigung von Aufgaben oft kreative eigene Wege – eine Eigenschaft, die von ihren Familienmitgliedern und Lehrern nicht unbedingt immer geschätzt wurde. Alexis fühlte sich durch die ausgesprochenen und unausgesprochenen Regeln darüber, wie Mädchen sich verhalten »sollten«, beschämt und mundtot gemacht und befürchtete, ihr Umfeld mit ihrem beruflichen Neuanfang nur noch in diesen Narrativen zu bestätigen. Sie hatte Angst davor, dass ausgerechnet die Menschen, deren Unterstützung sie am dringendsten brauchte, sie als egoistisch, impulsiv und zu emotional wahrnehmen und sich dadurch womöglich in ihrem ursprünglichen Urteil über sie bestärkt fühlen würden.

Nachdem Alexis diese Identitätsverflechtungen mit ihrer Therapeutin durchgesprochen hatte und ihr klar geworden war, dass sich darin nicht nur verinnerlichte Botschaften über geschlechtsspezifisches Verhalten, sondern auch die Fehlwahrnehmung von ADHS-Symptomen vonseiten ihrer Mitmenschen widerspiegelten, konnte sie sich wieder auf ihre eigene innere Gewissheit besinnen. Als die Therapiesitzung zu Ende ging, fühlte Alexis sich in ihren tiefsten Überzeugungen bestätigt: dass sie nicht nur eine gute Entscheidung für sich selbst getroffen hatte (die sie auch anderen Menschen gegenüber vertreten konnte), sondern dass sie auch in der Lage und würdig war, ihr eigenes Schiff zu steuern.

Wir Frauen mit ADHS entscheiden uns nicht unbedingt aus freien Stücken für unser unkonventionelles Verhalten – wir haben einfach keine andere Wahl. Oft passen wir nicht in die traditionellen Geschlechter-Schubladen hinein, weil die Aufgaben, die Frauen traditionsgemäß zugewiesen werden, häufig umfangreiche exekutive Fähigkeiten erfordern – und das sind genau die Bereiche, in denen Frauen mit ADHS Probleme haben. Erschwerend kommt hinzu, dass ADHS-Patientinnen – wie sie oft sagen – nicht in der Lage sind, Menschen, deren Gehirn »normal« funktioniert, die ADHS-Erfahrung zu erklären – unabhängig von der Geschlechtsidentität. Diese Nonkonformität der Geschlechterrolle und die damit einhergehenden Probleme sind bei ADHS-Patientinnen, die der Trans- oder Queer-Gemeinschaft angehören (für die die Diskriminierung der Genderfluidität eine Bedrohung ihres Wohlergehens darstellt), wahrscheinlich noch ausgeprägter.

Zum Nachdenken: Auswirkungen von Geschlechterrollen

Was haben Sie in Beziehungen, in denen ein traditionelles Geschlechterverhalten erwartet wurde, darüber gelernt, um Hilfe zu bitten und die Erfüllung Ihrer Bedürfnisse durchzusetzen?

Selbsterfahrung: Geschlechtsspezifische Regeln

Wir alle erhalten Botschaften über bestimmte Regeln, die das Verhalten von Frauen vorschreiben und kontrollieren. Diese Regeln und die damit implizit einhergehenden Konsequenzen stehen uns oft im Weg, wenn wir um Hilfe bitten oder anderweitig versuchen möchten, Unterstützung für die ADHS-typischen Bedürfnisse unseres Gehirns zu finden.

Kommt Ihnen eine der folgenden Regeln bekannt vor?

- ☐ Mach nicht so viel Aufhebens von dir.

- ☐ Sei nett.
- ☐ Sei zuvorkommend.
- ☐ Bitte nicht um besondere Gefälligkeiten.
- ☐ Bitte nicht um spezielle Privilegien, beispielsweise um Hilfestellungen oder eine besondere Unterbringung.
- ☐ Verhalte dich nicht so, als würdest du dich für etwas Besonderes halten.
- ☐ Fall nicht auf.
- ☐ Sonstiges: ______

Debs Geschichte:

Regeln, Rollen und Traditionen

Debs Eltern waren in der kleinen Gemeinde, in der Deb aufwuchs, sehr angesehen. Ihre Mutter war Lehrerin und ein echter Stützpfeiler ihres Schulbezirks – stets aktiv, kontaktfreudig, gut organisiert und in Topform. Sie fügte sich gut in den Kreis der anderen Mütter ihrer Gemeinde ein und veranstaltete regelmäßig gesellige Zusammenkünfte mit allem Drum und Dran: hübscher Tischdekoration, Kuchen und Keksen. Deb weiß noch, dass sie in ihrer Kindheit gern »Küche« und »Gastgeberin« gespielt hatte; und nun, als Erwachsene, wollte sie der geselligen Art und der routinierten Haushaltsführung ihrer Mutter, bei der alle Handgriffe genau aufeinander abgestimmt zu sein schienen, nur allzu gern nacheifern; doch irgendwie gelang ihr das nie so richtig.

Debs Vater war selten zu Hause; und wenn er doch einmal da war, konnte Deb keinen richtigen Kontakt zu ihm finden, da sie die unausgesprochene Regel kannte, »Papa nicht noch mehr zu stressen«. Sie hatte nie das Gefühl, ihre wahren Gedanken und Gefühle oder die Höhen und Tiefen ihres Lebens mit ihrem Vater teilen zu können; und sie hatte auch immer den Eindruck, der Bemühungen ihrer Eltern niemals richtig würdig zu sein. Sie hatte so große Angst, die Eltern zu enttäuschen, dass sie ihre Probleme oft vor ihnen verbarg, um sie glücklich und stolz zu machen – und keinen Ärger zu verursachen.

So lernte Deb schon in ihrer Kindheit, dass Frauen nett sein und nicht zu viel Aufhebens von sich machen sollten. Wenn sie tatsächlich einmal den Mut fand, um Hilfe zu bitten oder ihre Meinung zu sagen, spürte sie, dass ihren Mitmenschen das unangenehm war. Deb hatte das Gefühl, anderen eine Last zu sein, wenn sie um Unterstützung bat, da ihre besonderen Bedürfnisse und Probleme immer schnell als unwichtig abgetan wurden. Sie hatte den Eindruck, die Leute nur zu verärgern, wenn sie es wagte, ihre Meinung zu sagen oder womöglich gar jemandem zu widersprechen.

Später, als Deb selbst als Ehefrau und Mutter in einer wohlhabenden Gemeinde lebte, war sie von Frauen umgeben, die genauso waren wie ihre Mutter: perfekt organisierte, aktive Ehefrauen, die nie zu spät kamen, teure Yogahosen trugen, moralisch unanfechtbare Erziehungsmethoden zu praktizieren schienen und sich perfekt an eng getaktete Zeitpläne hielten (was für eine Frau mit ADHS ganz schön schwierig ist!). Wenn Deb ihre Fähigkeiten und Probleme mit denen der Frauen in ihrem Umfeld verglich, kam sie sich ziemlich minderwertig vor. Und obwohl sie die Leistungen dieser Frauen manchmal idealisierte, wusste sie doch, dass sie – selbst wenn sie die Dinge nüchtern und unemotional betrachtete – doch ziemlich anders war und ein paar gravierende Probleme hatte, die andere Menschen nicht kannten und auch nicht nachvollziehen konnten. Es lag auf der Hand, dass sie unter den Hausfrauen und Müttern in ihrer Gegend eine »Außenseiterin« war.

Durch den Versuch, ihre Probleme zu verheimlichen, um »als normal zu gelten« und mit den impliziten Rollen und ungeschriebenen Gesetzen in ihrer Gemeinde mithalten zu können, fühlte Deb sich ständig überfordert und erschöpft – ganz zu schweigen davon, dass sie in dieser Rolle überhaupt nicht authentisch war. Immer wenn sie nicht »normal« wirken konnte, weil die Probleme ihres ADHS-Gehirns das einfach nicht zuließen, kapselte Deb sich von ihren Mitmenschen ab, damit die Frauen, die sie insgeheim bewunderte, nicht merkten, dass sie den impliziten Maßstäben für Frauen in ihrer Gemeinde nicht gerecht werden konnte.

Da Deb in einem Elternhaus aufgewachsen war, in dem die Frauen für die Aufrechterhaltung von Beziehungen und Ritualen in der Familie verantwortlich waren – und diese Aufgabe auch hervorragend meisterten –, fühlte sie sich um die Weihnachtszeit herum immer besonders stark unter Druck gesetzt und deprimiert. Sie hatte ein paar Regeln und ungeschriebene Gesetze verinnerlicht, deren Einhaltung ihr aufgrund ihrer Defizite im Bereich der exekutiven Fähigkeiten extrem schwerfiel; und das war eine zusätzliche emotionale Belastung für sie. Außerdem stand sie immer noch unter dem Druck des uralten Gesetzes ihrer Herkunftsfamilie, dass es unangemessen und egoistisch sei, offen seine Meinung zu sagen, weil das »Ärger verursachen könnte«.

Deb war fest davon überzeugt, dass ihre Rolle als »für die Fortführung der Familientraditionen verantwortliche Person« nicht verhandelbar war, und weigerte sich daher, eine Änderung dieser Rituale vorzuschlagen – auch wenn die Erfüllung dieser Aufgabe sie noch so große Anstrengung kostete. Denn sie befürchtete, ihre Familie zu enttäuschen, wenn sie um Hilfe bat und Grenzen setzte, um sich ihre eigenen Bedürfnisse erfüllen zu können; letztendlich – so glaubte sie – würde das einen zu tiefen Graben zwischen sich und ihren Familienangehörigen aufreißen. Diese verinnerlichten Rollen, Regeln und Ängste in Bezug auf Familientraditionen und Idealvorstellungen von »typisch weiblichem« Verhalten führten häufig zu Spannungen, Stress und Ressentiments, was die Situation noch mehr verschlimmerte und Deb oft in Angstzustände und Depressionen stürzte. Sie fühlte sich durch Botschaften in die Enge getrieben, die sie ein Leben lang verinnerlicht hatte, und wusste nicht, wie sie sich durch das Netz dieser Botschaften hindurchmanövrieren oder mit ihrer Familie darüber verhandeln sollte.

Zum Nachdenken: **Debs Geschichte**

Können Sie sich mit einigen der impliziten oder beobachteten Botschaften über Geschlechterrollen, Geschlechterregeln oder Rituale identifizieren, die Deb im Lauf ihres Lebens verinnerlicht hat? Welche Auswirkungen haben diese Botschaften auf Sie?

Aus der Schablone alter Narrative ausbrechen

Unabhängig von ihrer politischen Ausrichtung haben wohl die meisten Frauen schon einmal so etwas Ähnliches zu hören bekommen wie die Aussage des Mehrheitsführers im Senat, Mitch McConnell, gegenüber Senatorin Elizabeth Warren im Jahr 2017, die sehr schnell viral ging. McConnell, der mit Warrens Entscheidung, die Tradition zu umgehen und im Senat das Wort zu ergreifen, nicht einverstanden war, gab eine der schärfsten öffentlichen Erklärungen ab, die man seit Langem gehört hatte: »Sie wurde gewarnt. Und zwar klar und deutlich. Trotzdem hat sie darauf bestanden.« Dieser Vorfall ist ein drastisches Beispiel dafür, dass Frauen auf Ablehnung stoßen, wenn sie gegen den Strom schwimmen. Wohlgemerkt: Dabei wurde nicht etwa Warrens politische Einstellung oder der Inhalt ihrer Rede gerügt, sondern ihre Abweichung von der Tradition – die Tatsache, dass sie überhaupt ihre Stimme erhob. Als Frauen mit ADHS, die sich gerade in einem Prozess der Entflechtung unserer Identität von unseren ADHS-Problemen befinden, sind wir ständig dazu aufgerufen, uns gegen alte Narrative und widrige Umstände zu behaupten.

Wenn wir in bestimmten zwischenmenschlichen Beziehungen – in einem Umfeld, das sich auf von Geschlechterrollen geprägte Traditionen stützt – mit gehirnbedingten Problemen zu kämpfen haben oder wenn wir versuchen, Aufgaben zu übernehmen, die traditionsgemäß Frauen zugewiesen werden (Weihnachtskarten verschicken, einen Auflauf für eine kranke Nachbarin zubereiten, den Haushalt organisieren und so weiter), fällt es uns oft sehr schwer, unsere speziellen Probleme und Bedürfnisse in Worte zu fassen. Dann kann es passieren, dass wir uns wortreich für unsere Unzulänglichkeit entschuldigen, dass wir Bitten um Gefälligkeiten nachkommen, die wir in Wirklichkeit gar nicht erfüllen können oder wollen, oder auf andere Weise die Tatsache zu kompensieren versuchen, dass wir nicht in die Gesellschaft hineinpassen und uns nicht neurotypisch verhalten können.

Vielleicht fühlen Sie sich an unausgesprochene Verbote und Erwartungen gebunden, die Ihr Gefühl von Autonomie und Handlungsfähigkeit noch mehr bedrohen und die Sie in Zeiten, in denen Sie sich am dringendsten durchsetzen müssten, mundtot machen.

Implizite Konsequenzen beim Verstoß gegen Erwartungen

Neben den ausgesprochenen und unausgesprochenen Regeln, Erwartungen und Botschaften darüber, welches Verhalten innerhalb einer Gruppe am liebsten gesehen wird, bekommen wir natürlich auch mit, welche Konsequenzen uns drohen, wenn wir uns nicht an diese Regeln halten. Diese impliziten Drohungen können sich in einem Tonfall, Blick, Satz oder Verhalten äußern, womit uns die Botschaft vermittelt wird: »Du gehst zu weit. Mach einen Rückzieher. Kehre zum Status quo zurück. Brich nicht aus der Schablone des Althergebrachten aus.« Diese Konsequenzen implizieren normalerweise, dass das Wohl der Gruppe oder der Beziehung in irgendeiner Weise gefährdet ist, wenn wir uns nicht konform verhalten. Wir befürchten, geächtet, verurteilt und isoliert zu werden, wenn wir unsere Meinung sagen oder in irgendeiner Form aus der Reihe tanzen.

Oft widerstrebt es uns genauso, unsere Stärken oder besonderen Leistungen und Fähigkeiten zu zeigen, wie wir Angst davor haben, offen und ehrlich zu unseren Schwierigkeiten zu stehen. Denn bei den oben erwähnten ausgesprochenen oder unausgesprochenen Verboten geht es einfach nur darum, zu zeigen, dass man *anders* ist – egal ob es sich dabei um besondere Probleme oder besondere Begabungen handelt. Eine gefürchtete Konsequenz solchen abweichenden Verhaltens kann darin bestehen, dass man subtile Botschaften erhält, zum Beispiel: »Hältst du dich etwa für etwas Besseres?«

Zum Nachdenken: Zwang zum Konformismus

Erinnern Sie sich noch an subtile Verbote, die es Ihnen erschwert haben, Ihre besonderen Stärken oder Begabungen zu zeigen oder sich auf positive Weise von Ihrer Gruppe abzuheben? Wie könnte sich das auf Sie ausgewirkt haben?

Tammys Geschichte:

Du bist aber ganz schön von dir eingenommen!

Tammy ist sehr intelligent, hatte aber aufgrund ihrer ADHS, die gerade erst diagnostiziert worden war, beruflich nicht so viel erreicht, wie sie eigentlich wollte. Mit zusätzlicher Unterstützung und Intervention nach ihrer Diagnose begann Tammy nun, ihren Traum von einem eigenen Unternehmen zu verfolgen. Sie ließ sich neue Visitenkarten drucken und eine Website erstellen. Außerdem wollte sie sich sonntags von nun an immer ein bisschen Zeit nehmen, um an ihrem spannenden neuen Vorhaben zu arbeiten.

Das Problem war jedoch, dass jeden Sonntag ihre Brüder und Schwägerinnen zu Besuch kamen. Die Frauen schauten sich dann immer ihre Lieblings-Reality-Show im Fernsehen an, lachten und hatten Spaß. Aber diese Sonntage waren die einzige Zeit, die Tammy für sich hatte; außerdem fiel es ihr schwer, während einer ganzen Fernsehsendung still zu sitzen.

Tammy hatte nicht nur das Gefühl, den anderen ihr Bedürfnis nach Zeit und Freiraum nicht offen und ehrlich vermitteln zu können, sondern befürchtete auch, dass ihre Familienmitglieder sich über ihre neuen Ambitionen und Ideen lustig machen könnten, wenn sie ihnen davon erzählte. Schließlich hatten sie sie auch als Kind schon oft wegen ihrer ausgefallenen Ideen verspottet.

Statt effektiv zu kommunizieren und auf den nötigen Freiraum für die Gründung ihres Geschäfts zu pochen, scheute Tammy davor zurück; und daher fühlte sie sich an diesen Besuchssonntagen immer unwohler. Sie versuchte, das Geheimnis ihres spannenden neuen Geschäfts und den Gedanken, dass sie jetzt eigentlich viel lieber woanders wäre, vor ihren Brüdern und Schwägerinnen zu verbergen; doch gleichzeitig stieg ein wachsender Groll in ihr auf. Und so konnte Tammy dieses familiäre Zusammensein nicht so genießen, wie sie es sich eigentlich gewünscht hätte – kam aber andererseits auch nicht dazu, das zu tun, was ihr am Herzen lag. Sie hatte das Gefühl, diese neuen Seiten ihrer Persönlichkeit vor ihren Mitmenschen verheimlichen zu müssen. Denn Tammy hatte Angst davor, aus der Familientradition auszubrechen und sich Bemerkungen wie »Du bist aber ganz schön von dir eingenommen!« anhören zu müssen, die sie noch von früher her kannte. Die Erinnerungen an diese alten Botschaften waren ein Hindernis für den Einstieg in ihr neues Leben.

Da Frauen von Kindheit an darauf geprägt werden, zwischenmenschliche Beziehungen zu pflegen, sind wir besonders anfällig für wahrgenommene Bedrohungen der Beziehungen, in denen wir einen Sinn sehen oder die uns innerlich aufbauen. Und doch sind wir als Frauen mit ADHS oft gezwungen, Aufgaben auf andere Weise anzugehen, weil unser Gehirn nun mal nicht immer für uns da ist, wenn wir es brauchen. Für Frauen mit ADHS ist es noch schwieriger, dem Goldstandard des »Superfrauen-Image« (Eichenbaum und Orbach, 1987) gerecht zu werden als für andere Frauen (für die das häufig aber vielleicht ebenfalls ein Ding der Unmöglichkeit ist). Als Frauen mit ADHS haben wir wahrscheinlich auch ganz spezielle Bedürfnisse nach Unterstützung; und es ist gar nicht immer so einfach, um etwas zu bitten, da dieser Akt des Bittens von anderen Menschen als Alarmsignal empfunden werden kann. Manchmal ist der Akt des Bittens sogar noch beängstigender und problematischer als das, worum wir bitten – vor allem, wenn wir in einem System leben oder arbeiten, in dem Frauen, die auf die Erfüllung ihrer Bedürfnisse pochen, als bedrohlich oder wehleidig wahrgenommen werden.

Selbsterfahrung: **Welchen Preis kostet es Sie, zu Ihrem Anderssein zu stehen?**

Ist es Ihnen schon einmal schwergefallen, zu zeigen, dass Sie anders sind als andere Menschen? Kreuzen Sie alle Erlebnisse und Erfahrungen an, die Ihnen in dieser Hinsicht bekannt vorkommen.

- ☐ Haben Sie sich gescheut, in Situationen, die für Sie als ADHS-Patientin schwierig sind, um Hilfe oder Unterstützung zu bitten? (Man wird mich für eingebildet halten oder glauben, dass ich zu viele Sonderwünsche habe. Oder die Leute werden denken, dass ich mich für »etwas Besonderes« halte, und mich deswegen ablehnen!)
- ☐ Haben Sie schon einmal davon Abstand genommen, um besondere Erleichterungen zu bitten – zum Beispiel um flexible Arbeitszeiten oder darum, in einen ruhigeren Bereich des Büros wechseln oder Ihre Tür während der Arbeit schließen zu dürfen –, obwohl Sie wissen, dass Sie mithilfe solcher Erleichterungen eine viel engagiertere und effizientere Mitarbeiterin sein könnten? (Ich möchte nicht unfreundlich wirken! Ich bin doch ein netter Mensch! Bestimmt schneide ich dann bei meiner nächsten Leistungsbewertung schlecht ab. Niemand wird mich mehr näher kennenlernen wollen, wenn ich mich so verhalte.)
- ☐ Wollten Sie schon einmal um mehr Unterstützungspersonal an Ihrem Arbeitsplatz bitten oder Ihrem Partner vorschlagen, eine Haushaltshilfe zu engagieren, haben es aus Angst vor einer negativen Reaktion aber dann doch nicht getan? (Ich weiß schon, was dann kommt. Sie werden sagen: »Ist das dein Ernst? Es gibt doch wirklich wichtigere Dinge, für die man Geld ausgeben kann!«)
- ☐ Haben Sie schon mal eine Party veranstaltet und die Gäste gebeten, selbst ein Gericht dazu mitzubringen (weil Sie zwar gerne Gäste bewirten, Kochen aber nicht so Ihr Ding ist), und sind damit auf Ablehnung gestoßen? (Ich möchte nicht, dass die Leute dann sagen: »Das ist doch nicht so schwierig! Bereite doch einfach irgendetwas im Schongarer zu. Kochen ist wirklich kein Hexenwerk.«)
- ☐ Haben Sie schon mal eine zu einfache, indirekt abwertende Antwort erhalten, wenn Sie jemandem erzählten, wie überfordert Sie sich bei Polterabenden oder Babypartys immer fühlen? (Ich habe furchtbare Angst davor, zu hören: »Das wird

ein Riesenspaß! Entspann dich doch einfach! Hast du schon mal in die Wunschliste geschaut? Die guten Geschenkideen sind schon fast alle weg!« So etwas ist für mich ein Albtraum!)

☐ Haben Sie sich schon einmal Gedanken darüber gemacht, wie Ihre Freunde reagieren würden, wenn Sie sie zu einem geselligen Beisammensein in einem ruhigen Restaurant einladen würden, statt diese obligatorischen Treffen bei sich zu Hause zu veranstalten? (Ich weiß ja, dass ich jetzt eigentlich mit dem Einladen »dran« bin. Ich höre schon förmlich, wie sie mir vorwerfen: »Alle anderen haben schon ein gemeinsames Abendessen bei sich zu Hause veranstaltet!« Grrr ...!)

Zum Nachdenken:
Welchen Preis kostet es Sie, zu Ihrem Anderssein zu stehen?

Wie haben Situationen wie die oben beschriebenen sich darauf ausgewirkt, auf welche Weise Sie Ihre Andersartigkeit und Ihre Bedürfnisse verbergen oder zum Ausdruck bringen?

WAS HABEN SIE AUS DIESEM KAPITEL GELERNT?

- Eine der häufigsten und schädlichsten Bewältigungsstrategien, zu denen Frauen mit ADHS greifen, um sich selbst zu schützen, ist das Versteckspiel.
- Oberflächlich betrachtet, können Sie mithilfe dieser Strategie zwar unangenehmen Gefühlen und Konflikten aus dem Weg gehen und Ihre Verletzlichkeit vor anderen Menschen verbergen; aber Sie halten dadurch auch vieles von dem unter Verschluss, was Sie sind und was Sie der Welt zu bieten haben.
- Das Versteckspiel holt Sie aus Ihrem Leben heraus.
- Geschlechterrollen, -regeln und -erwartungen verschlimmern diese Situation nur noch mehr, denn sie erschweren es Frauen mit ADHS, ihre Stimme zu erheben, sich Raum zu verschaffen und zu ihren ganz besonderen Bedürfnissen, Vorlieben, Ideen und Stärken zu stehen, ohne sich dafür zu entschuldigen.
- Letztendlich bringen Sie sich durch Ihr Versteckspiel selbst zum Schweigen. Dadurch wird es noch schwerer für Sie, Ihr Leben so zu gestalten, dass es Sie bei der Bewältigung Ihrer ADHS-Probleme unterstützt und dass Sie Ihre besonderen Stärken zur Geltung bringen können.

Teil II

Stellen Sie Ihr Licht nicht unter den Scheffel!

»Die meisten Schatten in diesem Leben entstehen dadurch, dass wir unserer eigenen Sonne im Weg stehen.«

Ralph Waldo Emerson

Wie Emerson in diesem Zitat so treffend beschrieben hat, besteht das größte Hindernis, das wir auf dem Weg zu einer Veränderung überwinden müssen, in der Angst vor unserem eigenen Licht. Emerson spricht von Zeiten der Not und Düsternis, zu denen wir selbst einen Beitrag leisten oder die wir vielleicht sogar selbst verursachen, indem wir uns dem Recht widersetzen, unser Licht in der Welt erstrahlen zu lassen.

Wir Frauen mit ADHS müssen also zuerst einmal den Mut haben, uns ein helleres, beglückenderes Leben vorzustellen als das, das wir bisher hatten; als Nächstes können wir dann die ersten Schritte auf diesem Weg wagen. Doch um das tun zu können, müssen wir uns überlegen, was wir wirklich wollen; wir müssen der Welt mehr davon zeigen, wer wir sind und mit welchen Menschen wir in Kontakt treten möchten, und auch offen eingestehen, von welchen Leuten wir uns vielleicht lieber distanzieren wollen. Durch diesen Prozess können Barrieren in unserem Inneren entstehen, weil er dem widerspricht, was wir als Mädchen gelernt haben: nämlich, dass man von Frauen ein entgegenkommendes Verhalten erwartet.

Frauen mit ADHS leiden während dieser Etappe ihrer Reise oft unter Ängsten und inneren und äußeren Widerständen. Deshalb will dieser Teil unseres Buches Ihnen dabei helfen, die Brücke zu überqueren, die Sie in ein neues Land führen wird – ein Land, in dem es Ihnen endlich gelingt, aus Ihrem eigenen Schatten herauszutreten und den Weg einzuschlagen, der für Sie der richtige ist.

Jetzt ist es an der Zeit, eine ganz neue Vision Ihrer selbst ins Auge zu fassen und eine neue Version Ihres Lebens als Frau mit ADHS auszuprobieren. Lassen Sie uns also weitermachen – und zwar in *hellem* Glanz und strahlender Laune!

Kapitel 5

Machen Sie sich auf ein helleres, glücklicheres Leben gefasst

Das Spiel mit verschiedenen Möglichkeiten

Die berühmte Buchautorin Marianne Williamson, die viele inspirierende spirituelle Bücher geschrieben hat, bringt in *A Return to Love* [*Rückkehr zur Liebe*] ähnliche Gefühle zum Ausdruck wie Emerson in seinem eingangs zitierten Ausspruch: »Unsere größte Angst besteht nicht darin, unzulänglich zu sein, sondern unendlich viel Macht zu haben«, schreibt Williamson. »Nicht unsere Dunkelheit, sondern unser Licht ängstigt uns am meisten.« (1996, S. 190).

Dieses Zitat hat für die Reise, auf der Sie sich als Frau mit ADHS befinden, eine ganz besondere Aussagekraft. Wie die meisten Menschen fühlen Sie sich vielleicht unwohl, schlecht vorbereitet und überfordert, wenn sich die Wolken verziehen und neue Chancen oder ein Gefühl sonniger Wärme in Ihr Leben treten.

Schon allein die Vorstellung, dass die Sonne auf Sie herabscheint, fühlt sich vielleicht zu fremd und zu hell an, wenn Sie es bisher gewohnt waren, den Kopf einzuziehen und einfach nur mit knapper Not zu überleben, während Sie sich mit dem ständig wechselnden Wetter Ihres atypischen Gehirns und dem Wechselbad Ihrer Gefühle herumschlagen mussten. Inneres Wachstum, Veränderung und das Wagnis, in Ihr eigenes Licht einzutreten, werden sich für Sie dann vielleicht völlig unglaubwürdig oder womöglich sogar verantwortungslos anfühlen. Wenn Sie nicht auf den unerwarteten Lichtschein vorbereitet sind, der dann in Ihr Leben tritt, könnte Ihr erster Impuls darin bestehen, sich abzuwenden oder sich die Augen zuzuhalten. Vielleicht ziehen Sie sich dann auch in Ihr Inneres – Ihr Schneckenhaus – zurück.

An diesem Punkt Ihrer Reise fühlt sich der Rückzug in die Dunkelheit des Versteckspielens für Sie aber dann wahrscheinlich nicht mehr so sicher und auch nicht so erträglich an wie früher. Daher werden Sie nun hoffentlich Ihre Pläne ändern. Statt sich zurückzuziehen, können Sie sich diesmal vielleicht ein bisschen besser auf die neuen Gegebenheiten einstellen; Sie könnten sich zum Beispiel Sonnencreme und einen Sonnenhut schnappen und nach draußen gehen, um ein warmes Sonnenbad zu nehmen.

Wir möchten Ihnen klarmachen, dass der Gedanke an die Möglichkeit, ihr Licht nicht mehr unter den Scheffel zu stellen, bei den meisten Frauen – ob mit oder ohne ADHS – Ängste und Zweifel auslösen kann. Veränderungen machen uns nun einmal Angst – nicht nur im Hinblick auf uns selbst und auf das, was in unserem Leben vielleicht gerade vor sich geht, sondern auch im Hinblick darauf, wie andere Menschen auf diese Veränderung reagieren könnten. Das ist ein völlig normaler und erwartbarer Teil dieses Prozesses – ein unvermeidlicher und notwendiger Begleitumstand jeder inneren Wandlung. Denken Sie daran, dass nicht nur *Sie* sich verändern! Auch die Menschen in Ihrem Umfeld müssen sich an Ihre Veränderung anpassen, und das wird einige Zeit und Ausdauer erfordern. Haben Sie Geduld mit diesem Prozess!

Aufgrund Ihrer ADHS haben Ihnen schon immer Teile des Puzzles gefehlt, die das Gesamtbild Ihrer selbst ausmachen. Nun sollten Sie darüber nachdenken, ein neues Selbstbild zu konstruieren, das die fehlenden Teile einfügt oder das Bild korrigiert, vollständiger und zutreffender macht, nachdem es jahrelang verzerrt war und entmutigend auf Sie gewirkt hat. Dieses vollständigere und genauere Bild von Ihnen und Ihren Möglichkeiten muss alle Aspekte Ihrer Persönlichkeit umfassen: Ihre Stärken und Schwierigkeiten, Ihre Interessen, Ihr Bedürfnis nach Unterstützung, Ihre Ressourcen und vor allem die dauerhaften Charaktereigenschaften, auf die Sie sich verlassen können.

Menschen, die unter ADHS-typischen Problemen und Schwächen leiden, sind sich ihrer Schwierigkeiten normalerweise sehr deutlich bewusst.

Doch die natürlichen, dauerhaften Eigenschaften, die zum Kern unseres Wesens gehören, übersehen wir oft, weil wir sie für »nichts Besonderes« oder »einfach nur einen Teil der eigenen Persönlichkeit« halten. Es kann leicht passieren, dass unsere ADHS-Symptome und -Erfahrungen unser Selbstbild völlig beherrschen – dass wir unsere Stärken und die zu unserem Wesenskern gehörenden Charaktereigenschaften als selbstverständlich hinnehmen; und wenn wir diese dauerhaften Eigenschaften übersehen, haben wir keine Chance, etwas darauf aufzubauen. Dann können wir kein Gefühl dafür entwickeln, dass wir auf diese elementaren Aspekte unserer Persönlichkeit zählen können, wenn wir sie am dringendsten brauchen.

Neue Träume ausprobieren

In dieser Phase unserer Reise in unser eigenes Licht geht es darum, neue Ideen, Geschichten und Visionen auszuprobieren, so wie Sie vielleicht mit neuen Kleidungsstilen herumexperimentieren: einfach aus Experimentierfreudigkeit und in dem beruhigenden Wissen, damit vorläufig noch keine feste Verpflichtung einzugehen. Vielleicht werden Sie die meisten Kleidungsstücke, die Sie anprobieren, lachend wieder beiseitelegen; doch wenn Sie sich auf diesen Prozess einlassen und für alle Möglichkeiten offen bleiben, finden Sie vielleicht sogar ein paar neue Outfits, die Ihr jetziges Ich genau widerspiegeln.

Lassen Sie sich im selben Geist verspielter Experimentierfreudigkeit darauf ein, einige Ihrer alten Träume aus der Versenkung hervorzuholen, um zu sehen, wie gut sie noch zu Ihnen passen. Entscheiden Sie, was geändert, verworfen oder aktualisiert werden muss – und was Sie vielleicht in den Schrank zurückhängen müssen, weil es für immer und ewig eine geliebte, aber unrealisierbare Fantasie bleiben wird. Verspieltheit ist der Schlüssel zum Erfolg, wenn es darum geht, Ihren inneren Widerstand gegen Ihr sich immer mehr ausweitendes Narrativ zu überwinden und sich aus der Deckung Ihrer inneren Verteidigungsmauern herauszuwagen.

Analysieren Sie Ihre Hoffnungen und Träume

Um Ihre alten Träume zu aktualisieren, sollten Sie zunächst einmal herausfinden, welcher Art diese Träume sind und welche Beziehung Sie zu Ihren verschiedenen Träumen haben: zu demjenigen, der Ihnen am meisten am Herzen liegt, zu demjenigen, den Sie am entschiedensten von der Hand weisen, oder zu demjenigen, den Sie vielleicht noch gar nicht entdeckt haben. Die meisten von uns hatten schon in ihrer Kindheit Träume. Manchmal waren das Fantasien, die von Superhelden oder unseren Eltern, von einem Lieblingslehrer oder einer Lieblingstante handelten – oder einfach davon, was wir im Fernsehen sahen. Bei manchen von uns ging es in diesen kindlichen Träumen aber auch um die Entdeckung echter Talente oder Leidenschaften; und vielleicht haben wir heimlich auf die Erfüllung dieser Visionen gehofft oder davon geträumt. Andere mussten ihre Träume schon in der Kindheit oder Jugend beiseiteschieben, weil schwere Lebensumstände ihnen nicht das Privileg boten oder den Luxus erlaubten, sie zu verfolgen. Und wieder andere haben sich vielleicht so sehr in den Details ihres täglichen Lebens verloren, dass ihre Träume und Hoffnungen schließlich unter unzähligen Alltäglichkeiten begraben wurden.

Junge Erwachsene mit ADHS fühlen sich häufig verloren, entmutigt und völlig unsicher darüber, wie sie die Verwirklichung ihrer (oder irgendeiner) Zukunftsvision angehen sollen. Viele wissen nicht, wo sie damit anfangen sollen, oder es fällt ihnen schwer, herauszufinden, worin ihre Träume, Leidenschaften und Interessen überhaupt bestehen.

Eine Klientin namens Jennifer schrieb uns:

> »Für mich geht es nicht nur darum, dass ich mich nicht gut organisieren kann, sondern um das Gefühl, dass ich nicht das Recht habe, zu träumen und zu hoffen.«

Diese Aussage veranschaulicht das bei Frauen mit ADHS so weit verbreitete verhängnisvolle Phänomen der verlorenen Hoffnungen und Träume. Und dieser Verlust kann unseren Lebensmut und unsere Lebensfreude, unser Gefühl von Lebendigkeit und Vitalität langsam, aber sicher zum Ersterben bringen. Einen Sinn und ein Ziel im Leben zu haben, ist etwas sehr Wichtiges, das uns antreibt und gegen Hoffnungslosigkeit hilft. Daher ist die Entdeckung eines Gefühls der Sinnhaftigkeit – die Fähigkeit, einen Sinn in unseren Lebenserfahrungen zu erkennen – für eine erfolgreiche Behandlung erwachsener Menschen mit ADHS sehr wichtig.

Die Wirksamkeit der Behandlung lässt sich nicht nur daran messen, ob die Patientin inzwischen pünktlicher ist oder ob die Stapel in ihrer Wohnung kleiner geworden sind. Diese strategische Hilfestellung bei der Bewältigung spezifischer ADHS-Symptome und -Probleme ist zwar notwendig; aber eine umfassende ADHS-Therapie muss sich auch mit anderen, grundlegenderen Fragen beschäftigen, zum Beispiel: »Fange ich allmählich an, mich selbst als authentischer und mein Leben als sinnvoller zu empfinden; gelingt es mir, die Hoffnungen und Träume zu verwirklichen, die mir ein Gefühl des Lebendigseins geben?«

Faszinierende Visionen und das Gefühl der Sinnhaftigkeit wirken anregend und aktivierend auf uns. Das ist gerade für Erwachsene mit ADHS, deren Gehirn sich nach anregendem Input sehnt und diesen auch dringend braucht, besonders wichtig. Wir müssen herausfinden, was unserem Leben Sinn und Bedeutung und uns selbst eine Richtung für die Zukunft gibt. Das sind nicht einfach nur leere Wohlfühlfaktoren – zu entdecken, was uns innerlich aufbaut und beflügelt, ist eine unerlässliche Voraussetzung für die Regulation unseres ADHS-Gehirns.

Faszinierende Visionen und das Gefühl der Sinnhaftigkeit wirken anregend und aktivierend auf uns. Das ist gerade für Erwachsene mit ADHS, deren Gehirn sich nach anregendem Input sehnt und diesen auch dringend braucht, besonders wichtig. Wir müssen herausfinden, was unserem Leben Sinn und Bedeutung und uns selbst eine Richtung für die Zukunft gibt. Das sind nicht einfach nur leere Wohlfühlfaktoren – zu entdecken, was uns innerlich aufbaut und beflügelt, ist eine unerlässliche Voraussetzung für die Regulation unseres ADHS-Gehirns.

Vier verschiedene Arten von Träumen

Wenn Sie an Ihre ersten Kindheitsträume zurückdenken, werden Sie vielleicht feststellen, dass Sie einige davon gern aus dem Regal nehmen und abstauben würden, während Sie andere als Schätze betrachten, die Sie für immer in einer Truhe mit besonders lieb gewordenen Erinnerungen aufbewahren möchten. Unabhängig davon, was für eine Beziehung Sie zu Ihren Kindheitsträumen haben, ist es wichtig, herauszufinden, inwieweit diese Träume jetzt noch zu Ihnen passen, damit Sie überlegen können, was Sie damit machen wollen.

Denken Sie einmal daran, was passiert, wenn Sie die Kleidungsstücke in Ihrem Schrank durchgehen (eine Aufgabe, die ADHS-Patienten ganz besonders schwerfällt). Vielleicht fühlen Sie sich bei dem Gedanken, diese ganze alte Garderobe durchzusehen und auszumisten, erst mal überfordert. Einige Stücke wirken vielleicht entmutigend auf Sie, weil sie Ihnen nicht mehr passen, während Sie bei anderen mit nostalgischen Gefühlen an eine frühere Lebensphase zurückdenken, die Sie noch in besonders lieber Erinnerung haben. Wieder andere Kleidungsstücke, auf die Sie bei dieser Ausmist-Aktion stoßen, überraschen Sie vielleicht, weil sie ganz hinten im Schrank lagen und Sie sie inzwischen schon völlig vergessen hatten. Wenn Sie ein bisschen genauer hinschauen, wird Ihnen klar, wie Sie diese Kleider verändern und aktualisieren könnten, damit sie in der jetzigen Phase Ihres Lebens wieder zu Ihnen passen. Und vielleicht stellen Sie auch fest, dass es viele Kleidungsstücke gibt, von denen Sie sich lieber trennen möchten. Auch wenn das Ausmisten anfangs eine aufreibende Aufgabe für Sie war, werden Sie sich am Ende dieses Entdeckungs- und Sortierprozesses wahrscheinlich leichter, freier und entspannter fühlen.

Genauso, wie man seine Garderobe auf den neuesten Stand bringt, können Sie auch Ihre alten Träume durchgehen und in vier mentale Kisten einsortieren:

- aufheben, aber verändern
- auf den neuesten Stand bringen
- … was habe ich mir nur dabei gedacht?!
- wegwerfen und etwas ganz Neues anfangen

Aufbewahren, aber verändern

Wenn wir alte Fantasien oder Träume aus unserer Kindheit und Jugend oder unserem frühen Erwachsenenalter untersuchen, werden wir dabei wahrscheinlich einige finden, die völlig überholt sind. Bestimmte Teile davon sind vielleicht noch brauchbar, müssen aber an unsere jetzige Lebensphase angepasst werden. Solche Träume finden Sie in der Kategorie »Aufheben, aber verändern«: Sie beinhaltet Wünsche und Visionen, die zwar immer noch zu Ihnen passen und Ihren Talenten und Leidenschaften entsprechen, aber verändert und an Ihre heutige Lebenssituation adaptiert werden müssen.

Margis Geschichte:

Zum Singen geboren

Als Teenager war Margi eine ziemlich gute Sängerin und trat zusammen mit einer Schulband auf. Sie träumte sogar davon, ein Broadway-Star zu werden. Jetzt, als 40-jährige Frau, hat sie sich mit der Tatsache abgefunden, dass sie die Phase ihres Lebens, in der man noch ein Broadway-Star werden kann, hinter sich gelassen hat. Seit ihrer Schulzeit ist sie nicht mehr als Sängerin in der Öffentlichkeit aufgetreten, auch wenn sie unter der Dusche oder beim Autofahren nach wie vor laut und leidenschaftlich singt und sich insgeheim auch immer noch für »ziemlich gut« hält.

Seit bei Margi eine ADHS diagnostiziert und medikamentös behandelt wurde und sie mehreren Online-Selbsthilfegruppen beigetreten ist, in denen sie sich mit anderen ADHS-Patientinnen austauscht, ist sie allmählich selbstbewusster geworden und möchte ihre Zeit und Energie auf eine Weise einsetzen, die ihr mehr Befriedigung schenkt. Margi stellt fest, dass einige Elemente ihres alten Traums sie immer noch ansprechen.

In Zusammenarbeit mit ihrem ADHS-Coach versucht Margi als Nächstes herauszufinden, wie sie ihren Jugendtraum eines Lebens als professionelle Sängerin auf ihre jetzige Lebensphase übertragen könnte. Statt ihre Kindheitsträume und -wünsche (die jedes Mal schmerzhaft an ihr nagen, wenn sie jemanden in der Öffentlichkeit singen sieht) einfach in die Vergangenheit zu verbannen, versucht sie, sich diese Träume zu erfüllen – allerdings in veränderter Form. Margi beginnt, Gesangsunterricht zu nehmen; und schließlich fasst sie den Mut, sich für eine Talentshow auf einer nationalen ADHS-Konferenz anzumelden, wo sie vor einem sehr entgegenkommenden Publikum singt, das sie anfeuert, auch wenn ihre Stimme zittert. Durch diesen Zuspruch ihrer Schicksalsgenossinnen und -genossen fühlt sie sich ermutigt und innerlich gestärkt.

Am Ende schließt Margi sich einer Theatergruppe ihrer Stadt an, mit der sie in Produktionen der Broadway-Shows mitsingen kann, die sie schon als Teenager geliebt hat und an denen sie damals für ihr Leben gern mitgewirkt hätte.

Zum Nachdenken: **Aufheben, aber verändern**

»Meine alten Träume waren damals wahr und sind es auch heute noch. Sie beruhen auf Stärken oder Talenten, die ich tatsächlich hatte oder habe und die ich in meinem Leben immer noch in irgendeiner Form verwirklichen möchte.« Trifft diese Aussage auf Sie zu?

☐ ja
☐ nein

Welche Elemente dieser früheren Visionen begeistern Sie auch heute noch?

In welcher Form könnten diese Visionen für Sie heute – zum jetzigen Zeitpunkt Ihres Lebens – Sinn machen?

Auf den neuesten Stand bringen

Einige Teile unserer Träume waren vielleicht nie hundertprozentig realistisch, sondern repräsentierten lediglich ein Kernelement unserer Persönlichkeit, das wir auf irgendeine Weise zum Ausdruck bringen wollten. In diesem Fall hat der Traum nach wie vor eine Bedeutung; aber seine tatsächliche Form ist nicht so wichtig wie das, was wir damit ausdrücken wollten.

In so einem Fall müssen wir uns vielleicht klarmachen, welche Bedeutung dieser Traum hatte, auch wenn seine ursprüngliche Form nicht auf einem realistischen Fundament echter Talente oder Wünsche beruhte (Solden, 2002). Vielleicht fanden Sie die Vorstellung, ein Rockstar zu sein, früher faszinierend, auch wenn das in Wirklichkeit nie eine realistische Option für Sie war, weil Sie weder eine Melodie noch einen Takt halten konnten – und doch gab es irgendetwas in Ihnen, das sich schon immer unter Ihren Mitmenschen hervortun, bekannt sein und bewundert werden wollte. Vielleicht lebt in Ihnen auch heute noch der Wunsch und die latente Fähigkeit, sich auszudrücken, gesehen zu werden oder vor einem Publikum zu stehen, das Ihnen zuhört; und vielleicht gehört dieser Wunsch zum Kern Ihrer Identität. Vielleicht sehnen Sie sich danach, auf eine Art und Weise »loszulassen«, wie es Ihnen in all den Jahren, in denen Sie mühsam darum gekämpft haben, Ihr Leben mit ADHS unter Kontrolle zu bekommen, nie möglich war.

Jamies Geschichte:

Ich möchte gesehen werden

Im Gegensatz zu Margi, die eigentlich früher einmal Sängerin werden wollte und auch die Stimme dazu hatte, wollte Jamie singen, obwohl sie keinen einzigen Ton halten konnte. Als junges Mädchen mit ADHS der vorwiegend unaufmerksamen Form war sie schüchtern und ständig mit ihren Gedanken woanders gewesen. Ursprünglich hatte sie gedacht, dass sie vielleicht schauspielern, singen oder tanzen wollte; doch als sie dann später – im jungen Erwachsenenalter – auf ihre Kindheit zurückblickte, wurde ihr klar, dass das eigentlich gar nicht ihre wahren Interessen oder Träume gewesen waren. In Wirklichkeit wollte Jamie immer nur gesehen und gehört werden. Ihr eigentlicher Traum bestand darin, selbstbewusst zu sein und den Menschen zu zeigen, wie klug und kreativ sie war – statt auf Nummer sicher zu gehen und sich irgendwo im Hintergrund zu verkriechen.

Jamie war Mitte zwanzig, als sie ihre ADHS-Diagnose erhielt und mit einem Therapeuten zu arbeiten begann. Bis dahin hatte sie sich sehr verloren, entmutigt und ängstlich gefühlt. Obwohl es ihr nach Beginn der Behandlung besser ging und sie auch ihre Probleme besser verstand, wusste sie immer noch nicht genau, wie es jetzt weitergehen sollte. Als sie anfing, sich kritisch mit ihren Kindheitsträumen auseinanderzusetzen, wurde ihr klar, dass die eigentliche Bedeutung dieser Träume – der Wunsch, gesehen und gehört zu werden – in ihr nach wie vor sehr lebendig war und dass sie sich immer noch danach sehnte, diese Fantasie zu verwirklichen.

Mit Unterstützung ihres Psychotherapeuten kam sie auf die Idee, einem Redeclub beizutreten, in dem sie das laute Vorlesen von Essays übte. So gewann sie mit der Zeit immer mehr Selbstvertrauen und fand auch am Arbeitsplatz ihre Stimme wieder, wo sie begann, kreative Präsentationen vor Gruppen zu halten. Endlich wurde Jamie als die kreative junge Frau anerkannt, die sie schon immer gewesen war.

Zum Nachdenken: Träume, die auf den neuesten Stand gebracht werden müssen

»Meine früheren Träume waren eher so etwas wie Fantasien – sie repräsentierten Eigenschaften oder Erfahrungen, die mich begeisterten, waren aber keine realistischen Ziele. Trotzdem sprechen sie mich immer noch irgendwie an, und ich würde sie gern besser verstehen, um sie auf die eine oder andere Weise weiterverfolgen zu können.« Trifft diese Aussage auf Sie zu?

- ☐ ja
- ☐ nein

Wofür standen Ihre früheren Träume? Welche Themen oder Wünsche spielen darin eine besondere Rolle?

Fällt Ihnen ein Weg ein, wie Sie diese roten Fäden, die sich durch Ihre früheren Träume ziehen, so in Ihr jetziges Leben einbringen könnten, dass der Zweck und das Ziel des ursprünglichen Traums dadurch erfüllt wird?

... was habe ich mir nur dabei gedacht?!

Wenn wir an unsere früheren Interessen, Träume und Ziele zurückdenken, geht es uns vielleicht genauso, wie wenn wir einen Haufen alter Kleider durchsehen würden – wir fragen uns: *Oh Gott, was habe ich mir nur dabei gedacht, als ich dieses ganze Zeug gekauft habe? Damals muss ich ja völlig umnachtet gewesen sein! Diese Sachen gefallen mir doch überhaupt nicht! Sie haben nie mein wahres Wesen zum Ausdruck gebracht.* Viele Frauen mit ADHS sagen, dass sie niemals eine klare Vorstellung von ihrer Zukunft hatten; und wenn sie doch einmal Träume oder Wünsche vor Augen hatten, schienen diese Ideen eher ihrer Fantasie zu entspringen als der Realität.

Vielleicht haben auch Sie sich nie die Frage gestellt, was Sie sich eigentlich vom Leben wünschen. Vielleicht ist Ihr Leben durch Ihre ADHS-Symptome auf unvorhergesehene Weise durcheinandergeraten, und Sie wurden dadurch – mitsamt Ihren ursprünglichen Plänen und Absichten – völlig aus der Bahn geworfen. Vielleicht konnten Sie sich nie darüber klar werden, was Sie tun wollten – egal wie oft Sie sich diese Frage stellten oder von einem Vorhaben zum nächsten hüpften, ohne jemals einen besonderen Drang zu irgendetwas Bestimmtem zu verspüren. Oder vielleicht haben Sie sich auch gar nicht erlaubt, Träumen nachzuhängen; vielleicht hielten Sie den Gedanken an so etwas für einen Luxus, den Sie in Anbetracht Ihrer Lebensumstände und -anforderungen nicht verdienten oder für den Sie keine Zeit hatten.

Elizas Geschichte:

Die Frau, die noch nie einen Traum hatte

Elizas Leben war nicht leicht. Erstens litt sie an einer ADHS, die erst zu einem relativ späten Zeitpunkt ihres Lebens diagnostiziert worden war; zweitens war sie bei ihrer Großmutter aufgewachsen und hatte dort immer einen Großteil der Hausarbeit übernehmen müssen. Man konnte leicht übersehen, dass die kleine Eliza eigentlich ein aufgewecktes Mädchen war, denn sie war immer sehr unordentlich und verlor ständig ihre

Sachen. Es fiel ihr schwer, sich im Unterricht wach zu halten, weil sie nie genug Schlaf bekam. Trotzdem war Eliza fest entschlossen, gute Noten zu bekommen. Deshalb blieb sie abends immer lange auf, um zu lernen – obwohl sie sich nebenbei noch um den Haushalt ihrer Großmutter kümmern musste und als Teenager sogar gezwungen war, nachmittags nach dem Unterricht einem bezahlten Job nachzugehen.

Daher war Eliza meistens nervös und innerlich angespannt; doch niemand wusste, wie sehr sie sich abmühte oder wie überlastet sie war. Sie hatte alle Hände voll zu tun, dafür zu sorgen, dass sie und ihre Großmutter irgendwie über die Runden kamen. Außerdem wollte sie es ihren Lehrern und ihrer Großmutter recht machen, indem sie gute Noten bekam; doch niemand half ihr dabei, Pläne für ihre Zukunft zu schmieden, und sie wusste auch nichts von ihren ADHS-Problemen. Nach der Schule begann Eliza, ein Community College[2] zu besuchen; doch leider musste sie diese Ausbildung dann wieder abbrechen, um Geld für den Unterhalt der Familie zu verdienen. Außerdem musste sie auf diesem College so viele Texte lesen und Aufsätze schreiben, dass sie den Anforderungen nicht mehr gewachsen war.

Irgendwann hörte Eliza auf, sich die wichtigen Fragen über ihre Probleme und ihre Zukunft zu stellen, und schlug sich einfach nur noch irgendwie durchs Leben. Zwanzig Jahre, drei Kinder, zwei Ehemänner und viele langweilige Jobs später wurde bei ihrem Sohn ADHS diagnostiziert; und der Kinderarzt fragte Eliza: »Haben Sie jemals daran gedacht, dass das vielleicht auch einige Fragen über Ihr Leben beantworten könnte?«

Später erhielt Eliza die richtige Diagnose und begann, ADHS-Medikamente einzunehmen. Sie fing an, sich über das Thema »Frauen mit ADHS« zu informieren und mit einem Berater zu arbeiten, nachdem sie viele Jahre deprimiert gewesen war. Eliza war sprachlos, als der Berater fragte: »Was wollen Sie, Eliza?« Das hatte sie sich lange nicht gefragt; sie war zu erschöpft von ihrem Überlebenskampf. Sie wusste nicht, was sie von ihrem Leben erwartet hatte. »Was will ich, Eliza?« Sie hatte keine Ahnung, wie sie diese Frage beantworten sollte.

Zum Nachdenken: ... was habe ich mir nur dabei gedacht?!

»Ich hatte noch nie einen Traum; oder ich hatte schon viele Träume, aber die haben sich ständig geändert, und eigentlich ist aus keinem etwas geworden.« Trifft diese Aussage auf Sie zu?

- ☐ ja
- ☐ nein

Wie können Sie in Ihrem Leben Raum zum Ausprobieren neuer Ideen und Erfahrungen schaffen?

Womit würden Sie sich gern näher beschäftigen, haben aber noch nicht die Zeit oder die nötigen Ressourcen dafür eingeplant?

Wegwerfen und etwas ganz Neues anfangen

Haben Sie schon mal Ihre Garderobe durchgesehen, nachdem Ihr Lebensstil oder Ihre Karriere sich stark verändert hatte, und dabei festgestellt, dass all diese Kleidungsstücke einfach nicht mehr zu Ihnen passen? Vielleicht haben Sie einige dieser Outfits früher zu wichtigen, denkwürdigen Anlässen getragen. Vielleicht wecken einige davon sogar nostalgische Gefühle in Ihnen; aber Sie wissen, dass Sie mittlerweile eine andere Version Ihrer selbst geworden sind und es an der Zeit ist, sich von diesen alten Klamotten zu verabschieden.

Auch wenn Ihre früheren Träume in Erfüllung gegangen sind, hat Ihr Leben sich seitdem vielleicht drastisch verändert, und Sie brauchen jetzt eine ganz neue Perspektive. Das passiert zum Beispiel, wenn man in den Ruhestand geht, einen neuen beruflichen Weg einschlägt oder in eine völlig andere Gegend zieht. Vielleicht werfen Sie einen kritischen Blick auf sich und Ihre Garderobe und denken: *Vor zehn Jahren waren die Kleider toll; doch jetzt bin ich ein anderer Mensch.* Oder: *Früher habe ich mich um meine kleinen Kinder gekümmert, und jetzt bin ich Anwältin in einem Unternehmen.* Oder: *Ich war Anwältin in einem Unternehmen, und jetzt bin ich Künstlerin und lebe auf dem Land.*

Ebenso kann es sein, dass Sie sich in einer früheren Phase Ihres Lebens Ihre Kindheits- und Jugendträume erfüllt haben; doch inzwischen hat sich bei Ihnen eine Menge verändert. Das kann zum Beispiel der Tod eines Partners sein, eine schwere Krankheit, ein Umzug in einen anderen Teil des Landes, eine Wiederverheiratung, ein Stellungswechsel, der Verlust eines Arbeitsplatzes, ein neues Kind, neue Interessen und so weiter.

Nun, da Sie Ihre ADHS-Diagnose erhalten haben, behandelt wurden und einige Ihrer Wunden geheilt sind, sind Sie vielleicht bereit, Seiten Ihrer Persönlichkeit zu entwickeln, von denen Sie vorher nicht einmal etwas wussten, weil Ihnen Ihre ADHS immer bei allem im Weg stand. Es kann sein, dass Sie inzwischen über Ihre alten Vorstellungen davon, wer Sie sind und was und wer Sie in der Welt sein könnten, hinausgewachsen sind.

Lauras Geschichte:

Neue Träume für ein neues Leben

Obwohl Laura in ihrer Jugend immer davon geträumt hatte, Lehrerin zu werden, und sich diesen Wunsch dann auch tatsächlich erfüllte, stellte sie viele Jahre später fest, dass sie einen neuen Traum brauchte. Sie heiratete, zog mit ihrem Mann für ein Jahr nach England, weil er dort eine Stellung gefunden hatte, und erkannte, dass es eine ganz andere Seite an ihr gab, um die sie sich nun endlich kümmern konnte.

Laura brauchte eine Umschulung, da die Welt der Technologie sich inzwischen von Grund auf verändert hatte, und beschloss, Kurse in

Webdesign zu belegen, wofür sie von Natur aus ein Talent besaß. Als sie dann wieder nach Hause zurückkehrte, wechselte sie den Beruf und begann Websites für Unternehmen zu erstellen – natürlich mithilfe einer Assistentin, die dafür sorgte, dass sie den Überblick über ihre Kunden und Aufträge nicht verlor. Obwohl Laura gern als Lehrerin gearbeitet hatte, war diese Tätigkeit immer mit einem starken Druck verbunden gewesen, der sie sehr belastet hatte. Jetzt war sie bereit, in einer anderen Branche und mit Erwachsenen zu arbeiten.

Zum Nachdenken: Wegwerfen und etwas ganz Neues anfangen

»In meinem Leben hat sich so vieles verändert. Ich bin inzwischen ein ganz anderer Mensch als früher und kann mit meinen früheren Träumen nichts mehr anfangen.« Oder: »Ich habe meine Träume bereits so weit verwirklicht, wie ich wollte. Es ist Zeit für einen Neuanfang.« Kommt Ihnen das bekannt vor?

- ☐ ja
- ☐ nein

Welche interessanten Elemente Ihrer bisherigen Erfahrungen, Leistungen oder Errungenschaften würden Sie gern in ein neues Vorhaben integrieren?

Gibt es Elemente Ihrer Träume, von denen Sie sich bereits verabschiedet hatten und die Sie jetzt gern wieder aufgreifen und weiterentwickeln würden, um etwas ganz anderes zu machen? Wenn ja, beschreiben Sie diese Elemente bitte.

Traumerwecker oder Traumfänger

Es ist wichtig, dass Sie den Raum und die Zeit dafür finden, an Ihrem Traum zu arbeiten und Ihre neuen Visionen Gestalt annehmen zu lassen. Genau wie bei den Polaroidbildern früherer Zeiten, die sich langsam vor Ihren Augen entwickelten, müssen Sie auch bei Ihrem Traum vielleicht ein bisschen warten, bis sein Bild Gestalt annimmt. Sie müssen sich in emotionaler und geistiger Hinsicht Zeit und Raum dafür nehmen, die Welt des Möglichen zu durchstreifen.

Der erste Schritt, um mit sich selbst in Kontakt zu kommen und eine wie auch immer geartete Vision zu formulieren, besteht darin, ein ruhiges Plätzchen zu finden, wo Sie sich wohl und sicher fühlen und aller Wahrscheinlichkeit nach nicht gestört werden. Vielleicht werden Sie diese Art des ruhigen Entwickelns von Visionen erst einmal in kürzeren Zeitspannen üben müssen, um dann nach und nach immer länger dabeizubleiben; denn um Ihre Gedanken auf entspannte Weise schweifen zu lassen und neue Möglichkeiten zu erforschen, müssen Sie sich von Ihrer Alltagsroutine lösen.

Diese Art von ruhiger, bewusster innerer Offenheit (auch unter dem Namen »Kreativität« bekannt!) ist für Sie anfangs vielleicht ungewohnt oder unangenehm – vor allem, wenn Sie es bisher gewohnt waren, Ihr ADHS-Gehirn auf Schritt und Tritt zu überwachen. Dies ist eine Chance für Sie, ein bisschen Zeit mit sich selbst zu verbringen und Ihren Gedanken freien Lauf zu lassen. Lassen Sie sich nicht auf Gedanken wie *Aber …*, *Das ist unpraktisch …*, *Ich kann nicht …*, *Das würde sowieso nie passieren …* oder *Wie soll ich das bezahlen?* ein, sondern verfolgen Sie einfach alle Ihre Ideen und Träume ganz spontan und ungehemmt!

Finden Sie einen Raum, um Ihren Träumen nachzuhängen

Jede Frau mit ADHS hat andere Bedürfnisse und Vorlieben, wenn es darum geht, Räume zu finden, die beruhigend auf sie wirken und in denen sie ihre Gedanken frei umherschweifen lassen kann. Vielleicht gibt es ein Café, das Sie mögen, oder ein neues Kaffeehaus, das Sie schon lange einmal besuchen wollten. Oder vielleicht gibt es in Ihrem Haus ein Eckchen oder einen Raum, den Sie mit herzerfreuenden kleinen Extras wie Kerzen, Kissen, Decken und Musik in einen privaten Rückzugsort verwandeln können.

Haben Sie einen Freund oder Angehörigen, der Sie vielleicht darin unterstützt, sich Zeit für sich selbst zu nehmen, und Ihnen sein Haus (oder ein Zimmer) als persönlichen Rückzugsort zur Verfügung stellen könnte? Oder gibt es eine Freundin, die bereit wäre, mit Ihnen in einer Pension zu übernachten, wo jede von Ihnen ein bisschen Zeit für sich allein hat, Sie sich zwischendurch aber immer wieder zum Essen oder zu einfachen Aktivitäten treffen? Wenn es draußen schön ist, können Sie sich auch einen Tisch in einem Park suchen oder irgendwo im Freien eine Decke auf dem Boden ausbreiten. Sogar eine Badewanne ist besser als nichts, wenn Sie kein anderes Plätzchen haben, um Ihren Träumen nachzuhängen. Das Wichtigste ist, dass Sie einen Ort finden, an dem Sie Ihre Träume zum Leben erwecken können.

Finden Sie Zeit, um Ihren Träumen nachzuhängen

Für manche Menschen ist es etwas ganz Natürliches, ihren Gedanken und Tagträumen nachzuhängen. Patienten vom unaufmerksamen ADHS-Subtyp könnte diese Art des bewussten Tagträumens jedoch ein bisschen riskant erscheinen, weil sie dadurch vielleicht schon öfter in Schwierigkeiten geraten sind. Andere empfinden es womöglich als schwierig oder auch langweilig, sich auf einen solchen Imaginationsprozess einzulassen. Sie möchten sich nicht die Zeit dafür nehmen und sind vielleicht nicht offen dafür, weil sie von ihrem Leben mit ADHS erschöpft sind oder schlicht und einfach »rationalere« Problemlösungsverfahren bevorzugen.

Egal was für ein Verhältnis Sie zum Träumen haben – Sie sollten es auf jeden Fall einmal ausprobieren. Beginnen Sie zunächst mit einer Zeitspanne von ein paar Minuten und steigern Sie diese dann auf zehn Minuten pro Tag oder eine Stunde pro Woche. Oder nehmen Sie sich gleich ein bis zwei Stunden Zeit dafür! Sie haben keine Zeit? Kein Problem: Diese Imaginationsübungen kann man auch unter der Dusche machen!

Für Sie als ADHS-Patientin ist es wichtig, die individuellen Schwankungen Ihrer geistigen und körperlichen Energie im Tagesverlauf zu berücksichtigen; außerdem sollten Sie sich Gedanken darüber machen, wo und wann Sie am seltensten abgelenkt und gestört werden.

Ideen können auch (jederzeit) durch eine besondere Lektüre, die Sie inspiriert, ein neues Tage- oder Skizzenbuch oder durch die Erinnerung an frühere Visionen ausgelöst werden. Beschäftigen Sie sich einfach ein bisschen länger und intensiver als sonst mit Dingen, die Sie geistig anregen.

Selbsterfahrung: **Was beflügelt Sie?**

Hier noch ein paar weitere Ideen, die Ihnen beim Sammeln und Dokumentieren Ihrer Träume helfen können. Fühlen Sie sich von einigen der unten beschriebenen Optionen angesprochen?

- ☐ Halten Sie eine Idee oder Erfahrung, der Sie eventuell nachgehen oder die Sie später in Ruhe näher ausführen möchten, mithilfe der Notizen-App oder Sprachaufzeichnungsfunktion Ihres Smartphones fest.
- ☐ Machen Sie Fotos von Gegenständen und Orten, die Sie faszinieren.
- ☐ Folgen Sie den Accounts von Menschen und Organisationen, die Sie inspirieren oder ermutigend auf Sie wirken, in den sozialen Medien.
- ☐ Legen Sie ein Pinterest-Board mit Ideen, Bildern und sonstigen Informationen an, die mit einer neuen Idee oder Chance zusammenhängen.
- ☐ Führen Sie ein Tagebuch, in das Sie verschiedene Aspekte von Ideen, Träumen und Zukunftsvisionen eintragen, einzeichnen, als Collage darstellen oder in irgendeiner anderen Form festhalten.

☐ Reißen Sie Zeitschriftenseiten mit Geschichten oder Bildern heraus, die Sie interessant finden, und hängen Sie sie so auf, dass Ihr Blick jeden Tag darauf fällt.

Verfolgen Sie die roten Fäden Ihres Lebens bis an ihren Ursprung zurück!

Manche Dinge können wir uns erst im Nachhinein zusammenreimen. Normalerweise sind unsere allerersten Ideen und Geschichten durch Fäden mit unserem späteren Leben verbunden. Das gilt sogar für uns, die Autorinnen dieses Buches. Das ist uns klar geworden, als wir vor Kurzem auf die roten Fäden zurückblickten, die sich durch unser ganzes Leben hindurchgezogen und uns schließlich zu unseren heutigen Aktivitäten und unserem heutigen Verständnis unserer früheren Geschichten geführt haben.

> Manche Dinge können wir uns erst im Nachhinein zusammenreimen. Normalerweise sind unsere allerersten Ideen und Geschichten durch rote Fäden mit unserem späteren Leben verbunden.

Michelles Geschichte:

Zusammenhänge zwischen Kindheitsträumen und der späteren beruflichen Karriere

In der dritten Klasse fragte man mich, was ich denn einmal werden wolle, wenn ich groß wäre. Daraufhin sagte ich, ich wolle Lehrerin, Schriftstellerin oder Pianistin werden – also Klavierspielerin, was meine Klassenkameraden mit etwas anderem verwechselten, weil ... Na ja, das war halt so ein Kinderwitz. Damals war mir das furchtbar peinlich. Ich hatte das Gefühl, dass ich mich bei dieser Befragung sehr dumm angestellt hatte. Warum dachte ich mir nur immer so alberne Sachen aus und erzählte sie dann auch noch im Beisein meiner Mitschüler? Ich schien immer irgendwie aus der Reihe zu tanzen. Alle anderen Kinder gaben »normale« Antworten wie Krankenschwester oder Feuerwehrmann, aber ich musste unbedingt »Pianistin« sagen!

Als ich mich einige Zeit später tatsächlich entschloss, Pianistin zu werden, kam mir meine ADHS in die Quere: Es fiel mir schwer, konsequent zu üben, und ich vergaß selbst Dinge, die ich sorgfältig gelernt hatte. Daher war es mit dem Klavierunterricht rasch vorbei, und ich wandte mich meinem nächsten Wunschtraum zu.

Viele Jahre lang wollte ich entweder Lehrerin oder Schriftstellerin werden. Schließlich mochten meine Lehrer mich, und Bücher können sehr gute Freunde sein. Ich dachte auch darüber nach, Tierärztin zu werden, denn Tiere sind niedlich und akzeptieren einen vorbehaltlos. Doch dann – in der Pubertät – kamen meine Träume zu einem jähen Stillstand.

Damals war meine ADHS noch nicht diagnostiziert worden, und ich hatte mit Gefühlen der Unzulänglichkeit, Scham und Verwirrung zu kämpfen, weil ich mir meine Probleme nicht erklären konnte. Wer denkt schon über Zukunftsvisionen nach, wenn er nur mit Mühe und Not den Tag übersteht? Zum Glück bekam ich Hilfe; außerdem hatte ich Hobbys und Menschen, die an mich glaubten, auch wenn ich an mir selbst verzweifelte. Ich begab mich bei einer Frau namens Mary in Therapie, die mir half, mich als ganzen und fähigen Menschen wahrzunehmen; und so begann ich wieder zu träumen.

Meine Bewunderung für Mary hat mich damals – mit 15 Jahren – zu dem Wunschtraum inspiriert, Psychologin zu werden. Schließlich wollte ich mir endlich etwas beweisen; und wenn eine Frau mit ADHS ein persönliches Anliegen hat, das ihr wirklich wichtig ist, dann mach dich auf eine Überraschung gefasst, Welt! Ein abgeschlossenes Studium an einer Universität war das größte und sinnvollste Ziel, das ich je erreicht habe; und dieser Erfolg hat mir zu der Erkenntnis verholfen, dass ich trotz meiner Probleme Zutrauen zu mir haben kann.

Es gibt etwas, das mich verblüfft und gleichzeitig tief innerlich berührt: Wenn ich auf die Vergangenheit zurückblicke, sehe ich, dass viele Träume, die ich als Kind und Jugendliche hatte, mich auch später weiterhin begleitet und sich tatsächlich auf indirekte Weise verwirklicht haben – selbst dann, wenn ich schon glaubte, sie mir längst aus dem Kopf geschlagen zu haben, oder mir zumindest nicht zutraute, sie weiterzuverfolgen. Meine jetzige Arbeit besteht teilweise aus Unterrichten, Vorlesungen und öffentlichen Vorträgen, sodass ich in gewisser Weise tatsächlich Lehrerin geworden bin. Am College begeisterte mich vor allem die Arbeit für gemeinnützige Organisationen, und heute arbeite ich eng mit der Attention Deficit Disorder Association (ADDA) zusammen. Außerdem bin ich tatsächlich Schriftstellerin und natürlich auch Psychologin geworden.

Damit will ich sagen, dass wir Frauen mit ADHS manchmal Träume haben, die wir gar nicht als solche erkennen. Wir erlauben uns keine so hochfliegenden Fantasien; deshalb gestehen wir uns nicht ein, dass auch nur ein Bruchteil unserer Kindheitsträume wahr geworden sein könnte oder nach wie vor eine Chance hat, sich zu erfüllen. Anfangs ging ich davon aus, dass ich mich von meinem Vorhaben verabschieden musste, Schriftstellerin, Lehrerin, Administratorin einer gemeinnützigen Einrichtung und in einem kreativen Beruf tätig zu sein, wenn ich Psychologin wurde, weil es wohl nicht möglich sein würde, das alles gleichzeitig zu schaffen. Ich befürchtete, meine größten Wunschträume nicht »bewältigen« zu können, und traute mir nicht zu, diejenigen Aspekte meiner Persönlichkeit und meines Lebens, die mir am meisten am Herzen lagen, zu verwirklichen. Erst als ich bewusst auf meine Kindheitsträume zurückblickte, wurde mir klar, dass ich unabsichtlich direkt auf deren Erfüllung zugesteuert war. Vielleicht hatte ich Angst vor meinen Träumen und zweifelte an meiner Fähigkeit, sie zu verwirklichen. Trotzdem haben sie mich mein ganzes Leben lang begleitet.

Saris Geschichte:

Unsere Träume verändern sich genauso wie unser Leben…

In einer meiner ersten Erinnerungen saß ich als Sechsjährige an einem Tisch mit Blick auf einen Rosengarten in meinem Zimmer und schrieb einfache Geschichten darüber, wie ich Psychiaterin wurde und einem kleinen Mädchen, das sich vor Hunden fürchtete, dabei half, seine Angst zu überwinden. Als ich klein war, sah ich mir die Oscar-Verleihungen an und träumte von ähnlichen Erfolgen. Als Teenager tanzte ich zu Broadway-Musik im Wohnzimmer herum, sang und spielte die Rollen nach.

Was bedeutet das für mich, wenn ich heute auf diese Erinnerungen zurückblicke? Es liegt auf der Hand, dass ich schon immer ein Bedürfnis hatte, mich auszudrücken – entweder vor einem Publikum oder in Form schriftstellerischer Tätigkeit –, und es war mir auch stets wichtig gewesen, anderen Menschen bei der Bewältigung ihrer Probleme zu helfen. Doch als ich in der dritten Klasse im Musikunterricht dazu aufgefordert wurde, Worte mit den Lippen zu formen, stellte ich fest, dass ich keinen Ton halten konnte! Also musste ich einigen meiner Wunschträume eine neue Richtung geben.

Obwohl ich auf dem College Rundfunk- und Fernsehkurse belegt hatte, wandte ich mich schließlich dem Fachgebiet der seelischen Gesundheit zu und fing an, über meine Ideen Artikel zu schreiben und Vorträge zu halten. Im Lauf meines Lebens war ich immer wieder gezwungen, meine Visionen an die Realität anzupassen; doch gleichzeitig fühlte ich mich dazu getrieben, immer authentischer zu werden.

Selbsterfahrung: **Erste Ideen über Ihre Zukunft**

In der unten stehenden Liste finden Sie ein paar Berufe und sonstige Rollen, die in den Träumen und Zukunftsvisionen unserer Kindheit häufig vorkommen. Bitte kreuzen Sie alle an, die Sie früher angesprochen haben oder Ihnen vielleicht auch heute noch interessant erscheinen.

- ☐ Rockstar
- ☐ Journalistin, Buchautorin, Schriftstellerin
- ☐ Präsidentin, Regierungsbeamtin
- ☐ Dokumentarfilmerin
- ☐ Fußballstar, Athletin
- ☐ Lehrerin, Professorin, Coach
- ☐ Krankenschwester, Ärztin, Sanitäterin
- ☐ Mentorin
- ☐ Mutter
- ☐ Musikerin
- ☐ Schauspielerin, darstellende Künstlerin, Komikerin
- ☐ Beraterin
- ☐ Pflegerin von Menschen, Pflanzen oder Tieren
- ☐ Modedesignerin, Innenarchitektin oder Grafikerin
- ☐ Künstlerin, Illustratorin, Malerin, Schmuckherstellerin, Töpferin
- ☐ Köchin, Bäckerin
- ☐ Bibliothekarin, Buchhändlerin oder Inhaberin einer Buchhandlung
- ☐ Architektin, Konstrukteurin; Designerin interessanter Dinge
- ☐ Anwältin, Juristin
- ☐ Weltenbummlerin
- ☐ Tierärztin, Tiertherapeutin
- ☐ Anführerin oder Führungspersönlichkeit
- ☐ Person des öffentlichen Lebens, Rednerin oder Referentin
- ☐ Sonstiges: ______________________________

Zum Nachdenken: Zusammenhänge entdecken und einen roten Faden finden

Wenn Sie immer noch nichts Passendes gefunden haben, können Ihnen die unten stehenden Anregungen vielleicht helfen, sich an Ihre ursprünglichen Träume zu erinnern und zu entdecken, welche dieser Visionen auch heute noch in Ihnen weiterleben.

Können Sie einen Zusammenhang zwischen Ihren Kindheitsträumen und -erlebnissen und Ihrem bisherigen Leben erkennen? Wie könnte dieser Zusammenhang aussehen?

Welche Lektionen oder Erfahrungen haben Sie den Umwegen auf Ihrem Lebensweg zu verdanken – Erfahrungen, für die Sie dankbar sind und zu denen Sie sonst wahrscheinlich nicht gekommen wären?

Jessicas Geschichte:

Ihre Neugier hat ihr das Leben gerettet!

Als Kind interessierte Jessica sich für alles Mögliche. Ihre Eltern sagten dann immer scherzhaft zu ihr: »Vergiss nicht, Jessica: Neugier ist der Katze Tod!« Jessicas Eltern waren beide Ärzte und hatten nie einen Hehl aus ihrem Wunsch gemacht, dass ihr einziges Kind – ein aufgewecktes kleines Mädchen – eines Tages in ihre Fußstapfen treten möge.

Und tatsächlich interessierte Jessica sich für Naturwissenschaften – und für Mathematik, Fußball, Modedesign und ihre Freunde; außerdem las sie gern und hatte vor, sich zur Klassensprecherin wählen zu lassen. Ihr gingen so viele Träume im Kopf herum! Sie wollte eine berühmte Wissenschaftlerin werden und ein Medikament entdecken, mit dem man AIDS heilen konnte. Sie wollte Erdbebenopfern in fremden Ländern helfen. Sie wollte Astronautin oder die erste Präsidentin der USA werden. Oh nein, Jessica fehlte es wirklich nicht an hochfliegenden Träumen! Sie hatte nur eben leider allzu viele davon und wollte sie am liebsten alle verwirklichen.

Als Teenager war Jessica in den meisten Fächern, für die sie sich interessierte, sehr gut; doch ihre undiagnostizierte ADHS hinderte sie daran, einen praktischen Nutzen aus ihrem Wissen zu ziehen. Als Jessica vor der Entscheidung für ein College stand, fiel ihr die Wahl sehr schwer. Sie hatte keine Ahnung, was sie wollte, entschied sich aber schließlich für eine geisteswissenschaftliche Hochschule, wo sie nach einer gewissen Orientierungsphase dann ihre endgültige Wahl treffen wollte.

Doch aufgrund ihres ADHS-Schicksals fiel es Jessica schwer, sich für ein Hauptfach zu entscheiden. Sie sah eigentlich keinen Sinn darin, sich überhaupt auf irgendetwas festlegen zu müssen, und wechselte mehrmals das Hauptfach. Was sie wirklich wollte, war ein interdisziplinäres Studium, das all ihren Interessen gerecht wurde – eine Art

Selbststudium, bei dem sie in Übersee einen Gesundheitsberuf erlernen und gleichzeitig einheimischen Frauen bei der Gründung von Kleinunternehmen helfen konnte – zum Beispiel in der Landwirtschaft oder beim Verkauf von Kunsthandwerk. Ihre Studienberater waren nicht sonderlich beeindruckt von dieser Idee.

Schließlich schloss Jessica ihr Grundstudium ein paar Jahre später als geplant mit Physik als Hauptfach und Soziologie als Nebenfach ab. Zuerst überlegte sie, ob sie weiterstudieren sollte; aber der Druck war einfach zu groß – und es gab zu viele andere interessante Dinge, mit denen sie sich gern beschäftigen wollte. Wieder einmal führte ihre ADHS-typische Unentschlossenheit dazu, dass sie sich verzettelte.

Ein Jahr lang gab Jessica Kindern Nachhilfe in Mathematik und Naturwissenschaften. Dann lernte sie Matt kennen, und die beiden begannen kreuz und quer durch die USA zu reisen, weil seine berufliche Tätigkeit das erforderte. Jessica und Matt bekamen zwei Kinder, und Jessica wurde die kreativste Elternbeiratsvorsitzende und Nachhilfelehrerin in der Geschichte dieser Schule.

Doch als ihre Kinder dann im Teenageralter waren, überkam Jessica ein Gefühl der inneren Leere; außerdem war sie ständig deprimiert und reizbar. Nachdem sie mit ihrem Psychiater über die Einnahme von Antidepressiva gesprochen hatte, war sie sehr überrascht, als er bei ihr eine ADHS diagnostizierte und ihr Medikamente dagegen verordnete. Daraufhin begab Jessica sich in psychotherapeutische Behandlung. Mithilfe ihrer Psychotherapeutin gelang es ihr, alle Fäden ihres Lebens und ihrer Talente zu einem großen Ganzen zusammenzuführen. Sie unterzog sich einer Reihe psychologischer Tests, und die Ergebnisse zeigten, dass sie zwar Schwierigkeiten mit der Aufmerksamkeit hatte, aber außergewöhnlich intelligent war! Dieses Phänomen, dass jemand unter gewissen Handicaps (beispielsweise ADHS oder einer Lernschwäche) leidet, aber gleichzeitig sehr intelligent oder besonders begabt ist, wird oft als »zweifach außergewöhnlich« bezeichnet. Diese verwirrende Diskrepanz zwischen Fähigkeiten und Problemen kann dazu führen, dass die besonderen Talente solcher Menschen unerkannt bleiben und sie nicht immer die Hilfe bekommen, die sie brauchen.

Diese Erkenntnis veränderte Jessicas Blick auf sich selbst und ihr Leben; und als ihre Kinder aufs College gingen, folgte sie ihrem Beispiel! Denn sie hatte das Gefühl, dass es nun höchste Zeit war, ihre eigenen Träume und Talente zu verwirklichen. Also begann sie an einer Hochschule öffentliches Gesundheitswesen zu studieren und wirkte schließlich an der Entwicklung eines Programms mit, das Frauen in Entwicklungsländern dabei half, eigene Unternehmen zu gründen, in denen sie Kleidungsstücke und kunsthandwerkliche Artikel verkauften, die sie selbst genäht oder hergestellt hatten.

WAS HABEN SIE AUS DIESEM KAPITEL GELERNT?

- Üben Sie regelmäßig, sich etwas auszudenken, in Gedanken mit verschiedenen Möglichkeiten oder Optionen zu spielen und neue Vorstellungen von sich selbst »anzuprobieren«, so wie in den Verkleidungs- und Fantasiespielen Ihrer Kindheit.
- Fangen Sie an, Ihre Kindheits- und Jugendträume wiederzuerwecken, schriftlich auszuformulieren, zu verändern oder zu aktualisieren, und schaffen Sie sich auf diese Weise eine faszinierende Zukunft, auf die Sie hinarbeiten können.

Kapitel 6

Ganzheit herstellen

Auf dem Weg zu einer authentischen Vision Ihrer selbst

Wir können tatsächlich lernen, uns als ganze, komplexe menschliche Wesen zu sehen – statt uns nur unvollständig, stückweise oder aus einer verzerrten Perspektive wahrzunehmen. Das bedeutet nicht, dass wir unsere ADHS-Probleme beschönigen sollen oder dass diese Störung womöglich gar ein »Geschenk« für uns ist. An unserer Situation ist nicht alles schwarz oder weiß, gut oder schlecht – es gibt kein Alles oder Nichts. Vielmehr sollte unsere neue Perspektive folgendermaßen aussehen: »Ich bestehe aus vielen verschiedenen Aspekten, die mich ausmachen – so wie alle Menschen. Bei mir ist es vielleicht etwas schwieriger, all diese Persönlichkeitsanteile in ein ordentliches kleines Bündel oder ein zusammenhängendes Selbstbild zu packen; doch nun, da ich meine Diagnose erhalten und das ›ADHS-Puzzleteil‹ entdeckt habe, kann ich anfangen, auch die anderen Bestandteile meiner Identität, die durch meine ADHS-Problematik in all den Jahren maskiert, ignoriert, missverstanden oder schlicht und einfach übersehen worden sind, besser zu verstehen.«

Sicherlich ist das für Sie zunächst ein bisschen viel auf einmal. Uns selbst als ganzen Menschen zu sehen, ist ein langsamer Prozess. Doch sobald wir unseren natürlichen Widerstand gegen Veränderungen erkannt, verstanden und akzeptiert haben, können wir gelassener in die Zukunft schauen.

Lorraines Lernprozess (siehe unten) ist ein gutes Beispiel dafür, welche Veränderungen möglich sind, wenn wir anfangen, uns als ganzen Menschen wahrzunehmen.

Lorraines Geschichte:

Ich hasste es, auf Partys zu gehen!

Die Lehrerin Lorraine ging sehr ungern auf Partys, weil sie dabei unweigerlich gegen Tische stieß, Wein verschüttete, mitten im Satz vergaß, was sie sagen wollte, Essen fallen ließ oder sich ganz allgemein fehl am Platz und hoffnungslos unzulänglich fühlte. Ihre auf langjähriger Gewohnheit beruhende Reaktion auf solche Vorfälle bestand darin, sich wortreich dafür zu entschuldigen – und zwar auf eine Art, mit der sie sich selbst herabsetzte. Dadurch, dass sie sich auf diese Weise schlechtmachte, bevor irgendjemand anders es tun konnte, hatte Lorraine das Gefühl, sich selbst zu schützen.

Doch letztendlich war dieses Verhalten kontraproduktiv, denn es trug nicht dazu bei, dass Lorraine sich stark fühlte und Selbstvertrauen ausstrahlte. Die anderen Gäste merkten Lorraine an, wie unwohl sie sich in ihrer Haut fühlte, und so wurde sie zur Zielscheibe spöttischer Bemerkungen, was dazu führte, dass ihr anschließend noch elender zumute war.

Durch ihre Therapie, in der sie ADHS-Bewältigungsstrategien erlernte, kam Lorraine dieses Verhalten zum Bewusstsein, und sie versuchte, neue, konstruktivere Reaktionsmuster zu entwickeln. Zu diesem Zweck visualisierte sie in Gedanken immer wieder eine Partyszene und stellte sich vor, wie sie ihre bisherige automatische Reaktion unterdrückte. Dank dieser Übung war Lorraine von vornherein gut auf die nächste Party vorbereitet; und als sie dann wieder einmal versehentlich Essen fallen ließ, konnte sie souverän darauf reagieren, indem sie gutmütig lachte, das Essen aufhob und sich dann wieder weiter an der Unterhaltung beteiligte, als sei nichts passiert. Dadurch wurde Lorraine klar, dass die Partygäste, mit denen sie sich unterhielt, viel mehr an einem Gespräch über ihre Talente als Lehrerin und ihren geduldigen Umgang mit Kindern interessiert waren als daran, was sie auf den Boden fallen ließ!

Als Lorraine in Gedanken eine gewisse Distanz zu diesen von ihr als peinlich empfundenen Party-Szenarien einnahm, konnte sie ihre vorherige eingeschränkte Sichtweise überdenken und sich selbst stattdessen aus einer ganzheitlichen, zutreffenderen und konstruktiveren Perspektive betrachten; und dadurch konnte sie sich in solchen Situationen künftig auch besser behaupten. »Ich stoße öfters gegen Möbelstücke und lasse auch manchmal Sachen fallen – doch das fällt den Leuten gar nicht auf, zumal ich ihnen bei den Problemen ihrer Kinder so gut helfen kann.« Lorraine hatte eine ganzheitlichere Sichtweise von sich selbst entwickelt.

Auf dem Weg zur Ganzheit

Viele von uns sind mit der Vorstellung aufgewachsen, dass wir entweder intelligent oder dumm, ordentlich oder chaotisch, glücklich oder traurig, nett oder gemein sind. Oder vielleicht denken wir, dass wir heute nette Menschen sind, morgen früh aber plötzlich anfangen, uns böse zu verhalten, und dann vielleicht am Nachmittag wieder auf gutes Verhalten umschalten. Wenn wir in so drastischen Polaritäten denken, fallen wir ständig von einem Extrem ins andere und reagieren nur noch, statt bewusst zu denken und zu handeln. Dadurch entwickeln wir ein unverankertes Narrativ davon, wer wir als Individuen (und als Frauen mit ADHS) sind. Doch wir können lernen, die Geschichten, die wir uns über unser Leben erzählen, neu zu schreiben, und wir können auch aufhören, uns mit unseren Problemen zu identifizieren (White und Epston, 1990).

Heilung bedeutet »Wiederherstellung der Ganzheit«. Um geheilt zu werden, müssen wir in der Lage sein, alles, was wir sind, zu einem Gesamtbild zusammenzuschmieden, das verschiedene Eigenschaften umfasst. Das bedeutet, dass wir uns nicht nur auf unsere Probleme oder nur auf unsere Stärken konzentrieren. Jeder von uns ist ein komplexes Wesen. Wenn Sie sich vor Augen halten, dass wir alle unvollkommen sind, wird es Ihnen leichter fallen, ein ganzheitliches Narrativ von sich selbst zu entwickeln.

Wir alle schwanken zwischen wechselnden Perspektiven und Stimmungen hin und her, erleben Zeiten der Irrationalität und dann wieder Phasen innerer Klarheit. Manchmal schreien wir jemanden an, den wir lieben, und haben hinterher ein schlechtes Gewissen deshalb; dann wieder sind wir vielleicht zu einem wildfremden Menschen unheimlich nett. Wir verhalten uns sehr unterschiedlich – oft sogar im Lauf eines einzigen Tages. Diese Komplexität wird noch verstärkt durch unser ADHS-Gehirn, das sich ständig verändert und von Fall zu Fall anders reagiert – je nach den Bedingungen, unter denen es gerade arbeitet.

> Um geheilt werden zu können, müssen wir in der Lage sein, alles, was wir sind, zu einem Gesamtbild zusammenzuschmieden, das viele verschiedene Eigenschaften umfasst. Das bedeutet, dass wir uns nicht mehr nur auf unsere Probleme oder nur auf unsere Stärken konzentrieren. Jeder von uns ist ein komplexes menschliches Wesen.

Wenn wir in Schwarz/weiß- und Entweder/oder-Dichotomien denken, indem wir einen Aspekt unserer Identität überbetonen und alle anderen Aspekte beiseiteschieben, betreiben wir *Reduktionismus* – das heißt, wir vereinfachen eine komplexe Idee so weit, dass sie minimiert oder verzerrt wird. Wir reduzieren uns im wahrsten Sinn des Wortes auf ein einziges, stark vereinfachtes oder überbetontes Persönlichkeitsmerkmal (normalerweise sind das unsere ADHS-Probleme). Um zu einem vollständigeren, ganzheitlichen Narrativ zu gelangen, müssen wir uns von diesem Reduktionismus verabschieden und Platz für eine umfassendere Sichtweise schaffen. Wenn Sie sich innerlich öffnen, um mehr von Ihrer eigenen Identität wahrzunehmen, wird es Ihnen gelingen, sich selbst (mitsamt Ihrer ADHS und allem anderem) aus einer ausgewogeneren Perspektive zu betrachten.

Vervollständigen Sie Ihr Bild von sich selbst!

Vielleicht nehmen Sie Ihre ADHS-Probleme sehr deutlich wahr. Vermutlich haben Sie sich schon immer zu sehr auf dieses Thema konzentriert. Aber wahrscheinlich gibt es auch ein paar Aspekte Ihrer Persönlichkeit, für die Sie blind sind oder zu denen Sie schwer Zugang finden. Daher wollen wir Ihr Bild von sich selbst vervollständigen; das heißt, wir wollen Ihre Stärken, Träume oder Eigenschaften, in denen sich Ihr Wert widerspiegelt, genauso bewusst in den Mittelpunkt Ihrer Perspektive rücken wie Ihre Probleme.

Zum Nachdenken:

Einem ganzheitlichen Bild von sich selbst näherkommen

In dieser Übung finden Sie ein paar Fragen, die Sie dazu anregen möchten, über verschiedene Aspekte Ihres Lebens mit ADHS nachzudenken und diese zu bewerten: zum Beispiel Ihre besonderen Stärken, Probleme, persönlichen Eigenschaften und Wertvorstellungen. Lesen Sie sich die Fragen durch und schreiben Sie alles auf, was Ihnen dazu einfällt.

Stärken

Wo liegen Ihre Kompetenzbereiche? Was können Sie besonders gut – was scheint Ihnen mühelos und wie selbstverständlich von der Hand zu gehen?

Was könnten Sie anderen Menschen beibringen, oder welchen positiven Beitrag könnten Sie zu deren Leben leisten?

Welche Fähigkeiten oder Talente haben Sie im Lauf der Jahre entwickelt?

Herausforderungen durch ADHS

Welche ADHS-Symptome belasten Sie am stärksten?

Beschreiben Sie die Probleme, mit denen Sie im Alltag zu kämpfen haben oder die Sie daran hindern, in Ihrem Leben weiterzukommen.

Wie könnte sich die ADHS – realistisch betrachtet – auch weiterhin in Ihrem Leben bemerkbar machen, selbst mit Medikamenten und den richtigen Hilfsmitteln und Unterstützungsmaßnahmen?

Persönlichkeitsmerkmale

Was macht Sie zu dem Menschen, der Sie sind?

Wie reagieren Sie auf die Höhen und Tiefen des Lebens, wenn Sie sich in Bestform befinden?

Welche Ihrer dauerhaften Eigenschaften oder Identitätsmerkmale sind in Ihren Augen besonders wichtig?

Was schätzen Sie an sich selbst am meisten?

Wie würden Sie sich selbst beschreiben, wenn Sie eine literarische Figur in einem Buch wären?

Welche besonderen Eigenschaften, die Sie auch heute noch haben, besaßen Sie schon immer (Ausdauer, Entschlossenheit, Sinn für Humor, eine originelle Perspektive, Beharrlichkeit, Güte, Sensibilität, liebevolles, fürsorgliches Verhalten, Mitgefühl, Fleiß, Kreativität, Originalität und so weiter)?

Finden Sie einen authentischen Weg in Ihre Zukunft!

Oft lassen wir Erfahrungen oder Informationen unter den Tisch fallen, die nicht in das unvollständige Bild oder Narrativ passen, das wir uns selbst bisher immer vor Augen gehalten haben. Denn wenn wir immer nur unsere Probleme sehen, gibt es keinen Raum für neue, positive Erfahrungen in unserem Inneren – also werden diese Erfahrungen sich wieder in nichts auflösen, bevor sie Wurzeln schlagen und wachsen können. Oft ist uns dabei nicht einmal bewusst, dass wir das große Ganze übersehen.

Schließlich können wir das Bild nicht erkennen, wenn wir selbst im Bilderrahmen drinstecken!

Um ein neues Narrativ und eine neue Vision für Ihr Leben entwickeln zu können, müssen Sie sich darin üben, innezuhalten und lange genug im Standbild zu verharren, um neue Informationen in sich aufzunehmen. Dieses Innehalten ist für ADHS-Gehirne unbedingt notwendig, denn unsere fehlenden Hemmungen (das heißt, unsere Unfähigkeit, auf die Bremse zu treten) erschweren es uns, unsere Gedanken und Reaktionen und unser Verhalten zu verlangsamen. Innezuhalten hilft Ihnen, lange genug aus Ihrem ADHS-Gehirn herauszutreten, um zu hören, was Ihr wahres Ich – Ihre Identität – zu sagen hat.

Jamies Geschichte:

Das ganze Bild

Wenn Jamie bei der Arbeit manchmal ein paar Minuten zu spät zu einer Besprechung kam, sagte sie sich: »Ich bin eine totale Versagerin! Immer mache ich alles falsch! Ich bin eine verantwortungslose, schlechte Kollegin.« Und dieser Gedanke verfolgte sie dann während des ganzen Meetings. Jamie war so sehr mit der Sorge beschäftigt, was ihre Kollegen von ihr halten könnten, dass sie gar nicht mehr in der Lage war, irgendeine Information in sich aufzunehmen – nicht einmal positives Feedback. Wenn ihre Kollegen sie lobten, wischte sie diese freundlichen Kommentare einfach beiseite und sagte sich: »Das meinen die doch gar nicht ernst. Sie sind einfach nur höflich. Ich bin doch viel zu chaotisch, um gute Leistungen zu bringen.«

Dank der Arbeit mit einem Therapeuten, der ihr eine große Hilfe war, gelang es Jamie dann, ihre automatischen negativen Reaktionen zu bekämpfen. Sie sagte sich: »Ich werde oft zu spät mit meinen Projekten fertig, und an diesem Problem kann ich ja auch weiterhin arbeiten; doch diese Terminüberschreitungen sind nicht meine ganze Geschichte. Sie definieren weder mich noch die Qualität meiner Ideen. Außerdem fällt es mir manchmal schwer, mich verständlich auszudrücken; aber das bedeutet nicht, dass meine Ideen schlecht sind.« Sie begann genauer wahrzunehmen, was in solchen Situationen tatsächlich passierte: »Wenn ich eine gute Idee habe, finden die meisten Leute sie großartig, auch wenn sie sie auf den ersten Blick nicht ganz verstehen. Ich bringe mit meinen Vorschlägen immer eine neue Perspektive ein.«

Jamie begann das positive Feedback anderer Menschen bewusster wahrzunehmen, entwickelte mehr Selbstvertrauen und begann, sich innerlich freier und offener zu fühlen. Endlich ließ Jamie sich ihren Stolz auf ihre Erfolge nicht mehr durch ihre Probleme kaputtmachen, sondern begann, auf diesen Erfolgen aufzubauen; und irgendwann gelang es ihr, eine vollständigere Geschichte von sich zu erzählen!

Unsere persönliche Mission: von Wertvorstellungen geprägt

Wir sprechen zwar viel über die Wichtigkeit von Wertvorstellungen, nehmen sie aber nur selten als Leitfaden wahr, der uns bei der Bewältigung unserer ADHS helfen kann. Gerade für Frauen, die von dem ständigen Hin und Her ihres ADHS-Gehirns gebeutelt werden, ist es wichtig, auf einen inneren Kompass zurückgreifen zu können (den manche Menschen als ihren *Leitstern* bezeichnen), damit sie wissen, was sie eigentlich vom Leben wollen. Wenn wir das Gefühl haben, uns immer nur im Kreis herumzudrehen, ist es hilfreich, innezuhalten und uns daran zu erinnern, wer und was uns wichtig ist. Es kann eine sehr sinnvolle ADHS-Bewältigungsstrategie sein, uns einen »Spickzettel« zu schreiben, der es uns erleichtert, unsere Werte im Auge zu behalten.

Wenn wir beispielsweise von vielen miteinander konkurrierenden Gedanken in verschiedene Richtungen gezogen werden, können wir uns von unseren Werten leiten lassen, um zu entscheiden, was uns am wichtigsten ist. Aus unserer ADHS-Perspektive fällt es uns oft sehr schwer, uns darüber klar zu werden, was zu einem bestimmten Zeitpunkt unseres Lebens oberste Priorität für uns hat. Doch wenn wir einen Ort in unserem eigenen Inneren finden, der uns liebevoll an unsere Grundwerte erinnert, können wir das Gefühl der Überforderung und Überlastung überwinden, unter dem viele Frauen mit ADHS leiden, wenn sie durch ihre Aufmerksamkeit und ihre Gefühle in zu viele verschiedene Richtungen gleichzeitig gezogen werden.

Wenn Sie zum Beispiel mit den Bedürfnissen vieler Menschen zugleich konfrontiert sind und nicht wissen, worauf Sie zuerst reagieren sollen, können Sie sich fragen: *Von welchen Wertvorstellungen möchte ich mich in meinem Handeln leiten lassen?*

Will ich…

- ☐ … freundlich und einfühlsam sein?
- ☐ … anderen Menschen beibringen, Verantwortung zu übernehmen?
- ☐ … anderen Menschen beibringen, Andersartigkeit zu schätzen?
- ☐ … anderen Menschen beibringen, sich an Regeln zu halten?

Wenn wir von vornherein über unsere Prioritäten Bescheid wissen, haben wir einen Maßstab, an dem wir uns orientieren können, wenn wir nicht mehr weiterwissen oder von unseren inneren Wahrheiten wegdriften. Das ist sowohl aus der ADHS-Perspektive als auch auf dem Weg zu einem sinnvollen Leben hilfreich. Wenn wir unserem inneren Kompass folgen, lassen wir uns in unseren Entscheidungen von unseren Werten – und nicht von den ADHS-bedingten Ablenkungen – leiten. Wenn wir in unserer ADHS-Ablenkbarkeit gefangen sind (»Oh, da ist jemand, der mich braucht! Also werde ich in diese Richtung gehen.« »Schau mal! Da wird ein interessantes Event angekündigt – da muss ich unbedingt hin!«), vergessen wir leicht, worin unsere wahren Prioritäten bestehen, oder lassen uns davon abbringen, sodass wir dann keine Energie oder Ressourcen mehr für die Dinge übrig haben, die uns am wichtigsten sind. Doch wenn wir eine kurze Pause machen und uns auf unsere Wertvorstellungen besinnen, können wir eine bewusstere Entscheidung treffen, die besser zu unserer Mission, unserer Vision und unseren zukünftigen Zielen passt.

Ein innerer Kompass kann darin bestehen, sich jeden Tag eine ganz einfache Frage zu stellen: *Entsprechen meine Entscheidungen dem, was mir wichtig ist?* Diese Frage wird Ihnen helfen, sich zu zentrieren und auf eine Zukunft zuzubewegen, in der Sie sich eher als ganzer Mensch fühlen. Außerdem kann sie Ihnen bei der Entscheidung helfen, in welche Richtung Sie gerade gehen sollten, um Ihre ADHS zu bewältigen.

Wenn Sie wissen, was Ihnen wichtig ist, können Sie ein persönliches Mission Statement verfassen – genau wie man es tut, wenn man ein eigenes Unternehmen führt. Schließlich führen Sie ja Ihr *eigenes Leben*! Dieses Mission Statement kann eine hilfreiche, unkomplizierte, ADHS-freundliche Methode sein, sich in Situationen, in denen Sie sich getriggert fühlen, an Ihre Wertvorstellungen zu erinnern.

Wenn Sie unter ADHS leiden, werden Sie wahrscheinlich jedes Mal von Reizen überflutet oder überwältigt, wenn Ihr Nervensystem unter Beschuss gerät (Shaw et al. 2014). Ein »Spickzettel« kann Sie zentrieren und Ihnen helfen, sich an Ihre Wertvorstellungen zu halten, wenn Sie im Augenblick zu müde oder zu überfordert sind, um die Situation zu durchdenken. Sie können Ihre Werte und Ihr Leitbild zum Beispiel auf ein Kärtchen schreiben und dieses dann in der Nähe Ihres Schreibtischs aufhängen, in Ihre Brieftasche stecken oder an Ihr Telefon kleben, um möglichst schnell an Ihren inneren Kompass erinnert zu werden. Hier ein Beispiel für ein solches Statement:

Meine Mission besteht darin, gütig und freundlich zu anderen Menschen zu sein. Ich will mir stets Zeit nehmen, in respektvollem Ton mit ihnen zu sprechen. Absoluten Respekt erwarte und fordere ich jedoch im Gegenzug ebenfalls ein. Ich möchte meine Mitmenschen so unterstützen, dass ich dabei das Gefühl habe, hilfreich zu sein. Ich akzeptiere meine Grenzen in Lebensbereichen, in denen ich Schwächen habe. Ich möchte freundlich, aber nicht aufdringlich sein. Ich möchte offen und ehrlich sein – vor allem, wenn ich es für wichtig halte, in meinen zwischenmenschlichen Beziehungen über meine Andersartigkeit zu sprechen.

Zum Nachdenken: **Ihr Leitbild**

Die nun folgenden Fragen sollen Ihnen helfen, authentischer zu werden und Ihren besonderen Stärken, Problemen und wichtigsten Wertvorstellungen entsprechend zu handeln. Am Schluss werden Sie Ihr eigenes Leitbild verfassen.

Was ist für Sie am wichtigsten und sinnvollsten?

Wofür möchten Sie stehen?

Worum soll es in Ihrem Leben gehen?

Worin bestehen Ihre wichtigsten Wertvorstellungen?

Was sollen andere Menschen über Sie wissen?

Wenn Sie auf Ihr Leben zurückblicken: Was würden Sie dann gern über sich und Ihr Leben sagen können?

Versuchen Sie, all diese Informationen in ein paar Stichpunkten zusammenzufassen und daraus Ihre persönliche Mission zu formulieren.

Eine Vision entwickeln

Um ein Gesamtbild und eine flexiblere Vision Ihres Lebens zu entwickeln, sollten Sie zunächst einmal visualisieren, wie Sie so leben, dass Ihr oben beschriebenes Leitbild darin zum Ausdruck kommt. Es ist schwierig, auf eine Zukunft hinzuarbeiten, die Ihnen mehr Erfüllung schenkt, wenn Sie nicht zunächst einmal ein Gefühl dafür entwickeln, wie diese Lebensweise aussehen und sich anfühlen könnte. Aber seien Sie dabei realistisch im Hinblick auf Ihre ADHS-Probleme und berücksichtigen Sie auch Ihre anderen Lebensbereiche und Persönlichkeitsanteile – zum Beispiel Ihre Stärken und wichtigsten Wertvorstellungen und die Unterstützung, die Sie in Ihrem Leben vielleicht erhalten!

Zum Nachdenken: **Imaginationsübung**

Diese Übung hilft Ihnen, Ihre ADHS-Probleme zu externalisieren, um sich von Ihren automatischen Gedanken und den daraus entstehenden Emotionen zu distanzieren. Sie verschafft Ihnen den nötigen Bewegungsspielraum, um eine wertfreie, bewusste Entscheidung darüber zu treffen, wie Sie mit Ihrer ADHS-Problematik so gut und erfolgreich wie möglich leben können, während Sie gleichzeitig Ihre persönlichen Wertvorstellungen und Ihre Mission verwirklichen und in Ihrem Leben einen Sinn und ein Ziel vor Augen haben.

Nehmen Sie sich kurz Zeit für sich selbst und atmen Sie ein paarmal tief durch, um sich von innen heraus zu reinigen. Seien Sie möglichst präsent im Hier und Jetzt und lassen Sie Ihren bisherigen Tag und das, was heute vielleicht noch passieren wird, los – konzentrieren Sie sich einfach nur auf den jetzigen Augenblick. Schließen Sie die Augen und stellen Sie sich vor, wie Sie in einem Jahr, in fünf oder zehn Jahren morgens aufwachen. Malen Sie sich das in möglichst vielen Details und Sinneseindrücken aus und lassen Sie sich dabei in Ihrer Neugier von den unten stehenden Fragen leiten. Machen Sie zwischendurch immer wieder eine kleine Pause, um ein paar Bilder, die Ihnen durch den Kopf gehen, zu beschreiben oder zu skizzieren; oder kehren Sie wieder zu den Fragen zurück, nachdem Sie sich eine Zeitlang in Ihre Visualisationsübung vertieft haben.

Was sehen Sie zuallererst um sich herum, wenn Sie die Augen aufschlagen?

Wie fühlen Sie sich beim Aufwachen?

Wie entwickelt sich Ihr Tag?

Welche Teile Ihres Tages fühlen sich gut und authentisch an?

Welche Teile fühlen sich erdrückend oder unangenehm an?

Wie spiegeln sich Ihre Wertvorstellungen und Ihre Mission an diesem Tag in Ihren Handlungen wider?

Während Sie sich weiterhin ausmalen, wie Sie Ihren Tag verleben, stellen Sie sich nun bitte vor, dass Sie dabei auf typische ADHS-Situationen oder andere persönliche oder zwischenmenschliche Herausforderungen stoßen. Visualisieren Sie, dass Sie sich inzwischen auf eine Art und Weise verändert und weiterentwickelt haben, die sich für Sie gut anfühlt, und dass Sie daher auch besser mit diesen Situationen umgehen können.

Welche Teile Ihrer Identität, auf die Sie stolz sind, zeigen sich in dem oben beschriebenen Szenario? Welche Ihrer Stärken machen Ihnen Mut und bauen Sie auf?

Zum Schluss Ihrer Visualisationsübung stellen Sie sich bitte einen Ausklang Ihres Tages vor, der sich vollständig und befriedigend anfühlt. Welche abschließenden Bilder oder Überlegungen fallen Ihnen dazu ein?

Wenn es Ihnen gelingt, ein bisschen auf Distanz zu gehen und das Gesamtbild zu betrachten, treten alle Wahrheiten über Sie selbst gleichermaßen ins Blickfeld. Wenn Sie beispielsweise dazu neigen, Geburtstage zu vergessen, können Sie (statt sich für einen schrecklichen Menschen oder eine lieblose Freundin zu halten) einen Schritt von diesem negativen Bild zurücktreten und daran denken, dass Sie trotzdem ein liebevoller, fürsorglicher Mensch sind: Zum Beispiel haben Sie vielleicht ein besonderes Talent dafür, tolle, sinnvolle Geschenke auszusuchen, mit denen Sie im Lauf der Jahre schon vielen Ihrer Freundinnen und Freunde eine besondere Freude gemacht haben. Vielleicht gehören Dankbarkeit und liebevolle Fürsorge für andere Menschen zu Ihren persönlichen Wertvorstellungen; und diese Werte zu leben, könnte ein Teil Ihrer persönlichen Mission sein, auch wenn Sie das auf unkonventionelle Art und Weise tun.

Wenn Sie Ihr Ich in seiner Gesamtheit betrachten, wird Ihnen klar, dass die Aussage, Sie seien ein schrecklicher Mensch oder eine lieblose Freundin, eigentlich nicht zutrifft. Es stimmt zwar, dass Sie manchmal vergesslich sind – das ist eine Verhaltensmanifestation des durch Ihre ADHS verursachten Gedächtnisdefizits. Vergesslichkeit ist ein Problem, das im Lauf der Jahre wahrscheinlich schon viele negative Konsequenzen für Sie gehabt hat. Das ist nun einmal so. Doch das ist nicht die ganze Wahrheit, und außerdem hat es ganz sicher nichts mit Ihrem Charakter, Ihren Fähigkeiten oder Ihren Möglichkeiten zu tun, auf dieser Welt einen sinnvollen Beitrag zu leisten. Außerdem gibt es auch noch viele andere Wahrheiten über Sie. Dieses Wissen bietet Ihnen eine Chance, Ihre Perspektive zu ändern.

Veränderungen sind schwierig

Spoiler-Alarm! An dieser Stelle ist vielleicht eine Warnung angebracht: Sobald Sie glauben, dass dieser Prozess eines ganzheitlicheren, in hellerem Glanz erstrahlenden Lebens tatsächlich Spaß machen könnte, werden Sie sich vielleicht plötzlich ganz anders entscheiden! In dem Moment, in dem Sie Ihrer Meinung nach kurz davor stehen, einen neuen Weg für ein erfolgreiches Leben mit ADHS zu finden, werden Sie womöglich einen überraschenden Rückzieher machen, oder ein ungutes Bauchgefühl wird Sie schlagartig innehalten lassen.

Manche Frauen sagen, dass sie plötzlich ein Schwindelgefühl überkommt, wenn sie diesen »Aber das kann ich doch nicht!«-Punkt erreichen. Das ist vergleichbar mit einem Einkaufsbummel, bei dem Sie eine überwältigende Auswahl an interessanten Artikeln vorfinden und von all der Schönheit und den vielen Möglichkeiten förmlich geblendet sind. Dieses Erlebnis fühlt sich für Sie vielleicht zu grenzenlos, zu ungewohnt oder sogar völlig unmöglich an; oder Sie fühlen sich dadurch über- oder unterstimuliert. Ohne zu wissen, warum, fallen Sie dann womöglich wieder in automatische Gedankenmuster wie *Damit mache ich mir doch nur selbst etwas vor* oder *Hoppla! Fast wäre ich in die Falle getappt, daran zu glauben, dass an meinem Leben noch irgendetwas besser werden kann* zurück.

Also stellen Sie sich lieber von vornherein darauf ein, dass in Ihrem Inneren ein paar Hindernisse auftauchen werden: Angst davor, dass Sie das alles niemals schaffen werden – Zweifel an Ihren eigenen Fähigkeiten. Vielleicht stürzt es Sie in innere Konflikte, sich Träumen und Hoffnungen hinzugeben, obwohl es doch noch so viele andere Dinge zu tun gibt, mit denen Sie noch nicht einmal angefangen haben; oder an Ihnen beginnt die altvertraute pessimistische Erwartung zu nagen, dass Sie sich oder Ihre Mitmenschen ja doch nur enttäuschen werden, wenn Sie sich zu hochfliegende Träume erlauben oder allzu viel auf einmal verändern möchten.

Für uns als Therapeutinnen gehört es zu den schwierigsten Erfahrungen in unserer Arbeit mit ADHS-Patientinnen, mitzuerleben, wie sehr diese Frauen dazu neigen, sich selbst herabzusetzen und jeden Glauben an sich von vornherein im Keim zu ersticken – wie wenig sie auf ihre Fähigkeit vertrauen, sich ein Leben aufzubauen, das sich für sie gut und vollständig anfühlt, weil ihre Ängste und Selbstzweifel dazu viel zu groß sind. Zu unseren besten Erfahrungen bei der Arbeit mit ADHS-Patientinnen gehört es dagegen, zu erleben, wie stark, resilient, mutig und entschlossen solche Frauen sein können, wenn sie sich etwas Wunderbares vornehmen und anfangen, wieder an sich selbst zu glauben.

Erkennen Sie Ihre inneren Widerstände

Um ganz ehrlich zu sein: Wenn Sie keine Angst vor etwas haben, dann haben Sie sich diese neue Situation wahrscheinlich noch gar nicht richtig ausgemalt! Es ist immer beängstigend, einen unbekannten neuen Weg einzuschlagen. Wenn wir alte Wunden aufreißen (selbst wenn diese Verletzungen zum Teil schon abgeheilt waren), verspüren wir an bestimmten Stellen und unter bestimmten Umständen oft immer noch unsere früheren Schmerzen. Und wenn wir wissen, dass wir immer noch unter diesen alten Verletzungen leiden, besteht das beste Erfolgsrezept darin, sie einfach zuzulassen – aber wir dürfen nicht auf ihre Botschaften hören, auch wenn sie uns in noch so überzeugenden Worten von unserem Fortschritt abzuhalten versuchen.

Dieser innere Widerstand kann sich auf sehr unterschiedliche Weise äußern. Manche Frauen erleben ihn als Nervosität oder Angst. Für andere fühlt er sich eher wie Verärgerung oder Frustration an; oder aber wir schieben alle mahnenden oder ermutigenden Gedanken, die uns einflüstern, doch einmal etwas anders zu machen als bisher, beiseite. Bei wieder anderen Frauen kann sich dieser Widerstand in Form von Gefühlen der Traurigkeit, des Verlusts und der Hilflosigkeit manifestieren, die sie daran hindern, die Initiative zu ergreifen. Oft trifft unser innerer Widerstand uns völlig unvorbereitet, denn dabei kann es sich um einen tief verwurzelten unbewussten Selbstschutzmechanismus handeln, der automatisch ausgelöst wird, wenn wir mit neuen Situationen oder Reizen konfrontiert werden.

Michelles Geschichte:

Plötzlich stieß ich gegen eine Mauer des inneren Widerstands

Als Sari und ich mit unserer Arbeit an diesem Buch begannen, war ich voller Begeisterung, Hoffnung und Entschlossenheit. Anfangs glaubte ich durchaus daran, dass ich das schaffen würde. Doch schon nach kurzer Zeit fühlte ich mich wie gelähmt. Das lag nicht nur daran, dass es meinem ADHS-Gehirn schwerfiel, in die Gänge zu kommen und sich durch den Wust an organisatorischen Arbeiten hindurchzukämpfen, die der Beginn dieses Buchprojekts erforderte; es schienen auch immer wieder Ängste und Selbstzweifel in mir aufzusteigen.

Ich begann mich zu fragen, ob dieses Projekt wirklich so eine gute Idee war, wie ich anfangs geglaubt hatte. Das meiste von dem, was ich zu Papier bringen konnte, gefiel mir plötzlich nicht mehr, und ich machte mir Sorgen darüber, dass ich mit diesem Buch am Ende vielleicht gar nicht zufrieden sein würde. Ich war frustriert, zweifelte an mir selbst und wollte nicht einmal Sari anvertrauen, mit welchen Problemen ich zu kämpfen hatte – es war wie eine Art Zwang, mich verstecken zu müssen. Das schien schon eine ziemlich schnelle Kehrtwende zu sein, die ich da hinlegte, nachdem ich noch vor einer Woche so begeistert von dieser Buchidee gewesen war. Aber ich bin doch überzeugt von dem Projekt!, dachte ich. Oder etwa nicht? Und wenn ja: Warum fallen mir dann nicht die richtigen Worte ein? Also tat ich, was Frauen mit ADHS in solchen Situationen oft tun: Ich strengte mich noch mehr an, weil ich die Sache einfach durchziehen wollte. Ich probierte alle Hilfsstrategien für ADHS-Patienten aus, die ich kannte, und gestaltete mein Arbeitsumfeld so, dass es mir optimale Bedingungen für meine kreative Tätigkeit bot. Trotzdem kam ich nicht weiter.

Als ich mich dann mit Sari zusammensetzte und ihr gestand, dass ich bei meiner Arbeit an unserem Buch immer wieder stundenlang auf einen leeren Bildschirm und einen blinkenden Cursor starrte, wurde uns beiden klar, dass ich mich innerlich dagegen sträubte, den Sprung zu wagen und mit diesem Werk ins Licht der Öffentlichkeit zu treten. Wenn man als Psychologin mit meiner Diagnose ein Buch schreibt, das alle lesen können, und dann auch noch die Verantwortung dafür übernimmt, seine eigenen Ratschläge in die Tat umzusetzen, macht man sich sehr angreifbar.

Genau wie Ihnen steht meine ADHS mir nach wie vor im Weg; auch mich quälen alte, kontraproduktive Ängste und Zweifel, die lange meine Wegbegleiter sind. So paradox es klingen mag: Bei meiner Arbeit an diesem Kapitel wurde ich ausgerechnet von den Widerständen und Ängsten außer Gefecht gesetzt, über die ich zu schreiben versuchte!

Manchmal sind solche inneren Widerstände offenkundig und verraten uns sehr viel über uns selbst; manchmal überraschen sie uns aber auch völlig unvorbereitet. Doch wenn Sie diese inneren Barrieren erkennen, werden sie allmählich einem größeren Glauben an bewusste, selbstbestimmte Entscheidungen Platz machen, für die Sie sich dann auch bedingungslos engagieren werden. Innere Widerstände – so frustrierend und unangenehm sie sich auch anfühlen mögen – sind wertvolle Informationsquellen. Wenn es um bewusste, erwünschte Veränderungen oder darum geht, kalkulierte Risiken einzugehen, um Ihr bestmögliches Leben zu führen, können innere Stoppschilder in Wirklichkeit nämlich genau das Gegenteil bedeuten: »Na los, worauf wartest du noch?«

Selbsterfahrung: Wie äußert sich Ihr innerer Widerstand?

Wie erleben Sie innere Widerstände? Unten finden Sie ein paar Beispiele für psychische Hindernisse oder Blockaden, über die wir ADHS-Patientinnen auf unserem Weg zu einem besseren, glücklicheren Leben häufig stolpern. Kreuzen Sie bitte alle Beispiele an, die auf Sie zutreffen, damit Sie diese Widerstände leichter erkennen können, wenn sie wieder einmal in Ihrem Leben auftauchen.

Meine innere Abwehrhaltung dagegen, mehr aus mir selbst und meinem Leben zu machen, nimmt oft folgende Formen an:

- Angst, innere Erstarrung, Vermeidungsverhalten
- Gereiztheit, Verärgerung, Frustration
- Überbewertung der Hindernisse und Unterbewertung meiner Fähigkeiten
- Selbstzweifel, Selbstkritik, sekundenschneller Rückzug in eine »Ich kann nicht«- oder »Ich sollte nicht«-Haltung
- Aufgeben, Isolation (ich scheue vor dem Wagnis zurück, verstecke mich oder rede mir ein, dass das alles doch eigentlich gar nicht so wichtig ist)

- »Aufschieberitis« (Ich werde ________ wenn ________ oder Wenn/dann-Denken.)
- kritische Haltung oder Ablehnung gegenüber bestimmten Menschen, Situationen oder Reizen
- Konzentration (es fällt mir schwer, präsent zu bleiben und mich hundertprozentig auf etwas einzulassen)
- Vorschieben von Gründen (ich finde eine Million Gründe dafür, warum »ich das nicht kann«)
- Kummer, Verlustgefühle; der Vergangenheit nachhängen
- intensives Gefühl der Unsicherheit oder Verletzlichkeit
- Neigung zu Selbstschutzmaßnahmen, innerem Rückzug, Versteckspiel oder Heimlichtuerei
- Sonstiges: ________________

Es ist ein beängstigendes Gefühl, an der Schwelle zu etwas zu stehen, das man sich schon immer gewünscht hat – selbst positive Erlebnisse wie Liebe oder Erfolg jagen einem dann oft Angst ein. Vielleicht befürchten Sie, krachend zu scheitern. Achten Sie einmal darauf, wann Sie sich innerlich am meisten dagegen sträuben, einen Schritt vorwärts zu tun. Diese Augenblicke – diese Gefühle – sind wichtige Informationen, die Ihnen verraten, in welcher Hinsicht Sie vielleicht noch ein bisschen mehr über sich hinauswachsen müssten.

Aber natürlich gibt es auch noch eine andere Möglichkeit: nämlich, dass alles gut laufen wird. Vielleicht werden Sie Teile Ihrer selbst entdecken, von denen Sie schon immer wussten, dass sie unter all dem Chaos und den vielen Papierstapeln verborgen lagen. Vielleicht haben Sie Angst davor, nachzuschauen – die verschlossene Schranktür zu öffnen und mit der Suche zu beginnen. Vielleicht haben Sie Angst davor, »es« zu finden – und fürchten doch gleichzeitig, es *nicht* zu finden.

Setzen Sie Ihre Standardeinstellungen zurück!

Genau wie die vorprogrammierten Einstellungen eines Computers, die sich bei jedem Hochfahren automatisch aktivieren, haben auch wir Menschen bestimmte standardmäßige Gefühls- und Verhaltensmuster; und solange wir nicht wissen, dass diese Verhaltensmuster und Emotionen automatisch ablaufen, werden wir zwangsläufig immer wieder in die gleichen Reaktionen verfallen. Deshalb müssen wir uns mit den Präferenzen unseres eigenen emotionalen Systems auseinandersetzen und diese automatischen Standardreaktionen neu kalibrieren, damit sie nicht mehr gegen uns, sondern für uns arbeiten.

Solche automatischen Reaktionen führen nämlich oft dazu, dass wir uns gegen eine neue Vision unserer selbst und unseres Lebens wehren. Und für unser ADHS-Gehirn ist das eine ganz besonders verwirrende Situation: Einerseits sind wir innerlich bereit, auf eine verlockendere Zukunft oder eine ganzheitlichere Vorstellung von uns selbst hinzuarbeiten; doch gleichzeitig scheuen wir davor zurück.

Saris Geschichte:

Standardpräferenzen

Ich erinnere mich noch genau an den Tag, an dem ich entdeckte, dass auf dem »Computer« meines Gehirns bestimmte Standardpräferenzen eingestellt waren. Erstens hatte ich keine Ahnung, wie man solche Voreinstellungen ändert, und zweitens war mir bis zu diesem Zeitpunkt überhaupt nicht bewusst gewesen, dass es sie überhaupt gibt! Erst als irgendetwas in meinem Leben mich so sehr zu stören begann, dass ich nachforschte, was im Inneren meines Computers vor sich ging, wurde mir klar, dass ich trotz allem eine gewisse Kontrolle darüber hatte. Ich konnte in meine Systemeinstellungen hineingehen und die Standardpräferenzen so verändern, dass sie besser zu meinen wahren Wünschen – zu dem Leben, das ich gern führen wollte – passten. Ich konnte selbst entscheiden! Ich hatte zwar keine hundertprozentige Macht über meinen Computer, musste also schon mit ein paar Einschränkungen leben (weil meine Realität nun mal eine andere ist als bei den meisten meiner Mitmenschen); aber mir standen doch viel mehr Kontroll- und Entscheidungsmöglichkeiten offen, als ich gedacht hatte.

Selbsterfahrung: Veränderung negativer Gedanken über Ihre ADHS

In der unten stehenden Liste finden Sie ein paar häufige Standardeinstellungen, denen gegenüber viele Frauen sich machtlos fühlen: Sie glauben, nichts dagegen tun zu können. Angenommen, Sie stehen gerade kurz davor, etwas an Ihrem Leben zu verändern. Oder Ihnen ist gerade ein ADHS-typischer Schnitzer unterlaufen, der Ihnen furchtbar peinlich ist.

Kreuzen Sie die unten stehenden Gedanken an, die Sie an Ihre häufigsten (oder bequemsten) Standardeinstellungen in einem solchen Szenario erinnern. Als Nächstes umkringeln Sie einen Gedanken, den Sie gerne verändern würden. (Dazu müssen Sie in Ihre emotionalen Systemeinstellungen hineingehen und etwas daran ändern – genau wie bei einem Computer!)

- ☐ Ich werde nie in der Lage sein, etwas anders zu machen oder eine positive Veränderung über längere Zeit durchzuhalten.
- ☐ Ich werde mich mit meinen ADHS-Symptomen blamieren.
- ☐ Ich habe schon mal versucht, mich anderen Menschen gegenüber zu öffnen, und fühlte mich am Ende unverstanden und verurteilt. Warum sollte ich mir noch einmal die Mühe machen, irgendjemanden ins Vertrauen zu ziehen?
- ☐ Es hat doch noch nie funktioniert. Wieso sollte das ausgerechnet diesmal anders sein?
- ☐ Ich werde es sowieso nicht schaffen, das auf die Dauer durchzuziehen.
- ☐ Ich kann das Gefühl der Überforderung, das ich dabei haben werde, nicht ertragen.
- ☐ Ich werde das garantiert schon nach zwei Wochen wieder aufgeben – wie immer.
- ☐ Ich muss verrückt sein, mir so etwas Schönes überhaupt vorzustellen.
- ☐ Eigentlich sollte ich dazu keine Hilfe brauchen. Ich muss es ganz allein schaffen.
- ☐ Wenn mir das nicht leichtfällt oder ich dabei einen Fehler mache, sollte ich es lieber aufgeben.

- ☐ Wenn dabei etwas schiefgeht, ist das meine Schuld.
- ☐ Ich muss mich dafür entschuldigen, der Mensch zu sein, der ich bin.
- ☐ Ich wusste von vornherein, dass das passieren würde. Deshalb versuche ich so etwas normalerweise gar nicht erst.
- ☐ Wenn ich mich einfach an die Strategie gehalten hätte, die ich erlernt habe, wäre ich jetzt vielleicht nicht in dieser Situation; aber offensichtlich bin ich sogar als Frau mit ADHS ein totaler Flop!
- ☐ Diese Geschichte mit der ADHS ist doch nur eine Ausrede. In Wirklichkeit bin ich selbst das Problem.

Zum Nachdenken:
Welche Standardeinstellungen möchten Sie zurücksetzen?

Notieren oder skizzieren Sie kurz drei Standardeinstellungen, die Sie zurzeit auf Ihrem »Computer« haben.

Notieren oder skizzieren Sie kurz drei Standardeinstellungen, die Sie stattdessen gerne hätten.

Wenn Sie sich an den Kern Ihrer Identität erinnern – daran, was Ihnen wichtig ist und was Sie wert sind (trotz oder *gerade wegen* Ihrer speziellen Probleme) –, wird es Ihnen gelingen, in Ihrer Kommunikation mit anderen eine Haltung einzunehmen, die Ihnen als ganzem Menschen gerecht wird. Dann werden Sie sich Folgendes vor Augen halten können: »Ich habe diese besonderen Stärken und Probleme; aber das ist nicht alles. Ich bin viel mehr als das.« Oder wie David Giwerc, Begründer der ADDCA (der größten Organisation für die Ausbildung von ADHS-Coachs), in seinem Buch *Permission to Proceed* schreibt:

> »Wenn Sie sich erlauben, weiterhin Ihr natürliches Ich – der Mensch, der mit Ihrer wahren Identität im Einklang steht – zu sein und nach den Wertvorstellungen zu leben, die der Stimme und der Leidenschaft Ihres Herzens entsprechen, treffen Sie damit eine Entscheidung, die Sie von Grund auf verändern wird. Einfach nur dadurch, dass Sie sich das erlauben, begeben Sie sich auf einen Weg, auf dem Sie sich eine ganze Welt voller Möglichkeiten vorstellen und eine wunderbare neue Realität erschaffen können!« (Giwerc 2011, S. 241)

WAS HABEN SIE AUS DIESEM KAPITEL GELERNT?

- Wenn Sie herausfinden, wer Sie als Frau in der Ganzheit Ihres Wesens sind und wo Ihr authentisches Ich hinmöchte, sind Sie auf dem besten Weg dazu, befriedigendere Entscheidungen für Ihr Leben und Ihre zwischenmenschlichen Beziehungen zu treffen.
- Widerstände sind etwas Unvermeidliches – Sie sollten bereitwillig angenommen und durchgearbeitet werden. Wenn Sie akzeptieren können, dass Zweifel, Ängste und Verlustgefühle völlig normale Reaktionen auf die Veränderung sind, die Sie gerade durchmachen, werden Sie allmählich wieder neue Hoffnung schöpfen.
- Sie können mit Ängsten und inneren Hindernissen zu kämpfen haben, die Ihrem Veränderungsprozess im Weg stehen, und trotzdem anfangen, allmählich immer heller zu strahlen.

Kapitel 7

Zeigen Sie sich der Welt so glänzend, wie Sie sind!

Überwinden Sie Ihre Angst davor, so wahrgenommen zu werden, wie Sie sind

In diesem Kapitel geht es darum, wie Sie den Mut fassen können, anderen Ihr wahres Wesen (mitsamt Ihren Stärken) zu zeigen und damit zu glänzen. Sie werden lernen, Ihrem Umfeld Schritt für Schritt Ihre einmalige Persönlichkeit und Ihre besonderen Begabungen und Interessen zu offenbaren. Sie sollen sich nun endlich in die Welt hinauswagen und mehr aus Ihrem Leben machen als bisher. Sie sollen dem Impuls widerstehen, sich in ein begrenztes, bedeutungsloses Leben zurückzuziehen, nur weil Sie anders sind als Ihre Mitmenschen. Um das zu erreichen, werden Sie lernen, behutsam und schrittweise über Ihre Komfortzone hinauszuwachsen und die Vision zu verwirklichen, die Sie in Kapitel 6 entwickelt haben.

Mit dem Wort »glänzend« meinen wir nicht unbedingt eine besondere Leistung oder Errungenschaft; und das bedeutet auch nicht, dass Sie überall, wo Sie hinkommen, auffallen und den Ton angeben sollen. Natürlich – wenn Sie das wollen und innerlich bereit dazu sind, dann tun Sie es ruhig! Uns geht es an dieser Stelle aber einfach nur darum, dass Sie den Begriff »Glänzen« nicht im beruflichen oder traditionellen Sinn verstehen müssen. Er ist eher im Sinn von »mehr Raum in der Welt beanspruchen« gemeint. Stellen Sie sich vor, dass Sie sich kraft Ihrer Worte oder Handlungen ausdehnen – dass Sie sich sichtbarer, bedeutender und gleichberechtigter fühlen als bisher. Sie verdienen es, gesehen, gehört und als der Mensch erkannt zu werden, der Sie sind. Sie sind würdig und fähig, die Hauptrolle in Ihrem Leben zu spielen – trotz Ihrer ADHS-typischen Probleme, Sorgen und Nöte.

Machen Sie mehr aus sich und Ihrem Leben!

Frauen mit ADHS sind genauso gut und wertvoll wie alle anderen, auch wenn sie oft das Gefühl haben, weniger wert zu sein, und deshalb vor dem Leben zurückscheuen. Hoffentlich haben Sie an diesem Punkt Ihrer Reise durch Ihre neue Sichtweise und Ihre intensive Arbeit an sich selbst bereits entdeckt, dass es viele Situationen gibt, in denen Sie sich in die Welt hinauswagen können, statt sich kleiner zu machen, als Sie sind.

Unabhängigkeitserklärung für Frauen mit ADHS

Auch Frauen mit ADHS haben Rechte; doch durch unsere Schwierigkeiten und unser Anderssein geraten wir nur allzu leicht in Versuchung, auf diese Rechte zu verzichten. Wir müssen uns klarmachen, dass unsere Probleme uns nicht das Recht nehmen, gleichberechtigte Beziehungen zu führen und nach einem von Sinn und Leidenschaft erfüllten Leben zu streben.

In der Unabhängigkeitserklärung – dem Gründungsdokument der Vereinigten Staaten von Amerika – heißt es, dass wir alle bestimmte Freiheiten genießen, die unser Geburtsrecht sind. Auf der nächsten Seite finden Sie eine Version dieser Unabhängigkeitserklärung für Frauen mit ADHS, in der die Rechte aufgeführt sind, die uns von unterdrückenden Gedanken, Reaktions- und Verhaltensmustern befreien.[3] Mit ihr können Sie die Botschaft verinnerlichen und sich Ihren Rechten entsprechend verhalten.

Wir müssen uns klarmachen, dass unsere Probleme uns nicht das Recht nehmen, gleichberechtigte Beziehungen zu führen und nach einem von Sinn und Leidenschaft erfüllten Leben zu streben.

Unabhängigkeitserklärung für
FRAUEN MIT ADHS

- Das Recht auf Beziehungen zu anderen Menschen, auch wenn Sie Probleme haben
- Das Recht, Ihren besonderen Begabungen nachzugehen, auch wenn Sie Probleme haben
- Das Recht, sich zu äußern, über Ihre Ideen zu sprechen und Ihr wahres Wesen zu zeigen, auch wenn Sie anders sind als andere Menschen
- Das Recht, Ihre Hoffnungen und Träume zu verfolgen, auch wenn Sie Probleme haben
- Das Recht, sich Zeit und Raum für sich selbst zu nehmen, auch wenn Sie Probleme haben
- Das Recht, ohne Scham zu leben und respektvoll behandelt zu werden, auch wenn Sie nicht perfekt sind
- Das Recht, um Hilfe zu bitten, auch wenn Sie besondere Stärken haben

Mit mehr Mut an zwischenmenschliche Beziehungen herangehen

Sie haben ein Recht auf Beziehungen zu anderen Menschen, auch wenn Sie Probleme haben.

Als Frau mit ADHS haben Sie aufgrund vieler negativer Erfahrungen wahrscheinlich mit der Zeit gelernt, sich in zwischenmenschlichen Beziehungen in Ihr Schneckenhaus zurückzuziehen, Ihre Macht an andere Menschen abzugeben, sich von der Welt abzukapseln oder eine Vermeidungshaltung einzunehmen. Nun ist es an der Zeit, mit mehr Mut an zwischenmenschliche Beziehungen heranzugehen. Pflegen Sie die Beziehungen, die Ihnen Kraft geben und Sie unterstützen, ohne sich abzukapseln oder Ihre Macht an andere Menschen abzutreten. Sie haben ein Recht auf Nähe und Verbundenheit.

Vielen Frauen mit ADHS fällt es schwer, den Kontakt und die Nähe zu Freunden und Familie aufrechtzuerhalten. Diese Beziehungspflege ist deshalb so schwierig für uns, weil sie ständig Aktivitäten erfordert, die sehr viel weniger anregend und faszinierend sind als der persönliche Kontakt selbst. Außerdem braucht man für viele dieser Tätigkeiten ausgeprägte exekutive Fähigkeiten. Wenn Sie das Gefühl haben, in diesem Dilemma zu stecken, liegen Ihnen Ihre Mitmenschen wahrscheinlich sehr am Herzen; aber vielleicht interpretieren Ihre Freunde und Angehörigen Ihre ADHS-Symptome oder die damit einhergehenden Verhaltensweisen falsch und glauben deshalb, dass Sie kein Interesse an der Beziehung zu ihnen haben. Zum Beispiel, weil Sie vergessen, jemandem zum Geburtstag zu gratulieren, am Telefon zerstreut und unaufmerksam wirken oder erst nach einer Woche auf eine SMS oder auf Anrufe reagieren – das sind nur ein paar Beispiele für ADHS-typische Verhaltensweisen, die häufig missverstanden werden.

Vielleicht scheuen Sie vor engeren Kontakten zu Freunden oder Angehörigen zurück, weil Sie sich unverstanden fühlen oder befürchten, andere Menschen mit Ihrer leider oft sehr sporadischen Kontaktpflege enttäuscht zu haben. Das weckt in Ihnen Ängste und Vermeidungshaltungen, durch die sich diese Probleme noch weiter verschlimmern; so können zwischenmenschliche Kontakte im Sande verlaufen, oder Sie geraten womöglich sogar in einen Zustand völliger Isolation hinein. Aufgrund dieser zunehmenden

Angst- und Schamgefühle kann es passieren, dass Sie sich von Menschen, mit denen Sie früher gern zusammen waren, distanzieren oder ihnen sogar bewusst aus dem Weg gehen. Was ursprünglich als ADHS begonnen hat, kann sich also sehr leicht zu einem echten Beziehungsproblem auswachsen.

Um tiefere, sinnvollere Beziehungen zu Personen aufzubauen, die Sie als gleichwertigen Menschen betrachten, müssen Sie auf diese Leute zugehen – vielleicht vor allem auf diejenigen, denen Sie vor lauter Scham und Angst bisher aus dem Weg gegangen sind. Dieses Risiko müssen Sie eingehen; und vielleicht müssen Sie dazu den Mut aufbringen, vieles anders zu machen als bisher – das heißt, Sie dürfen sich nicht mehr verstecken, verstellen oder isolieren. Sie haben ein Recht auf zwischenmenschliche Beziehungen, auch wenn Sie unter Problemen leiden, die für manche Menschen vielleicht schwer nachvollziehbar sind. Und Sie haben auch ein Recht darauf, in solchen ADHS-typischen Problemsituationen respektvoll behandelt zu werden.

Zum Nachdenken:

Mit mehr Mut an zwischenmenschliche Beziehungen herangehen

Sie haben ein Recht auf Beziehungen zu anderen Menschen, auch wenn Sie Probleme haben.

Inwiefern haben Sie sich in dieser Hinsicht bisher zu sehr zurückgenommen?

Wie könnten Sie in dieser Woche mit mehr Mut an Kontakte und Beziehungen zu anderen Menschen herangehen?

Ihre Stärken ausbauen

Sie haben das Recht, Ihren besonderen Begabungen nachzugehen, auch wenn Sie Probleme haben.

Vielleicht haben Sie sich in den letzten Jahren davor gescheut, Ihre Talente oder Interessen weiterzuentwickeln oder auch nur zu offenbaren, weil Sie befürchteten, kritisiert zu werden, es auf die Dauer sowieso nicht durchzuhalten oder andere Menschen zu enttäuschen.

Wenn Sie mit dem Gedanken spielen, Ihre Talente auf irgendeine Weise zu zeigen oder das Spektrum Ihrer Interessen zu erweitern, bekommen Sie vielleicht ein schlechtes Gewissen, weil es doch so vieles andere gibt, was Sie noch gar nicht »geschafft« oder »erledigt« haben. Viele Frauen mit ADHS haben auch Angst davor, sich auf diese Weise einem zu hohen Risiko des Misserfolgs oder der Kritik anderer Menschen auszusetzen; oder sie befürchten, sich oder ihre Mitmenschen zu enttäuschen.

Vielleicht machen Sie sich Sorgen darüber, dass andere Sie verurteilen oder in Ihrer Selbstkritik bestärken könnten. Vielleicht widerstrebt es Ihnen, ins Rampenlicht der Öffentlichkeit zu treten, weil Sie Angst vor kritischen oder spöttischen Bemerkungen haben, zum Beispiel: »Sie schafft es doch nicht einmal, pünktlich zu kommen – und jetzt will sie plötzlich Zeit haben, um für eine Rolle bei einem Theaterstück vorzusprechen?« Oder: »Sie kriegt es ja nicht mal auf die Reihe zurückzurufen, wenn man sie darum bittet – und jetzt hat sie in den sozialen Medien etwas über den neuen Yogakurs geschrieben, an dem sie gerade teilnimmt?«

Wenn Sie Ihre Stärken ins rechte Licht rücken und zeigen möchten, was Sie gut können und was Ihnen Freude macht, müssen Sie sich diesen Ängsten und kritischen Stimmen stellen – den inneren ebenso wie den äußeren, den realen ebenso wie denjenigen, die nur in Ihrer Fantasie existieren. Sie haben ein Recht darauf, anderen Menschen zu zeigen, wo Ihre Stärken liegen, und in der Welt um Sie herum einen sinnvollen Beitrag zu leisten, auch wenn Sie unter ADHS-Symptomen leiden.

Zum Nachdenken: **Ihre Stärken ausbauen**

Sie haben das Recht, Ihren besonderen Begabungen nachzugehen, auch wenn Sie Probleme haben.

Inwiefern haben Sie sich in dieser Hinsicht bisher zu sehr zurückgenommen?

Wie könnten Sie in dieser Woche Ihre besonderen Stärken und Talente ausbauen?

Erheben Sie Ihre Stimme

Sie haben das Recht, sich zu äußern, über Ihre Ideen zu sprechen und Ihr wahres Wesen zu zeigen, auch wenn Sie anders sind als andere Menschen.

Doch dazu müssen Sie zunächst einmal den Mund aufmachen. Verständlicherweise fällt es Ihnen schwer, sich auf diese Weise anderen Menschen gegenüber angreifbar zu machen; doch ohne diese Art von Verletzlichkeit können Ihre Mitmenschen Sie nicht richtig kennenlernen. Sie müssen also das Risiko eingehen, Ihre Bedürfnisse zu äußern, sich bemerkbar zu machen und anderen mehr von Ihrem wahren Wesen zu offenbaren – auch wenn Sie anders sind. Das kann zum Beispiel bedeuten, dass Sie Ihren Mitmenschen zeigen, was Sie alles erreicht, erschaffen, gedacht, erhofft oder erträumt haben, und offen über Ihre Meinungen, Wünsche und besonderen Eigenarten sprechen.

Das heißt aber nicht, dass Sie jedem alles über sich erzählen sollen. Es bedeutet lediglich, sich ein bisschen mehr zu exponieren als bisher, hier und da ein paar Details von sich preiszugeben – so wie in dem Märchen von Hänsel und Gretel sollen Sie Spuren aus Brotkrumen hinterlassen und Ihren Mitmenschen dadurch Schritt für Schritt etwas mehr von Ihrer Identität offenbaren.

Dazu müssen Sie sich genau überlegen, *wem* Sie die verschiedenen Aspekte Ihrer Persönlichkeit zeigen möchten. Sie haben das Recht, Ihre Stimme zu erheben, auch wenn Sie Probleme haben.

Hollys Geschichte:

Zu den eigenen Stärken stehen

Holly war inzwischen Mitte dreißig und traf sich ein paarmal im Jahr mit einer Gruppe früherer Studienkolleginnen. Inzwischen stehen alle ihre Freundinnen entweder kurz vor der Eheschließung oder haben bereits Kinder. Während die anderen Frauen bei einem dieser Treffen über Hochzeiten, Häuser und Fruchtbarkeit plauderten, blieb Holly schweigsam. Ihr Leben bewegte sich in eine ganz andere Richtung – nicht nur wegen ihrer ADHS, sondern auch wegen des außergewöhnlichen Erfolgs, den sie auf ihrem beruflichen Fachgebiet hatte.

Holly gab ihren Freundinnen keinerlei Informationen über ihr Leben, und die Frauen fragten sie auch nicht danach. Sie hatte den Eindruck, dass man ihr absichtlich keine Fragen stellte, weil es in ihrem Leben um ganz andere Dinge ging – es war, als wollten die Freundinnen sie nicht in Verlegenheit bringen. Paradoxerweise war Holly beruflich bei Weitem die erfolgreichste Frau in dieser Gruppe. Sie hatte Naturwissenschaften studiert und arbeitete an einem spannenden Forschungsprojekt mit, bei dem es darum ging, ein Heilmittel für die Alzheimerkrankheit zu finden.

Holly fragte sich, wie sie mit dieser Situation umgehen sollte. Sollte sie den anderen ungefragt von ihrer Arbeit erzählen? Oder sollte sie ihnen freundlich zuhören und dieses Treffen einfach nur mit dem Austausch von Höflichkeiten verstreichen lassen?

Holly wurde klar, dass ihr Gespür für ihr Anderssein in dieser Situation nichts mit ihrer ADHS oder ihren speziellen Problemen zu tun hatte, sondern vielmehr mit ihren Stärken! Denn Holly war mit ihren Lebensentscheidungen hundertprozentig zufrieden. Erst als sie mit ihrer Andersartigkeit konfrontiert wurde und die Freundinnen ihr das Gefühl vermittelten, dass sie die Erwartungen an ihre Geschlechterrolle nicht erfüllte, wusste sie nicht, wie sie sich in diesem Gespräch bemerkbar machen sollte. Verinnerlichte Geschlechtertabus, bei denen es darum ging, nicht angeberisch zu wirken oder besser als andere Menschen erscheinen zu wollen, spielten dabei ebenfalls eine Rolle.

Als Holly es sich schließlich zutraute, ihrer Andersartigkeit eine Stimme zu verleihen, beschloss sie, beim nächsten Treffen den Freundinnen von dem Leben zu erzählen, das ihr wichtig war; denn sie wollte nicht auf das Recht verzichten, als der Mensch wahrgenommen zu werden, der sie war. Holly brach die Beziehung zu ihren Freundinnen nicht ab und zog sich auch nicht von ihnen zurück, sondern verhalf ihnen zu einem besseren Verständnis, indem sie ihr Anderssein offen zur Sprache brachte, statt es kleinzureden oder zu verteidigen. »Ihr sollt wissen, dass ich anders bin als ihr; ich möchte keine Kinder haben«, erklärte sie ihnen. »Bei dem Vermächtnis, das ich der Welt hinterlasse, wird es um meine berufliche Tätigkeit gehen, die ich sehr spannend finde. Ich würde euch gern erzählen, woran ich gerade arbeite!«

Zum Nachdenken: **Ihre Stimme erheben**

Sie haben das Recht, sich zu äußern, über Ihre Ideen zu sprechen und Ihr wahres Wesen zu zeigen, auch wenn Sie anders sind als andere Menschen.

Inwiefern haben Sie sich in dieser Hinsicht bisher zu sehr zurückgenommen?

Schreiben Sie auf, wie Sie in dieser Woche Ihre Stimme erheben könnten, um sich Ihren Mitmenschen gegenüber so zu zeigen, wie Sie wirklich sind.

Erweitern Sie Ihre Träume

Sie haben das Recht, Ihre Hoffnungen und Träume zu verfolgen, auch wenn Sie Probleme haben.

Aufgrund Ihrer ADHS-Problematik glauben Sie vielleicht, auf Ihre Träume verzichten zu müssen, weil Sie es nicht verdienen, welche zu haben. Das kann große Sehnsüchte, seelische Schmerzen und Traurigkeit auslösen. Vielleicht trauern Sie nicht nur Ihren unerfüllten Träumen nach, sondern haben gleichzeitig auch das Gefühl, zu einer Klasse wertloser Menschen zu gehören, die zu einem Fegefeuer für Personen mit mangelndem Organisationsvermögen verurteilt sind und sich ihr Leben lang durch Papierstapel, Kisten voller Gerümpel und unerledigte Aufgaben hindurchwühlen müssen. Vielleicht fühlen Sie sich auf immer und ewig zu Zwangsarbeit verurteilt und des Geburtsrechts beraubt, das jedem Menschen zusteht: zu hoffen und zu träumen – trotz Schwierigkeiten, menschlichen Unzulänglichkeiten oder mangelndem Organisationstalent. Doch da ADHS ein lebenslanger Kampf ist, können Sie Ihr Leben nicht ständig auf Eis legen. Stattdessen sollten Sie auf Ihrem Recht beharren, Hoffnungen und Träume zu haben, während Sie Schritt für Schritt an Ihren Problembereichen arbeiten.

Dazu gehört auch, dass Sie das Risiko eingehen, sich ein von Sinn und Zweck erfülltes Leben vorzustellen und darauf zuzusteuern, auch wenn dabei vieles ungeordnet oder unvollendet bleibt. Auf Ihrem Recht auf Hoffnungen und Träume zu beharren, bedeutet, dass Sie das, was Sie erschaffen oder sich vorgestellt haben, ausweiten und sichtbar machen.

Zum Nachdenken: Erweitern Sie Ihre Träume!

Sie haben das Recht, Ihre Hoffnungen und Träume zu verfolgen, auch wenn Sie Probleme haben.

Inwiefern haben Sie sich in dieser Hinsicht bisher zu sehr zurückgenommen?

Wie könnten Sie sich in dieser Woche kühnere Träume erlauben?

Erweitern Sie Ihren persönlichen Freiraum

Sie haben das Recht, sich Zeit und Raum für sich selbst zu nehmen, auch wenn Sie Probleme haben.

Wir möchten Sie dazu ermutigen, Ihr Leben zu verbessern und mehr daraus zu machen, statt damit zu warten, bis Sie sich um alle anderen Menschen gekümmert haben. Dazu gehört auch, dass Sie sich Zeit für Selbstfürsorge, Entspannung und Vergnügen nehmen, statt zu viel Energie in die Verheimlichung Ihrer ADHS-Probleme zu stecken. Überfordern Sie sich nicht! Denn wer erschöpft ist, kann nichts aus seinem Leben machen.

Sie haben das Recht, sich und Ihre Bedürfnisse (Ihre Gesundheit!) manchmal an die erste Stelle zu setzen, statt reflexartig immer nur den Bedürfnissen aller anderen Menschen oberste Priorität einzuräumen. Denken Sie daran: Von nichts kommt nichts! Wenn Sie sich zu sehr verausgaben, können Sie nichts mehr für Ihre Mitmenschen tun. Also nehmen Sie sich Zeit für sich selbst, um einfach nur Spaß zu haben. Streichen Sie sich selbst nicht von Ihrer Erledigungsliste!

> Überfordern Sie sich nicht! Denn wer erschöpft ist, kann nichts aus seinem Leben machen.

Dabei geht es darum, mehr Raum für sich selbst zu beanspruchen – sowohl in Ihren zwischenmenschlichen Beziehungen als auch in Ihrem eigenen Inneren. Wenn Sie sich dieses Recht zugestehen, bestehen Sie auf Ihrem Wert und dem Platz in der Welt, den Sie verdienen – auch wenn Sie Probleme haben.

Ambers Geschichte:

Ihren Raum in einer Partnerschaft beanspruchen

Amber verbrachte schon seit Monaten jedes Wochenende in der Wohnung ihrer Freundin Miranda. Die Beziehung der beiden Frauen entwickelte sich hervorragend; doch Ambers ADHS brachte immer wieder Probleme mit sich.

Über das Wochenende zu Miranda zu fahren, bedeutete, dass sie eine Übernachtungstasche packen und mehrere logistische Schritte im Voraus planen musste. Und nach diesem Wochenende musste Amber sich wieder auf ihre routinemäßigen Abläufe zu Hause umstellen. Das brachte Hindernisse für Amber mit sich, die angesichts ihrer ADHS zwar zu erwarten waren, an die sie sich aber nicht gewöhnen konnte. Kleine Probleme wurden zu großen Hürden.

Fast jedes Wochenende vergaß Amber, irgendetwas einzupacken. An einem Wochenende ließ sie ihre Medikamente zu Hause, am nächsten vergaß sie ihre Zahnbürste, dann wieder ihr Computerladegerät, und so weiter und so fort. Jedes Mal, wenn Amber ihre Sachen packte, um wieder nach Hause zurückzufahren, sehnte sie sich insgeheim danach, ein paar ihrer Habseligkeiten in Mirandas Wohnung zurückzulassen, damit sie sie nicht immer wieder neu einpacken musste. Die beiden hatten sich bereits darauf geeinigt, dass Amber bei ihrer Freundin einziehen sollte, sobald ihr Mietvertrag auslief. Oft war sie nahe daran, Miranda zu fragen, ob sie nicht ein paar ihrer Sachen bei ihr lassen könnte; doch sie schreckte immer wieder davor zurück, weil dabei stets unendlich viele Zweifel und Fragen in ihr aufstiegen.

»Was ist, wenn sie sich durch mein Gerümpel gestört fühlt? Was ist, wenn ich ihr mit meiner Bitte das Gefühl gebe, zu bequem zu sein oder mir zu viel herauszunehmen? Was ist, wenn ich mit meinen Siebensachen zu viel Platz in ihrer Wohnung beanspruche?«

Amber hatte nicht nur Angst; irgendwie widerstrebte es ihr auch, sich aus ihrer Deckung zu wagen und sich in den vier Wänden der Freundin einfach wohlzufühlen. Sie befürchtete, sowohl im wörtlichen als auch im übertragenen Sinn zu viel Platz bei ihr einzunehmen, und rechnete mit Verurteilung und Ablehnung, obwohl alles dafür sprach, dass ihre Partnerin sie abgöttisch liebte und voll und ganz akzeptierte. Amber gab zu, dass sie manchmal das Gefühl hatte, es sei zu schön, um wahr zu sein, wenn jemand sie so bedingungslos akzeptierte und sie nicht in ihrem alten, von ihren ADHS-Problemen geprägten negativen Selbstbild bestärkte.

Nachdem sie dieses Dilemma im Rahmen einer Psychotherapie verarbeitet und auch mit einer guten Freundin darüber gesprochen hatte, die ihr Mut machte, begann Amber sich klarer darüber zu werden, was sie eigentlich wollte und brauchte. Sie fing an, regelmäßig Tagebuch zu führen, und machte sich sogar Notizen auf ihrem Handy, wenn wieder einmal irgendetwas dazu führte, dass ihre alten Ängste und inneren Barrieren der Verwirklichung ihrer wahren Wünsche und

Sehnsüchte im Weg standen. Sie achtete sorgfältig auf alle Anzeichen dafür, dass Miranda sie tatsächlich liebte und hundertprozentig akzeptierte; auch über diese ermutigenden kleinen Hinweise führte sie Tagebuch, um sie nur ja nicht wieder zu vergessen. Und statt in ihren schlimmsten Befürchtungen bestätigt zu werden, fand Amber immer mehr Beweise, die dagegen sprachen: Miranda wollte nicht, dass Amber weniger Raum in ihrem Leben einnahm. Ganz im Gegenteil: Sie wünschte sich eine noch engere Beziehung mit ihr! Amber begriff, dass sie unter der Oberfläche ihrer uralten Ängste und negativen inneren Dialoge tatsächlich das feste Gefühl hatte, eine wertvolle Partnerin zu sein und genauso viel Raum in Mirandas Wohnung einnehmen zu dürfen wie diese selbst.

Sobald Amber sich klarer darüber geworden war, was sie wollte und brauchte, entschied sie sich für einen ganz einfachen und direkten Weg, zum Kern des Problems vorzustoßen. Eines Abends beim Essen stellte sie Miranda einfach die Frage, die ihr am Herzen lag: »Ich würde gerne ein paar Sachen bei dir lassen, zum Beispiel Shampoo und meine Zahnbürste. Was hältst du davon?« Amber machte nicht viele Worte um ihre Bitte und redete auch nicht lange darum herum, sondern brachte einfach das Anliegen vor, das ihr am meisten auf den Nägeln brannte. Miranda beantwortete ihre Frage mit einem heiteren Lachen und sagte: »Aber natürlich! Ich möchte doch, dass du hier bist – und zwar mit einem frischen Atem!« So fand Amber den Weg zum Kern der Sache und beanspruchte ihren Platz in ihrem neuen Umfeld und in ihrer Partnerschaft mit nur einer einzigen Frage.

Zum Nachdenken:
Erweitern Sie Ihren persönlichen Freiraum

Sie haben das Recht, sich Zeit und Raum für sich selbst zu nehmen, auch wenn Sie Probleme haben.

Inwiefern haben Sie sich in dieser Hinsicht bisher zu sehr zurückgenommen?

Wie könnten Sie diese Woche Ihren persönlichen Freiraum erweitern?

Bauen Sie Ihr Selbstwertgefühl aus!

Sie haben das Recht, ohne Scham zu leben und respektvoll behandelt zu werden, auch wenn Sie nicht perfekt sind.

Sie müssen sich über Ihren Selbstwert klar werden. Sie haben nämlich nicht das Recht verwirkt, respektvoll behandelt zu werden, nur weil Sie Probleme haben.

Sie haben das Recht, toxische Hilfsangebote abzulehnen. Mit »toxischer Hilfe« meinen wir Unterstützung oder Hilfsversuche, die mit einer schädlichen Dosis an Kritik einhergehen. Zum Beispiel, wenn ein Freund, der Ihnen beim Aufräumen eines Zimmers hilft, sofort eine abfällige Bemerkung dazu macht: »Wie kann man nur so leben?!« Toxische Hilfe ist überhaupt keine Hilfe.

Selbst wenn jemand viel für Sie getan hat, haben Sie das Recht, ihm gegenüber Enttäuschung, Frustration oder Wut zum Ausdruck zu bringen. Man kann solche Gefühle oder Beschwerden ja auch auf respektvolle Weise äußern. Sie sind anderen Menschen gegenüber nicht zu Dank verpflichtet, nur weil Sie ADHS haben.

Zu diesem Beharren auf Ihrem Selbstwert gehört auch, dass Sie das Risiko eingehen, Ihre Gefühle offen und ehrlich zum Ausdruck zu bringen – selbst Menschen gegenüber, von denen Sie Hilfe brauchen. Sie haben ein Recht darauf, ohne das beengende Gefühl der Scham zu leben und respektvoll behandelt zu werden, auch wenn Sie nicht perfekt sind.

> Sie sind anderen Menschen gegenüber nicht zu Dank verpflichtet, nur weil Sie ADHS haben.

Zum Nachdenken: **Bauen Sie Ihr Selbstwertgefühl aus!**

Sie haben das Recht, ohne Scham zu leben und respektvoll behandelt zu werden, auch wenn Sie nicht perfekt sind.

Inwiefern haben Sie sich in dieser Hinsicht bisher zu sehr zurückgenommen?

Was könnten Sie diese Woche tun, um Ihr Selbstwertgefühl zu steigern?

Bauen Sie Ihr Unterstützungssystem aus!

Sie haben das Recht, um Hilfe zu bitten, auch wenn Sie besondere Stärken haben.

Wenn Sie sich genauso verhalten wie viele Frauen mit ADHS, gehen Sie in Ihrem sozialen Umfeld vielleicht mehr oder weniger als »normal« durch: Sie verbergen Ihre Schwierigkeiten so geschickt, dass die Leute gar nichts davon mitbekommen. Und vielleicht haben Sie sich Ihr Leben inzwischen auch schon so eingerichtet, dass Sie Ihre Stärken nutzen können, um Ihre Probleme damit zu kompensieren. Das ist keine Verstellung, sondern bedeutet lediglich, dass es Ihnen gelungen ist, ein Umfeld zu finden oder Situationen zu schaffen, in denen Sie aufblühen und erfolgreich sein können. Aber vielleicht fühlen Sie sich trotzdem immer noch wie eine Hochstaplerin, weil nur Sie wissen, was dabei hinter den Kulissen abläuft – all das Chaos oder die mühselige Arbeit des Kompensationsprozesses.

Es ist wichtig, sich vor Augen zu halten, dass Sie in solchen Situationen *keine* Hochstaplerin sind, sondern ganz im Gegenteil einen Weg gefunden haben, Ihre Stärken zu nutzen. Und diese Stärken sind etwas Echtes. Wenn jemand Ihre wahren Stärken erkennt, machen Sie ihm damit also nichts vor. Sie müssen beide Seiten Ihrer Identität (Stärken und Probleme) wahrnehmen und dazu stehen – als ganzer Mensch. Keine dieser beiden Seiten definiert Sie oder hebt die andere Seite auf. Sie können intelligent, begabt und in bestimmten Lebensbereichen durchaus erfolgreich sein; und gleichzeitig können Sie sich in anderen Bereichen schwertun und dürfen dann auch um Hilfe bitten, wenn Sie welche brauchen.

Zur Erweiterung Ihres Unterstützungssystems gehört, dass Sie das Risiko eingehen, um alles zu bitten, was Sie brauchen, auch wenn Ihre Mitmenschen vielleicht gar nicht wissen, dass Sie Probleme haben. Selbst wenn Sie besondere Stärken haben und dank Ihrer Verstellungskünste vielleicht sogar als neurotypisch durchgehen, haben Sie trotzdem das Recht, andere um Hilfe und Unterstützung zu bitten.

Zum Nachdenken:
Bauen Sie Ihr Unterstützungssystem aus!

Sie haben das Recht, um Hilfe zu bitten, auch wenn Sie besondere Stärken haben.

Inwiefern haben Sie sich in dieser Hinsicht bisher zu sehr zurückgenommen?

Was könnten Sie diese Woche tun, um Ihr Unterstützungssystem zu erweitern?

Der optimale Ausgangspunkt, um etwas zu verändern: Wagen Sie sich bis an die Grenze Ihrer Komfortzone!

Das Konzept der Komfortzone können die meisten Menschen leicht nachvollziehen, weil sie es von sich selbst her kennen. Sie können sich diese Komfortzone als inneren Zustand vorstellen, in dem Ihnen alles vertraut vorkommt, in dem Sie sich wohlfühlen, die Anforderungen Ihres Umfelds problemlos erfüllen können und nicht viel Stress haben.

Vielleicht denken Sie jetzt: *Wenn ich innerlich ruhig bin und das Gefühl habe, mein Leben gut im Griff zu haben, ist das sicherlich ein geeigneter Ausgangspunkt, um etwas zu verändern oder einen neuen Schritt zur Verbesserung meines bisherigen Lebens zu wagen. Stressfrei zu sein, ist doch etwas Gutes, oder etwa nicht?* Bis zu einem gewissen Grad stimmt das natürlich – allerdings nur innerhalb eines vernünftigen Rahmens. Das meint auch der Psychologe Daniel Goleman:

> »Wenn die Anforderungen zu groß für uns werden – wenn der Druck uns überfordert – wenn wir zu viel zu tun haben und man uns zu wenig Zeit oder Unterstützung dafür gibt –, gelangen wir in einen negativen Stressbereich hinein. Direkt hinter der optimalen Zone am Höhepunkt unserer Leistungsfähigkeit gibt es einen Kipppunkt, an dem das Gehirn zu viele Stresshormone auszuschütten beginnt, die uns in unserer Fähigkeit beeinträchtigen, gut zu arbeiten, zu lernen, innovativ zu sein, zuzuhören und effektiv zu planen.« (Goleman, 2012)

Die optimale Leistungszone finden

Der Schlüssel zum Auffinden Ihrer »optimalen Leistungszone« (White, 2009) – zum Einstieg in eine neue Herangehensweise an Ihre Vorhaben und Ziele – liegt darin, genau die richtige Menge und Art von Stress zu finden: einen Zustand, in dem Sie nicht überlastet, aber auch nicht unterfordert sind. Finden Sie den Punkt, an dem Sie das Feuer in Gang halten und die Glut schwelen lassen können, ohne dabei gleich das ganze Haus abzufackeln! Oder wie der Autor und Referent Neale Donald Walsch (2012) es ausdrückt: »Das Leben beginnt am Ende Ihrer Komfortzone.«

Sie sollen sich also durchaus ein gewisses Maß an Stress zumuten, statt davor zurückzuscheuen. Der Psychologe Abraham Maslow soll einmal gesagt haben: »Man kann wählen, ob man zurück in die Sicherheit oder vorwärts in Richtung Wachstum gehen will. Für das Wachstum muss man sich immer wieder aufs Neue entscheiden; die Angst muss man immer wieder aufs Neue überwinden.« Persönliches Wachstum entsteht nicht in einem bequemen Raum. Jedem Schöpfungsprozess wohnt ein gewisses Chaos inne; jeder Geburtsprozess, der sich wirklich lohnt, geht mit unangenehmen Gefühlen einher. Wenn Sie sich das vor Augen halten, werden Sie es auch schaffen, das innere Gerüst für Ihr zukünftiges Selbstvertrauen und Ihre zukünftigen Erfolge zu errichten.

Persönliches Wachstum entsteht nicht in einem bequemen Raum. Jedem Schöpfungsprozess wohnt ein gewisses Chaos inne; jeder Geburtsprozess, der sich wirklich lohnt, geht mit unangenehmen Gefühlen einher.

Es erfordert Mut und Übung, über Ihre Komfortzone hinauszuwachsen. Das ist nichts, was einfach so passiert – man muss daran arbeiten und manchmal zwei Schritte vorwärtsgehen, um dann wieder einen Schritt zurückzuweichen. So entstehen Veränderungen. Statt in die Falle des Alles-oder-nichts-Denkens zu tappen, das uns so oft aus der Bahn wirft und scheitern lässt, können Sie Ihren Stress auf ein optimales Niveau bringen. Das ist besser, als von vornherein ängstlich vor allen Chancen und Möglichkeiten zurückzuscheuen.

Sie können das!

Um aus Ihrer Komfortzone herauszukommen, brauchen Sie ein inneres Gespür für Ihre Fähigkeiten. Statt Ihre Erlebnisse und Erfahrungen als etwas zu betrachten, das Ihnen widerfährt – etwas, über das Sie keine Kontrolle haben und das von anderen Menschen und Umständen abhängt –, sollten Sie Ihr persönliches Machtgefühl zurückgewinnen und erkennen, dass Sie *doch* Einfluss darauf haben, was als Nächstes passieren wird. Das bezeichnet man als *internale Kontrollüberzeugung*: Ja, Ihre Entscheidungen können etwas bewirken!

Wissenschaftliche Untersuchungen zeigen, dass Menschen mit einer stärkeren internalen Kontrollüberzeugung sich normalerweise wohler in ihrer Haut fühlen, eher die Initiative ergreifen, besser mit widrigen Umständen umgehen können und seltener unter Ängsten und Depressionen leiden. Das Problem ist allerdings, dass unsere Kontrollüberzeugung sich in Abhängigkeit von unseren täglichen Erfolgs- oder Misserfolgserlebnissen sehr leicht ändern kann (Ryon und Gleason, 2014). Als Mensch mit ADHS haben Sie vielleicht schon viele Fehlstarts erlebt (oder jedenfalls Erlebnisse gehabt, die Sie als Fehlstarts empfanden). Das hat Sie womöglich zu der Überzeugung gebracht, mit den Schritten, die Sie zur Erreichung Ihrer Ziele unternehmen, ohnehin nichts bewirken zu können. Wenn Sie lernen, das, was Sie an Ihrem Leben verändern möchten, als bewusste Entscheidungen zu betrachten, deren Umsetzung Sie selbst unter Kontrolle haben, wird es Ihnen mit der Zeit immer leichter fallen, sich weiterzuentwickeln und mehr aus sich und ihrem Leben zu machen. Das können Sie mithilfe lauter kleiner Entscheidungen erreichen, die Sie zu neuen Erfolgserlebnissen hinführen.

Jannas Geschichte:
Große Pläne in kleine Etappenziele unterteilen

Janna wollte ein positiveres Selbstbild entwickeln und wusste, dass ein wichtiger Teil ihrer Vision darin bestand, sich intensiver mit Yoga zu beschäftigen. Sie wollte einer Yoga-Gruppe beitreten oder an einem Yoga-Kurs teilnehmen.

Als Janna einen Workshop entdeckte, der genau ihren Vorstellungen entsprach, war sie sehr aufgeregt. Umso mehr überraschte es sie, dass diese freudige Erregung schon innerhalb kurzer Zeit in Angst und inneres Unbehagen umschlug. Sie hatte genau das gefunden, wovon sie geträumt hatte – einen Yoga-Intensivkurs in einer wunderschönen Gegend, zusammen mit einer Gemeinschaft aus Menschen mit ähnlichen Interessen und erfahrenen Trainern –, doch als es an der Zeit war, sich dafür anzumelden, erlahmte ihr Engagement. Irgendwie schien die Teilnahme an diesem Kurs für sie plötzlich keinen Sinn mehr zu ergeben.

Durch den Entflechtungsprozess wurde Janna klar, inwieweit diese plötzliche Passivität auf ihre ADHS zurückzuführen war und inwieweit ihre Angst vor dem Verlassen ihrer Komfortzone dabei eine Rolle spielte. Dank diesem Bewusstmachungsprozess spürte sie auch ganz genau, dass sie nun wieder in ihre alte Standardeinstellung verfiel, und sie machte sich Vorwürfe, weil sie nicht bereit war, sich mit Volldampf in dieses neue Abenteuer hineinzustürzen.

Janna begriff, dass es ihr wohl kaum gelingen würde, sich zu etwas Neuem zu motivieren, wenn sie so streng mit sich selbst umging. Also machte sie sich klar, dass sie trotz ihrer inneren Widerstände aktiv an der Verwirklichung ihres Traums mitwirken konnte. Statt sich Hals über Kopf in dieses neue Vorhaben hineinzustürzen, konnte sie sich einen kleinen, einfachen Schubs geben, um zunächst einmal aus ihrer Komfortzone herauszukommen. Sie musste nicht gleich den ganz großen Sprung wagen.

Also beschloss Janna, sich nicht zu überfordern. Stattdessen wollte sie sich ihrem Ziel langsam und schrittweise nähern. Sie fand einen Yoga-Workshop, der in der Nähe ihres Wohnorts stattfand. Eine Freundin sollte sie per SMS daran erinnern, sich dafür anzumelden.

Doch obwohl Jannas Freundin ihr die versprochene Nachricht schickte, widerstrebte es Janna immer noch, den letzten Schritt zu tun und sich zu dem Kurs anzumelden. Ihr wurde klar, dass sie einfach zu ängstlich war, um das alles ganz allein zu wagen. Doch statt aufzugeben, lud Janna ihre Freundin zu sich ein und bat sie, sich zur moralischen Unterstützung neben sie an den Computer zu setzen. Dank dieser zusätzlichen emotionalen Unterstützung, die ihr beim Abbau ihrer Ängste half, konnte Janna sich dann schließlich doch zu einer Anmeldung für den Workshop entschließen. Aus einer ADHS-Perspektive betrachtet, diente der Besuch ihrer Freundin als »Startknopf« (eine hervorragende Strategie für Menschen mit ADHS), der ihr die nötige Zeit und Energie verschaffte, um ihr Vorhaben durchzuziehen.

Nachdem Janna diesen Workshop in der Nähe ihres Wohnorts erfolgreich absolviert hatte, verspürte sie keine Hemmungen mehr, sich zu einem Fortgeschrittenenkurs in derselben Yoga-Methode anzumelden; und schließlich freundete sie sich mit einer anderen Kursteilnehmerin an, die ebenfalls an dem weiter entfernten Workshop teilnehmen wollte, den Janna ursprünglich ins Auge gefasst hatte. Als diese Veranstaltung im nächsten Jahr wieder angeboten wurde, hatte Janna ihre Komfortzone bereits so sehr erweitert, dass es sie keine Überwindung mehr kostete, sich dort anzumelden und daran teilzunehmen.

Wenn Sie auf eine Möglichkeit stoßen, zu glänzen oder eine Erfahrung zu machen, die Ihnen die Chance gibt, wahrgenommen zu werden – oder Ihre Vision und Ihr neues Narrativ zu verwirklichen –, werden Sie vielleicht zunächst mit einem Gefühl des Unbehagens und mit inneren Widerständen zu kämpfen haben. Nehmen Sie diese Abwehrhaltung einfach zur Kenntnis. Ihr inneres Unbehagen könnte darauf hindeuten, dass Sie sich am äußersten Rand Ihrer Komfortzone befinden. Wenn Sie sich nun Schritt für Schritt weiter vorwärtswagen, gelingt es Ihnen vielleicht, Ihren Widerstand zu überwinden und in neues, aufregendes Terrain vorzustoßen.

Wenn Sie sich auf diese Weise Schritt für Schritt an die Grenze Ihrer Komfortzone herantasten, aber trotzdem immer noch zögern und Angst haben, ist das vielleicht ein Zeichen dafür, dass Sie lieber erst mal einen Schritt zurückgehen und es mit etwas Kleinerem versuchen sollten. Denken Sie nicht an Ihr großes Vorhaben, sondern nur an den *nächsten* und *kleinsten* Schritt in Richtung Ihres Ziels. Und falls Sie sich auch dann immer noch überfordert oder verwirrt fühlen, nehmen Sie sich ein *noch kleineres* Etappenziel vor.

Ihr inneres Unbehagen könnte darauf hindeuten, dass Sie sich am äußersten Rand Ihrer Komfortzone befinden. Wenn Sie sich nun Schritt für Schritt weiter vorwärtswagen, gelingt es Ihnen vielleicht, Ihren Widerstand zu überwinden und in neues, aufregendes Terrain vorzustoßen.

Sie sollten Ihr Vorhaben also weder völlig aufgeben noch sich zu einem allzu großen Schritt zwingen. Und genau wie Janna brauchen vielleicht auch Sie die Unterstützung eines anderen Menschen, um sich für einen Zeitpunkt und einen Schritt zu entscheiden, der Sie Ihrem neuen Wagnis ein bisschen näherbringt.

So finden Sie die Grenze Ihrer eigenen Komfortzone

Irgendwann werden Ihre Komfortzone und Ihre Vision sich zu überschneiden beginnen. Das wird sicherlich ein Weilchen dauern. Doch wenn Sie immer wieder einen ganz kleinen nächsten Schritt wagen und sich weiter in die gewünschte Richtung bewegen, werden Sie Ihr Ziel eines Tages erreichen!

Zum Nachdenken: **Ihre Komfortzone**

Welcher Schritt im Grenzbereich Ihrer Komfortzone könnte Ihnen dabei helfen, auf die Verwirklichung Ihrer Vision hinzuarbeiten?

ADHS-spezifische Komfortzonen

Genauso wie Sie Ihre Komfortzone erweitern müssen, um Ihre Vision zu verwirklichen, wollen oder müssen Sie vielleicht auch in ADHS-spezifischen Situationen über die Grenzen Ihrer Komfortzone hinauswachsen.

Ihr Ziel könnte zum Beispiel darin bestehen, mehr über ADHS zu erfahren, sich emotionale Unterstützung zu suchen und praktische Bewältigungsstrategien zu erlernen. In dieser Situation haben Sie vielleicht keine Probleme damit, sich ein Webinar anzuschauen; Sie sind aber noch nicht dazu bereit, sich einen Coach zur Bewältigung Ihrer ADHS-typischen Schwierigkeiten zu suchen oder mit einem Organisator von Informationsveranstaltungen Kontakt aufzunehmen. Einige Zeit später fühlen Sie sich vielleicht bereit, ein Selbsthilfegruppentreffen in Ihrem Wohnort zu besuchen oder sich sogar an einen ADHS-Coach zu wenden. Und irgendwann schaffen Sie es vielleicht sogar, sich noch ein Stückchen weiter vorzuwagen und an einer nationalen ADHS-Konferenz in einer anderen Stadt teilzunehmen.

Selbsterfahrung: Bis an die Grenze Ihrer ADHS-Komfortzone gehen

Hier finden Sie Beispiele dafür, in welchen Bereichen Frauen mit ADHS sich gern fordern und bis an die Grenze ihrer ADHS-Komfortzone gehen möchten. Kreuzen Sie an, welche dieser Beispiele auf Sie zutreffen.

- ☐ um Nachteilsausgleiche oder sonstige Erleichterungen am Arbeitsplatz bitten
- ☐ um Veränderungen im häuslichen Leben bitten
- ☐ Ihre ADHS-Bedürfnisse gegenüber anderen Menschen durchsetzen, ohne etwas über Ihre Diagnose zu offenbaren
- ☐ Angehörige darum bitten, sich näher über ADHS zu informieren
- ☐ den Vorsatz fassen, sich mehr Zeit für sich selbst zu nehmen (und sich dann auch daran halten)
- ☐ etwas Neues ausprobieren und ein bisschen länger dabeibleiben als bisher
- ☐ neue Leute kennenlernen, zu Selbsthilfegruppentreffen gehen
- ☐ Telefongespräche führen
- ☐ Freundschaften wiederbeleben, nachdem der Kontakt irgendwann eingeschlafen war
- ☐ wieder zur Schule gehen, einen Berufsabschluss erwerben oder einfach nur zum Spaß an einem Kurs teilnehmen
- ☐ sich nahestehenden Menschen gegenüber durchsetzen

- ☐ sich stärker für die ADHS-Hilfe und -Aufklärung engagieren
- ☐ anderen Frauen mit ADHS helfen
- ☐ ehrenamtlich bei einer ADHS-Organisation oder Informationsveranstaltung über ADHS mitwirken

....

....

Zum Nachdenken: Wo liegt die Grenze Ihrer Komfortzone?

Beschreiben Sie, wo Sie in Ihrem eigenen Leben mit ADHS gern über Ihre Grenzen hinauswachsen würden. Welche Verhaltensweisen liegen innerhalb Ihrer Komfortzone?

Wie fühlen Sie sich in dieser Komfortzone, und wie interagieren Sie dort mit sich selbst und mit anderen Menschen?

Zu welchem Schritt, der bis an die Grenze Ihrer Komfortzone geht, sind Sie in dieser Woche bereit?

Auf Ihrem Weg, gesehen, gehört und als der Mensch wahrgenommen zu werden, der Sie sind, können Sie zwischendurch immer wieder einen Blick auf die Unabhängigkeitserklärung für Frauen mit ADHS werfen und sich aktiv damit auseinandersetzen. In dieser Erklärung sind sieben Rechte aufgeführt, die Sie für sich in Anspruch nehmen können, auch wenn Sie Probleme haben. Sie sind gerade dabei, mehr aus Ihrem Leben zu machen – und das ist Ihr gutes Recht!

WAS HABEN SIE AUS DIESEM KAPITEL GELERNT?

- Sie sollten sich immer wieder vor Augen halten, dass Sie Rechte haben – trotz Ihrer Probleme. Dann wird es Ihnen leichter fallen, ein positiveres Selbstbild zu entwickeln und mehr aus Ihrem Leben und Ihren zwischenmenschlichen Beziehungen zu machen.
- Sie sind ein wertvoller Mensch, auch wenn Sie Probleme haben. Und Sie dürfen andere Menschen um Hilfe bitten, auch wenn Sie besondere Stärken besitzen.
- Gewöhnen Sie sich an, sich zu entfalten und Ihre Rechte in Anspruch zu nehmen – auch wenn das bedeutet, dass Sie nur langsam und schrittweise auf die Verwirklichung Ihrer Träume zusteuern.

Teil III

Seien Sie *kühner!*

»Das Leben möchte gern, dass wir es am Kragen packen und sagen: ›Da bin ich, Junge. Los geht's.‹«

Maya Angelou

In Teil III dieses Arbeitsbuchs – »Seien Sie kühner!« – geht es darum, wie wir unser Leben als Frauen mit ADHS zielstrebig und mit Begeisterung angehen können. Wie Maya Angelou in ihrem obigen Zitat sagt, erfordert das Leben unser aktives Engagement – und das ist es auch wert. Durch die Bereitschaft, uns auf unser ganz besonderes, kompliziertes Leben einzulassen und für alle Erfahrungen offen zu sein, wird bloßes Am-Leben-Sein zu einem authentischen, erfüllten Zustand des *Lebendigseins*.

Aber es gibt auch noch eine weitere wichtige Überlegung, die Frauen mit ADHS anstellen müssen, um wirklich ein bereicherndes, erfülltes Leben führen zu können. Uns kostet es nämlich mehr Zeit und Anstrengung, und wir brauchen auch mehr Unterstützung und Resilienz, um einen Raum zu schaffen, in dem wir unser Leben aktiver angehen können. Das erfordert zwar besonders harte Arbeit; aber wir *müssen* das nun einmal tun. Wir können unser Leben nicht einfach als selbstverständlich hinnehmen oder uns auf glückliche Zufälle verlassen.

Das bedeutet, dass wir die wunderbare Möglichkeit haben, uns für ein erfülltes, für alle Erlebnisse und Erfahrungen offenes Leben zu entscheiden – ein Leben, in dem nicht einfach nur der Zufall regiert. Und wenn uns dieses Leben am Ende tatsächlich gelingt, dann deshalb, weil wir es bewusst eingefordert und es uns verdient haben – weil wir auf einem sehr schwierigen Weg einen Schritt nach dem anderen zurückgelegt haben! Wenn wir uns dieses Leben zu eigen machen und stolz darauf sind, können wir in schwierigen Lebensphasen auf die Resilienz, die wir dabei entwickelt haben, zurückgreifen. Was für ein herrliches Gefühl der Sicherheit harte Arbeit einem doch vermitteln kann! Ist das nicht paradox?

Also, worauf warten Sie noch? Lassen Sie sich auf dieses Leben ein – und seien Sie kühn und unerschrocken!

Kapitel 8

Treten Sie in den Mittelpunkt Ihres eigenen Lebens

… und machen Sie andere Menschen auf sich aufmerksam

Als Frau mit ADHS ein kühnes, unerschrockenes Leben zu führen bedeutet, dass Sie allmählich immer sichtbarer werden, sich mehr Gehör verschaffen und Ihre Mitmenschen auf sich aufmerksam machen – und zwar nicht nur vorübergehend, sondern permanent. Nur so können Sie ein erfülltes, authentisches Leben voller Selbstvertrauen und innerer Klarheit führen. Wir wollen uns nun mit der Frage beschäftigen, wie Sie es schaffen können, immer mehr in den Mittelpunkt Ihres eigenen Lebens zu rücken.

Die Bühne gehört Ihnen!

Zu Anfang werden sich die Worte »in den Mittelpunkt rücken« für Sie vielleicht sehr unangenehm anhören. Vielleicht ist es Ihnen sogar peinlich, diese Worte laut auszusprechen, weil Sie dann befürchten, dass das eingebildet oder egozentrisch klingen könnte. Wie auch immer Ihre spontane Reaktion darauf auch aussehen mag – nehmen Sie sie einfach zur Kenntnis und lassen Sie sich dadurch nicht aus dem Konzept bringen. Viele Frauen mit ADHS brauchen tatsächlich ein bisschen mehr Zeit, um sich an den Gedanken zu gewöhnen, dass sie die Aufmerksamkeit ihrer Mitmenschen auf sich ziehen und dabei doch gleichzeitig bescheiden bleiben, von anderen akzeptiert werden und mit ihnen verbunden bleiben können.

Im Mittelpunkt zu stehen, bedeutet nicht, dass Sie narzisstisch sind oder dass sich immer alles um Sie drehen soll. Es bedeutet einfach nur, sich so zu verhalten, dass Sie als relevanter, gleichberechtigter Mensch an wechselseitigen Beziehungen teilhaben. Das hat nichts mit Aufschneiden zu tun; es geht dabei lediglich darum, voll und ganz – als gleichberechtigte Person – am Leben teilzunehmen.

Im Mittelpunkt zu stehen, kann für Sie vieles bedeuten oder die verschiedensten Formen annehmen – je nach Ihren individuellen Zielen, Bedürfnissen und Träumen. Und es kann sich auf die verschiedensten Situationen erstrecken. Hier ein paar Beispiele dafür:

- die Bereitschaft, andere Menschen mehr mit Ihren eigenen Wünschen und Bedürfnissen zu »belästigen« und ihnen nicht mehr so sehr entgegenzukommen
- in der Öffentlichkeit auftreten oder Präsentationen halten, um eine besondere Begabung zu zeigen, ein Thema vorzustellen, das Sie interessiert, oder Ihre Ideen zu präsentieren
- Ihre Bedürfnisse und Ihre Selbstfürsorge zur obersten Priorität erheben, auch wenn andere Menschen Ihre Aufmerksamkeit und Zuwendung einfordern
- Ihre Mitmenschen wissen lassen, dass Sie ihnen etwas Wertvolles zu sagen haben (oder etwas, das für Sie wichtig ist und das Sie gern mitteilen möchten)

Sie haben einen Platz am Tisch verdient!

Aufmerksamkeit auf sich zu ziehen, ist für Sie vielleicht ein ungewohntes Gefühl. Wenn Sie an einem vorwiegend unaufmerksamen ADHS-Subtyp leiden, sind Sie es möglicherweise eher gewohnt, sich lieber im Hintergrund zu halten oder übersehen zu werden. Und wenn Sie eher ein extrovertierter Typ sind oder an einem kombinierten ADHS-Subtyp leiden, reden Sie vielleicht mehr oder neigen dazu, dauernd herumzulaufen und herumzuzappeln; aber womöglich haben Sie auch dann die verletzende Erfahrung gemacht, dass niemand Sie beachtet.

In beiden Fällen haben Sie vielleicht nicht viel Erfahrung damit, auf direkte oder energische Art und Weise die Aufmerksamkeit anderer Menschen auf sich zu ziehen. Vielleicht haben Sie es sich aufgrund Ihrer ADHS oder Ihres Selbstbilds (also Ihrer Identitätsverflechtungen) angewöhnt, anderen Menschen verbal oder nonverbal, bewusst oder unbewusst die Botschaft zu vermitteln, dass Sie selbst nicht daran glauben, was Sie zu sagen haben, und Ihre Beiträge auch nicht für besonders wertvoll halten.

Mutig zu sein und Präsenz zu zeigen, bedeutet nicht unbedingt, dass Sie anderen Menschen von Ihren Leistungen oder Errungenschaften erzählen müssen. Dabei geht es vielmehr um die feste Überzeugung, dass Sie, wenn Sie mit anderen Menschen zusammen sind – egal ob Sie eher ein ruhiger oder hyperaktiver Typ sind –, einen Platz am Tisch beziehungsweise in der Gruppe verdient haben, egal in welcher Situation.

Warum ist das eigentlich so schwierig?

Vielen Frauen mit ADHS fällt es auf unterschiedliche Art und Weise schwer, sich verbal auszudrücken; und das ist ein unmittelbares Hindernis dafür, gesehen, gehört und als die Person wahrgenommen zu werden, die wir sind. Es fällt uns schwer, unsere Gedanken zu ordnen oder den roten Faden einer Geschichte mehrere Minuten lang konsequent weiterzuverfolgen; oft vergessen wir, an welchem Punkt eines Gesprächs wir uns gerade befinden, lassen uns ablenken und kommen vom Hundertsten ins Tausendste. Das jagt vielen Frauen mit ADHS, die am Arbeitsplatz oder in ihrem Privatleben eigentlich gern im Mittelpunkt stehen würden, Angst ein.

Hier eine Geschichte, die zeigt, wie man es Schritt für Schritt schaffen kann, die Aufmerksamkeit anderer Menschen ein bisschen länger auf sich zu ziehen, als einem vielleicht angenehm ist. Das hat etwas mit dem positiven Antrieb zu tun, den Ihnen die richtigen Medikamente geben können, sodass Sie besser mit Ihren ADHS-Symptomen fertigwerden. Viele ADHS-Patienten nehmen Medikamente ein und bekommen dadurch diesen »Treibstoff«; aber nicht jeder lernt, sich davon tragen zu lassen.

Saris Geschichte:

Die Aufmerksamkeit anderer Menschen auf sich ziehen

Als ich das erste Mal in meinem Leben Medikamente gegen ADHS einnahm, traute ich mich gleichzeitig auch zum ersten Mal, beim Abendessen einer Gruppe von Menschen eine ganze Geschichte zu erzählen. Und das Erstaunliche daran war, dass die Leute mir sogar zuhörten! Das war ein gutes Beispiel dafür, dass ADHS-Medikamente mir tatsächlich ein gutes Fundament bieten können: Sie geben mir den inneren Antrieb und das geistige Organisationsvermögen, um so viele Worte in verständlicher Form aneinanderzureihen und das mindestens fünf Minuten lang durchzuhalten! Das war für mich damals in so einer Situation ein absoluter Rekord. Mit anderen Worten: Es gab keine Probe und kein Drehbuch – nur mich und mein Gehirn in voller Aktion!

Ich holte tief Luft und stürzte mich mitten in meine Geschichte hinein. Die Worte fielen mir genau in der richtigen Reihenfolge ein, und ich stand bei dieser Dinnerparty fünf Minuten länger im Mittelpunkt als je zuvor. Ich erzählte zwar nur eine kleine Story über eine unbedeutende Begebenheit, die ich interessant fand; doch es erforderte trotzdem viel geistige Organisation, diese Geschichte in chronologischer Reihenfolge zu erzählen – und zwar so, dass sie für die anderen Gäste verständlich war und ihre Aufmerksamkeit erhielt. Außerdem musste ich meine Angst davor überwinden, dass ich vor lauter Langeweile irgendwann vom Thema abkommen oder das Handtuch werfen würde, weil ich meinen Zuhörern peinlicherweise nicht vermitteln konnte, worum es in meiner Geschichte eigentlich ging. Im Grunde war die Begebenheit, von der ich erzählte, völlig belanglos; trotzdem war es für mich ein enormes Risiko, mich in diesem Augenblick ins Zentrum der Aufmerksamkeit zu rücken und meine Stimme zu finden. Dadurch erweiterten sich die Grenzen meiner Komfortzone, und das weckte in mir die Bereitschaft, beim nächsten Mal einen größeren Schritt zu wagen.

Die Diagnose und die Medikamente, die ich im Rahmen meiner Behandlung einzunehmen begann, haben mir einen ganz neuen Zugang zu meinen Gedanken gegeben. Nun hatte ich den Treibstoff, den ich brauchte, damit meine Gedanken nicht mehr abschweiften; doch das Risiko musste ich trotzdem ganz allein eingehen. Die Medikamente schufen zwar die Bedingungen in meinem Gehirn, die das alles ermöglichten; doch ich, Sari, war diejenige, die das Risiko auf sich nahm. Ich musste daran glauben, dass ich etwas Interessantes zu sagen hatte – und dass es auch kein Problem für mich sein würde, wenn alle anderen Gäste meine Geschichte uninteressant fanden.

Wenn Sie an einer ADHS vom vorwiegend unaufmerksamen Subtyp leiden (bei der es einem oft schwerfällt, überhaupt den Mund aufzumachen), können Sie das, was Sari damals erlebt hat, vielleicht sehr gut nachvollziehen. Doch obwohl Frauen, die eher zur hyperaktiven und impulsiven Erscheinungsform des ADHS-Spektrums tendieren, sich vielleicht nicht so sehr mit dieser Art von Sprachlosigkeit identifizieren können, haben auch sie mit Kommunikationsbarrieren zu kämpfen.

Während Frauen vom ruhigeren ADHS-Subtyp sich eher zurückhalten, stürzen andere (und zwar oft diejenigen mit kombiniertem Subtyp) sich impulsiv ins Geschehen und reden sehr viel. Wenn Sie an einem verbal eher ungehemmten ADHS-Subtyp leiden, werden Sie vielleicht feststellen, dass Sie über viele verschiedene Themen sprechen und pausenlos eine Idee an die andere reihen. Vielleicht empfinden Sie es selbst als frustrierend, dass Sie es trotz Ihrer besten Vorsätze nicht schaffen, sich ein bisschen mehr zurückzuhalten.

In solchen Fällen fühlt sich der Gesprächspartner vielleicht überrannt, verwirrt, verärgert, verblüfft oder sogar verletzt durch Ihren Wortschwall oder durch eine Aussage, die Ihnen anscheinend wie ein Blitz aus heiterem Himmel herausgerutscht ist. Ihr Gegenüber hat vielleicht gar keine Chance, etwas zu dem Gespräch beizutragen oder es zu beenden; und das gibt ihm das Gefühl, in einer Falle zu sitzen oder Ihnen bei dieser Interaktion nicht gewachsen zu sein. Manchmal dienen Worte der Verteidigung; sie können Mauern errichten, die andere Menschen ausschließen, statt Brücken zu bauen und eine Verbindung zu schaffen. Auch Sie werden sich in einem solchen Gespräch vielleicht unsichtbar fühlen.

Wenn Sie sich dabei ertappen, dass Sie zu schnell oder zu viel reden oder Ihre Ausführungen sich ständig im Kreis drehen, müssen Sie vielleicht lernen, Ihr Sprechtempo zu verlangsamen. Halten Sie zwischendurch ab und zu inne und machen Sie sich ein paar schriftliche oder gedankliche Notizen. Statt sich Hals über Kopf in ein Thema hineinzustürzen, sollten Sie vielleicht lieber ein bisschen vorsichtiger sein und erst mal einen Zeh hineinstecken. Vielleicht müssen Sie lernen, die Situation und die dabei stattfindenden Interaktionen zu beobachten; oder Sie müssen erst einmal darüber nachdenken, welche Wirkung Sie mit Ihren Worten erzielen möchten, bevor Sie sich blindlings in ein Gespräch hineinstürzen.

Egal zu welcher ADHS-Kategorie Sie auch gehören – Ihr Ziel ist stets dasselbe: Sie möchten etwas bewirken. Sie wollen gesehen, gehört und als der Mensch wahrgenommen werden, der Sie sind. Wenn Sie neue Wege ausprobieren, sich anderen Menschen gegenüber zu öffnen, müssen Sie das Risiko eingehen, sich dabei auch hin und wieder unwohl und verletzlich zu fühlen. Medikamente können Frauen mit ADHS-Sprachmustern zwar dabei helfen, vorher eine kleine Bedenkpause einzulegen, sich zu konzentrieren und ihre Gedanken zu ordnen, und ihnen dadurch die Kommunikation erleichtern; doch geistige Präsenz und Übung sind der beste Weg, um sich an diese neue Redeweise zu gewöhnen. Wenn Sie das beherzigen, werden Sie mit der Zeit erkennen, wie Sie sich verhalten müssen, damit Ihre Mitmenschen merken, was in Ihnen steckt.

Und wenn Sie anfangen, auf eine andere, bessere Art zu kommunizieren, denken Sie bitte daran, dass es dabei nicht nur darum geht, wie viel Sie sprechen oder wie viel Redezeit Sie in Anspruch nehmen. Es geht in erster Linie um absichtsvolles, gezieltes Sprechen, Präsenz und darum, einen Kontakt zu Ihren Zuhörern aufzubauen.

> Um Ihren Platz in der Welt einnehmen zu können, müssen Sie zunächst einmal überzeugt davon sein, dass Sie ein Recht haben, hier zu sein.

Die Menschen hören durchaus auf Sie und lassen sich von Ihnen beeinflussen. Um Ihren Platz in der Welt einnehmen zu können, müssen Sie zunächst einmal überzeugt davon sein, dass Sie ein Recht haben, hier zu sein. Also glauben Sie fest daran, dass Sie einen Platz am Tisch verdient haben!

Drei Strategien, um im Rampenlicht Ihres eigenen Lebens zu bleiben

Einige der Schwierigkeiten, mit denen Sie zu kämpfen haben, entstehen dadurch, dass Sie eine Frau sind; wieder andere sind auf Ihre ADHS-Problematik zurückzuführen. Die Kombination aus ADHS und den kulturellen Botschaften oder Lektionen, die Sie als Frau gelernt haben, kann ein sehr starker Cocktail sein, der dazu führt, dass Sie sich anderen Menschen gegenüber zu entgegenkommend verhalten, zu indirekt über Ihre eigenen Ideen oder Bedürfnisse sprechen und davor zurückscheuen, deutlich wahrgenommen zu werden. Dementsprechend gibt es drei wichtige Strategien, mit denen es Ihnen gelingen wird, im Rampenlicht Ihres eigenen Lebens zu bleiben:

- Seien Sie weniger entgegenkommend.
- Erheben Sie Ihre Stimme.
- Werden Sie sichtbarer.

Seien Sie weniger entgegenkommend

Eine Möglichkeit, in den Mittelpunkt Ihres Lebens zu rücken (und auch dort zu bleiben), besteht darin, dass Sie sich weniger um die Bedürfnisse anderer Menschen kümmern. (Schon allein das Niederschreiben dieser Worte fühlt sich wie Ketzerei an; daher möchten wir Ihnen erst einmal erklären, was wir damit meinen.)

Haben Sie im Lauf Ihres Lebens gelernt, immer nur anderen Menschen entgegenzukommen und Ihre eigenen Bedürfnisse zu verdrängen, statt um die Hilfe zu bitten, die Sie brauchen und verdienen? Als Frau mit ADHS benötigen Sie wahrscheinlich bestimmte Erleichterungen oder Hilfestellungen, um im Leben optimal funktionieren zu können; aber vielleicht scheuen Sie davor zurück, auf die Erfüllung Ihrer Bedürfnisse zu pochen, weil Sie nach wie vor andere Menschen an die erste Stelle setzen. Vielleicht kommen Sie Ihren Mitmenschen nur deshalb entgegen, um einer Überforderung aus dem Weg zu gehen, die durch Nichterfüllen von deren Bedürfnissen, Anforderungen und Emotionen entsteht; oder Sie verhalten sich so entgegenkommend, um kurzfristig weniger Stress zu haben oder weil Sie schlicht und einfach schon als Kind gelernt haben, in Ihrer Familie oder Gruppe eine bestimmte Rolle zu spielen. Wenn Sie eine Rollenidentität als Betreuungsperson entwickelt haben oder Ihr Selbstwertgefühl daraus ableiten, dass Sie gebraucht werden, werden Sie Ihre eigenen Wünsche und Bedürfnisse wahrscheinlich zurückstellen; und das kann mit der Zeit an Ihrer Gesundheit zehren und sich negativ auf Ihr Selbstwertgefühl auswirken. Übermäßiges Entgegenkommen anderen Menschen gegenüber ist ein Zeichen dafür, dass Sie aufhören, im Mittelpunkt Ihres eigenen Lebens zu stehen.

Übermäßiges Entgegenkommen anderen Menschen gegenüber ist ein Zeichen dafür, dass Sie aufhören, im Mittelpunkt Ihres eigenen Lebens zu stehen.

Wenn Sie unter ADHS leiden, fühlen Sie sich vielleicht zu allem hingezogen, was glänzt – zum Beispiel zu Menschen, die viel Platz in Ihrem Leben einnehmen oder Ihre Hilfe brauchen, oder zu Situationen, in denen Sie eine unterstützende oder sekundäre Rolle spielen. Aber Sie müssen nicht immer nur zur Unterstützung anderer Menschen da sein!

Was können Sie tun, um in Ihrem Leben eine Hauptrolle zu spielen?

- ☐ andere Menschen um Hilfe bitten
- ☐ Ihre eigenen Bedürfnisse zum Ausdruck bringen
- ☐ die Tagesordnung bestimmen und zur Abwechslung auch mal in den Mittelpunkt des Lebens anderer Menschen treten
- ☐ sich erlauben, länger im Zentrum der Aufmerksamkeit zu stehen, als es bei Ihnen normalerweise der Fall ist

- ☐ Zeit, Raum und Aufmerksamkeit für sich beanspruchen
- ☐ selbstbewusster als bisher über Ihre Meinungen, Ideen oder Fähigkeiten sprechen
- ☐ Sonstiges: ____________________

In harmlosen Situationen (oder solchen, in denen für Sie nicht allzu viel auf dem Spiel steht) sollten Sie nach Gelegenheiten suchen, Ihre Wünsche oder Bedürfnisse in aller Ruhe zum Ausdruck zu bringen, auch wenn Sie damit bei anderen Menschen ein leichtes Unbehagen erzeugen. Halten Sie dieses Unbehagen ruhig aus! Sie sollen also genau das Gegenteil von dem tun, was Sie bisher getan haben: Statt sich wie ein machtloser Mensch zu verhalten, der im Leben niemals einen Schritt weiterkommt, sollten Sie eine Perspektive der Selbstbestimmtheit einnehmen. Dann werden Sie sich besser darauf vorbereitet fühlen, um die Erfüllung Ihrer Bedürfnisse zu bitten oder Ihrem Umfeld in allen Lebenslagen mehr von dem Menschen zu zeigen, der Sie wirklich sind.

Erheben Sie Ihre Stimme

Vielen Frauen fällt es schwer, zu ihrer eigenen Stimme zu finden und sich Gehör zu verschaffen. Vor allem Frauen, die zusätzlich zu den ohnehin bereits bestehenden kulturellen und geschlechtsspezifischen Barrieren auch noch mit ADHS-Problemen zu kämpfen haben, sehen sich mit einer komplexen Schnittmenge aus Blockaden konfrontiert, die sie häufig mundtot und sprachlos machen. Wenn Sie sich als Frau mit ADHS in das Terrain der Selbstbehauptung und Selbstbestimmtheit hineinwagen, sollten Sie darüber nachdenken, wie Sie Ihre Stimme einsetzen können, um die Aufmerksamkeit anderer Menschen auf sich zu ziehen und sie zu beeinflussen.

Unserem Konzept der Kühnheit und Unerschrockenheit zufolge wird Ihnen das leichter fallen, wenn Sie an Ihre Vision glauben und sie verstehen. Wenn Sie Ihre Stimme erheben möchten, müssen Sie *alle* Narrative, die Sie bisher geschaffen haben und die Sie in Ihrer Selbstbehauptung untergraben, umschreiben und dann Ihr Recht einfordern, das Wort zu ergreifen und gehört zu werden – sowohl allein als auch zusammen mit anderen Menschen. Im folgenden Zitat von Audre Lorde (1977) geht es um die innere Verspieltheit und Kreativität vieler Frauen mit ADHS, die sie selbst sein und ein erfülltes, sinnvolles Leben mit ihrer Besonderheit (und nicht ohne sie oder trotzdem) führen möchten.

> »Und das Sprechen wird Ihnen immer leichter fallen. Und Sie werden feststellen, dass Sie sich in Ihre eigene Vision verliebt haben, von deren Existenz Sie bisher vielleicht gar nichts wussten. Und Sie werden ein paar Freunde und Liebhaber verlieren und feststellen, dass Sie sie nicht vermissen. Und neue Menschen werden Sie entdecken und zu schätzen wissen. Und Sie werden trotzdem immer noch flirten und sich die Nägel lackieren, sich schick anziehen und auf Partys gehen, denn wie Emma Goldman (so glaube ich zumindest) gesagt hat: ›Wenn ich nicht tanzen darf, dann will ich auch kein Teil eurer Revolution sein.‹ Und schließlich werden Sie mit noch nie dagewesener Sicherheit wissen, dass es nur eines gibt, was noch beängstigender ist, als Ihre Wahrheit zu sagen: Und das ist, *gar nichts* zu sagen.«

Ihre Stimme hat eine ungeheure Macht! Mit Ihrer Stimme können Sie Ihre Mitmenschen beeinflussen, sich selbst stärken und Veränderungen in Gang setzen. Sie können andere Menschen aufmuntern oder ihnen einen echten Dämpfer versetzen, können sich behaupten, andere verletzen oder sogar heilen. Je mehr Sie sich darin üben, Ihre Stimme zu erheben und Ihre Worte bewusst, sorgfältig und mit Selbstsicherheit zu wählen, ein umso größeres Gefühl der Macht werden Sie empfinden. Damit meinen wir keine Macht über andere Menschen, sondern eine Macht, die von innen heraus kommt und Ihnen eine ruhige, zuversichtliche Selbstsicherheit vermittelt, wie man sie nur dann empfinden kann, wenn man das Gefühl hat, mit sich selbst im Reinen zu sein und sich für nichts entschuldigen zu müssen.

Effektive Kommunikation wird einem nur selten in die Wiege gelegt – egal ob man unter ADHS leidet oder eben nicht. Sie ist eine Fähigkeit, die Zeit und Präsenz erfordert und die man kultivieren muss. Denken Sie immer daran: Wir reden nicht um des Redens willen, sondern um miteinander in Verbindung zu treten.

Wie und warum wir uns selbst zum Schweigen bringen

Viele Frauen (nicht nur ADHS-Patientinnen) bedienen sich einschränkender oder relativierender Formulierungen, um die Wirkung ihrer Botschaften abzuschwächen, obwohl sie sie doch eigentlich verstärken möchten. Das tun wir vor allem dann, wenn wir uns von Männern, Frauen in höheren Positionen oder Leuten, die von Natur aus durchsetzungsfähiger sind, übersehen, überwältigt oder übergangen fühlen.

Vielleicht leiten wir unsere Aussagen dann mit Worten wie »Es tut mir leid, aber …« oder »Vielleicht ist das eine dumme Frage, aber …« ein, wenn wir versuchen, uns in eine Diskussion einzumischen, eine Bitte äußern, die als zu direkt empfunden werden könnte, oder in einer bestimmten Interaktion oder Gruppe ein Gefühl der Machtlosigkeit haben. Wenn wir zum Beispiel ein Argument vorbringen oder eine Diskussion anstoßen möchten, sagen wir: »Tut mir leid, dass ich störe«, »Tut mir leid, aber ich verstehe nicht ganz, was Sie meinen«, »Tut mir leid, aber würde es Ihnen etwas ausmachen …?«, »Tut mir leid, dass ich frage …« und so weiter.

Was kommt als Nächstes? »Tut mir leid, dass ich existiere«?!

Diese Art der Selbstherabsetzung führt oftmals dazu, dass Sie sich unsichtbar, wertlos, machtlos und manchmal auch klein vorkommen; und so können sich im Lauf der Zeit viele verschiedene Verletzungen und Ressentiments in Ihnen ansammeln. Mit diesem Verhaltensmuster können Sie Ihren Mitmenschen ungewollt die Botschaft vermitteln, dass Sie tatsächlich keine Stimme haben (weil Sie diese bisher immer verborgen haben) oder gar dass man Sie getrost übergehen und missachten darf – und dass Ihnen das nicht einmal etwas ausmacht (obwohl es Ihnen in Wirklichkeit *doch* etwas ausmacht). Im Laufe der Zeit sind Sie vielleicht sogar zu der Überzeugung gelangt, dass es für Sie durchaus akzeptabel ist, sich im Hintergrund zu halten; oder vielleicht fühlte sich das für Sie sicherer an, oder Sie waren es bisher schlicht und einfach immer so gewöhnt. Kann das sein? Es ist sehr interessant, wie sehr wir doch dazu neigen, in unserem Leben genau das herbeizuführen, was wir doch eigentlich fürchten und um jeden Preis verhindern möchten. Ist es nicht so? Dadurch machen wir uns selbst de facto mundtot.

Wie Frauen sich durch ihre Ausdrucksweise selbst abqualifizieren

Die Autorin Tara Mohr (2014) geht in ihrem Buch darauf ein, wie häufig Frauen in ihrer Kommunikation einschränkende oder relativierende Formulierungen verwenden und die Aussagekraft ihrer Botschaften dadurch abschwächen. Dazu gehört beispielsweise die Floskel »Es tut mir leid« oder das Wörtchen »nur«. Mohr erklärt, dass dieses Wort (zum Beispiel in »Ich möchte nur hinzufügen, dass …« oder »Ich denke nur …«) einer Frau etwas von ihrer Macht nimmt. Mit diesem Wort kann man eine großartige Idee sehr schnell entkräften, weil es eher das Gegenteil impliziert, nämlich: »… aber eigentlich eher doch nicht« oder »Ich möchte mich für meine Aussage entschuldigen«.

Wenn Sie sich nicht sicher sind, was Sie sagen möchten (oder ob Sie überhaupt ein Recht dazu haben), verfallen Sie vielleicht unbewusst in alte Sprechgewohnheiten, die die Wirkung Ihrer Worte abschwächen, statt sie zu verstärken. In dem Bestreben, Ihrem Zuhörer die Botschaft »Ich möchte Sie nicht belästigen« zu vermitteln, disqualifizieren Sie Ihre eigenen Aussagen womöglich, indem Sie zu schnell sprechen, zu viele Worte machen, Blickkontakt vermeiden oder ohne besonderen Nachdruck sprechen. In solchen Fällen sollten Sie ruhig davon ausgehen, dass die Leute das, was Sie zu sagen haben, hören wollen, und Ihre Redeweise an diese Überzeugung anpassen. Dazu müssen Sie langsamer sprechen, zwischendurch immer wieder tief durchatmen und Ihre Aussage klar und direkt formulieren. Nehmen Sie sich das Recht, Ihre Gedanken zu äußern!

Verwenden Sie weniger einschränkende oder relativierende Formulierungen

Versuchen Sie, sich in Zukunft nicht mehr so oft zu entschuldigen, wenn Sie eine Bitte haben oder von jemandem Zeit beanspruchen. Beobachten Sie, ob und wann Sie Formulierungen verwenden, mit denen Sie Ihre eigene Bedeutung ungewollt schmälern oder abqualifizieren. Probieren Sie aus, wie es ist, sparsamer mit solchen Formulierungen umzugehen.

Lassen Sie Wörter und Floskeln wie »nur«, »eigentlich« und »Es tut mir leid« weg. Versuchen Sie es stattdessen lieber mit direkten *Ich-Aussagen* und sagen Sie »Danke« statt »Tut mir leid«. Zum Beispiel:

- Statt zu sagen: »Ich möchte nur hinzufügen, dass ich finde …«, beginnen Sie den Satz lieber gleich mit Ihrer Aussage: »Ich finde …«
- Statt »Eigentlich bin ich mir nicht so sicher, ob ich da Ihrer Meinung bin« sagen Sie lieber: »Da bin ich nicht Ihrer Meinung. Ich habe eher den Eindruck …«
- Statt zu sagen: »Wenn Sie damit einverstanden sind, würde ich dazu gerne etwas sagen«, versuchen Sie es lieber mit der Formulierung: »Dazu möchte ich gern etwas sagen, und ich hatte bisher noch keine Gelegenheit, etwas zu der Diskussion beizutragen. Ich bin der Ansicht …«
- Statt »Es tut mir leid, Ihre Zeit in Anspruch zu nehmen« sagen Sie lieber: »Danke, dass Sie sich heute Zeit für mich nehmen, um …«
- Statt zu sagen: »Tut mir leid, dass ich Sie störe«, versuchen Sie es doch einmal mit: »Ich habe etwas mit Ihnen zu besprechen. Hätten Sie ein paar Minuten Zeit – entweder jetzt oder später? Jeder Zeitpunkt zwischen zwei und fünf Uhr ist mir recht.«

Lassen Sie Ihren Körper sprechen

Ihre Körpersprache kann Ihre Stimme und die Botschaft, die Sie vermitteln möchten, auf sehr wirkungsvolle Weise ergänzen. Die Sozialpsychologin Amy Cuddy (2015) empfiehlt, Ihre Körpersprache zu verstärken, um mehr Raum einzunehmen: Schließlich möchten Sie anderen Menschen das Gefühl vermitteln, nicht klein, schwach und minderwertig, sondern größer, stärker und stolzer zu sein. Daher empfiehlt sie, mit beiden Füßen fest auf dem Boden zu stehen, den Kopf erhoben und die Wirbelsäule gerade zu halten und die Schultern zurückzunehmen. Sie können sogar Ihre Hände in die Hüften stemmen wie ein Superheld!

Wenn Sie abgelenkt sind, verrät Ihre Körpersprache das sofort. Wenn es Ihnen beispielsweise schwerfällt, Ihrem Gesprächspartner zuzuhören, schweifen Ihre Blicke vielleicht in der Gegend umher, oder Sie wenden den Kopf in die Richtung anderer Geräusche oder Gespräche.

Achten Sie in verschiedenen Umgebungen, Gruppen und Situationen genau auf Ihre Körpersprache. Welche Muster fallen Ihnen dabei auf? Kreuzen Sie an, was auf Sie zutrifft:

- ☐ Verschränke ich die Arme vor der Brust? Lassen Sie sie locker an den Seiten herunterhängen.
- ☐ Schaue ich nach unten oder seitlich von meinem Gegenüber weg? Halten Sie Kopf und Oberkörper aufrecht.
- ☐ Stelle ich Blickkontakt her oder wende ich die Augen von meinem Gesprächspartner ab? Versuchen Sie, den Blickkontakt ein paar Sekunden länger zu halten.
- ☐ Ziehe ich den Kopf ein oder lasse ich die Schultern hängen? Setzen Sie sich mit leicht gedehntem Brustkorb aufrecht hin.
- ☐ Welche unbeabsichtigten Botschaften sendet meine Körpersprache aus? Versuchen Sie, negative Botschaften zu korrigieren.

Sanfte Macht: Ermutigende kleine Signale aussenden

Natürlich sollen Sie nicht bei jedem Gespräch eine Power-Pose einnehmen mit wehendem Superman-Umhang, die Hände in die Hüften gestemmt. Eine reibungslose, effektive Kommunikation erfordert Flexibilität und Anpassungsfähigkeit. Um ernst genommen zu werden, sich aber gleichzeitig eine natürliche Sensibilität zu bewahren und Ihrem Gesprächspartner einen Eindruck warmherziger Zuwendung zu vermitteln, müssen Sie Ihr Verhalten an die jeweilige Situation anpassen. Setzen Sie Ihre Stimme so ein, dass sie einerseits gut auf die Kommunikation mit dem jeweiligen Gesprächspartner ausgerichtet ist und andererseits auf authentische Weise zu Ihnen und Ihren Bedürfnissen passt.

Wenn Sie jemandem zuhören, können Sie *ermutigende kleine Signale* aussenden, um Ihrem Gesprächspartner zu zeigen, dass er Ihnen wichtig ist oder dass Sie mit ihm mitfühlen. Das sind kleine Hinweise, mit denen Sie der anderen Person zeigen, dass Sie präsent sind und ihr zuhören. Diese Signale halten das Gespräch in Gang und eine Atmosphäre der Vertrautheit aufrecht.

Wahrscheinlich setzen Sie solche kleinen Signale sowieso bereits ein: Blickkontakt herstellen, den Kopf interessiert zur Seite neigen, nicken, einen Gesichtsausdruck zeigen, der zum Inhalt des Gesprächs passt, oder in aufrichtigem Ton kurze Wörter oder Lautäußerungen wie »Hmmm«, »ah ja«, »natürlich« einwerfen. Mit diesen kleinen Gesten vermitteln Sie Ihrem

Gegenüber das Gefühl: »Ich höre dir zu und bin in diesem Moment mit meiner Aufmerksamkeit ganz bei dir.«

Solche Signale sind aber auch für Sie selbst hilfreich, wenn Sie befürchten, in einem Gespräch den Faden zu verlieren; denn damit können Sie Ihre Aufmerksamkeit auf die Worte Ihres Gesprächspartners richten, ohne viel sagen zu müssen. Das kann Ihnen helfen, sich auf seine Aussagen zu konzentrieren, und dafür sorgen, dass Ihre Aufmerksamkeit nicht abschweift. Ermutigende kleine Signale sind also wichtige Bindeglieder zwischen zwei Menschen: Sie stärken die Person, die sie aussendet (den Zuhörer), und sie dienen gleichzeitig als Bestätigung für die Person, die sie empfängt (den Sprecher). Wenn es Ihnen gelingt, auf diese Weise aktiv zuzuhören, verlieren Sie und Ihr ADHS-Gehirn nicht so leicht die Bodenhaftung.

Sagen Sie, was Sie denken

Wenn Sie nach Ihrer Meinung oder Präferenz gefragt werden, dann sagen Sie einfach ehrlich, was Sie denken. Weichen Sie nicht aus und überlassen Sie die Entscheidung nicht anderen Menschen, wie so viele Frauen es tun. Statt auf eine Frage wie »Möchtest du lieber indisch oder chinesisch essen gehen?« beispielsweise zu antworten »Das überlasse ich dir«, geben Sie lieber eine selbstbewusstere Antwort. Hören Sie kurz in sich hinein und kommunizieren Sie dann klar und deutlich, was Ihr authentisches Ich zu dieser Frage zu sagen hat.

Üben Sie sich darin, erst mal eine kurze Pause zu machen, in der Sie sich fragen, was Sie denken oder fühlen, und antworten Sie dann mit einigen der folgenden Formulierungen – ohne einschränkende oder relativierende Floskeln:

- Ich finde …
- Ich möchte lieber …
- Ich habe Lust zu …
- Ich glaube …
- Ich mag/mag nicht …
- Ich würde es genießen …
- Ich möchte auf gar keinen Fall …

Passen Sie Ihre Kommentare an die jeweilige Situation an und formulieren Sie sie bei Bedarf kürzer und direkter. Sagen Sie Ihre Wahrheit klar und deutlich, in einfachen Worten. Obwohl es wichtig ist, unsere Worte sorgfältig zu wählen und uns stets freundlich auszudrücken, reden wir oft zu viel, wenn eine kurze, auf den Punkt gebrachte Aussage nicht nur ausreichen würde, sondern gleichzeitig auch wirkungsvoller wäre.

Vor allem für Frauen, die zu verbaler Impulsivität neigen, ist es wichtig, sich vor Augen zu halten, dass die Leute nicht von allem die ganze Vorgeschichte erfahren müssen und dass sie sich auch vor niemandem zu rechtfertigen brauchen. Wenn Sie sehen, dass die Augen Ihres Gesprächspartners glasig werden, haben Sie ihm vielleicht zu viele Informationen auf einmal gegeben. Teilen Sie das, was Sie zu sagen haben, lieber in mehrere kleine Häppchen auf – Sie werden sicherlich noch öfters Gelegenheit haben, mit ihm zu reden. Sie können das, was Sie sagen möchten, auch vorher mit jemandem durchsprechen, es sich in Gedanken genau zurechtlegen oder sich ein paar Notizen dazu machen. Legen Sie die wichtigsten Punkte Ihrer Botschaft vorher fest und überlegen Sie, was beide Parteien aus diesem Gespräch mitnehmen sollen; dann werden Sie sich, wenn es darauf ankommt, besser daran erinnern, was Sie sagen möchten, und sich auch klarer ausdrücken können.

Wenn Sie erst einmal mitten im Redefluss sind, fallen Ihnen vielleicht auch noch viele andere Ideen ein, auf die Sie gern zu sprechen kommen würden, obwohl sie nicht unbedingt zum Thema gehören. Falls diese Gedanken Sie ablenken oder Sie befürchten, sich später, wenn Sie das Wort ergreifen, nicht mehr daran erinnern zu können, notieren Sie sie einfach schnell auf einen Notizblock, um sie später bei Bedarf parat zu haben.

Halten Sie Blickkontakt und kehren Sie immer wieder ins Hier und Jetzt zurück, falls Sie durch irgendwelche Anblicke, Geräusche, Ihre eigenen Gedanken oder vielleicht sogar den Gesichtsausdruck Ihres Gesprächspartners abgelenkt werden. Sie können ihn ruhig bitten, eine Aussage zu wiederholen oder Ihnen einen Moment Zeit zu geben, um Ihre Gedanken zu ordnen, bevor Sie antworten. Und natürlich können Sie auch einfach so etwas in der Art sagen wie: »Ich finde Ihre Ideen so spannend, dass ich mir gerade ein paar Notizen mache, um später darauf zurückkommen zu können!« (Wer würde sich über so ein Kompliment nicht freuen?)

Außerdem sollten Sie üben, mit einer etwas kräftigeren Stimme zu sprechen – zum Beispiel, indem Sie mit einem Ort in Ihrem Inneren in Kontakt treten, der weiß, was Sie über sich und Ihr wahres Wesen zum Ausdruck bringen möchten. Verankern und erden Sie sich in diesem Ort, bevor Sie das Wort ergreifen.

Werden Sie sichtbarer

Bisher haben wir in diesem Kapitel darüber gesprochen, wie wir es schaffen können, uns von anderen Menschen nicht an die Wand drängen oder beiseiteschieben zu lassen und in Gesprächen nicht abzuschweifen. Außerdem ging es darum, mehr Durchsetzungsvermögen zu entwickeln, unseren Mitmenschen nicht mehr so sehr entgegenzukommen und uns durch eine kräftigere Stimme Gehör zu verschaffen. Der nächste wichtige Punkt besteht darin, uns sichtbarer zu machen.

Von innen heraus strahlen: Zeigen Sie, wer Sie sind

Wir müssen nicht unbedingt immer den Mund aufmachen. Wir werden nicht immer sagen wollen, was wir denken oder fühlen. Das ist völlig in Ordnung und manchmal sogar sinnvoll. Aber denken Sie daran, dass wir uns trotzdem jederzeit dafür entscheiden können, unsere Persönlichkeit ein bisschen deutlicher zum Vorschein kommen zu lassen – auch wenn wir weniger sagen. Wir können den Raum um uns herum in hellerem Licht erstrahlen lassen, ohne etwas über uns zu verraten, indem wir einfach hinter dem Schleier hervortreten und unser wahres, natürliches Wesen durchscheinen lassen. Auch so kann man mit anderen Menschen in Kontakt treten.

Saris Geschichte:

Wirklich ein nettes Mädchen!

Vor vielen Jahren – vor meiner Diagnosestellung und den Medikamenten, die mir daraufhin verschrieben wurden – begegnete ich den Angehörigen meines Mannes zum ersten Mal, und zwar bei einem Abendessen in einem Restaurant. Ein paar Tage später fragte ich meinen zukünftigen Ehemann, was sie denn über mich gesagt hätten. Das Wort, mit dem sie mich beschrieben hatten, lautete »angenehm«. Nun ja, ich bin zwar vieles – aber »angenehm« ist normalerweise nicht das erste Wort, das Menschen, die mich gut kennen, im Zusammenhang mit mir einfallen würde. Im Nachhinein wurde mir jedoch klar, dass ich tatsächlich mein Bestes getan hatte, um »angenehm« zu wirken. Ich hatte mich bemüht, keinen Anstoß zu erregen, nur Belanglosigkeiten von mir gegeben und höchstens ab und zu ein bisschen gelächelt – mit einem Wort: Ich war nett, angenehm und eine gute Zuhörerin gewesen und hatte (abgesehen von ein paar grundlegenden Informationen) nicht allzu viel über mich verraten.

Heute – sehr viele Jahre später – stelle ich fest, dass es mir trotz jahrelanger Medikation und erfolgreicher Vorträge vor großen Gruppen von ADHS-Patienten immer noch schwerfällt, mich neurotypischen Menschen gegenüber zu öffnen und ihnen meine wahre Persönlichkeit zu zeigen. Ich habe allerdings inzwischen gelernt, dass ich ihnen nicht unbedingt etwas von meinen Problemen preisgeben, womöglich gar einen Vortrag über ADHS halten oder den ganzen »Club« der Menschen verteidigen muss, die unter dieser Störung leiden. Mittlerweile habe ich mich für das Ziel und die Strategie entschieden, zumindest ein bisschen mehr von meiner wahren ADHS-Persönlichkeit zu zeigen. Ich kann mehr oder schneller reden, lächeln, lachen und mich mit sehr viel Interesse und Engagement auf meine Gesprächspartner einlassen. Auf diese Weise erfahren diese Menschen wenigstens, dass es mich gibt, und lernen etwas von meiner Persönlichkeit kennen, auch wenn ich nicht alles über meine Probleme oder meine ADHS ausplaudere.

Das Wort »angenehm« war ein Wendepunkt in meinem Leben – eine Lektion, die ich bis heute verinnerlicht habe: Inzwischen versuche ich nicht mehr, als »normal« durchzugehen.

Selbsterfahrung: **Sichtbar werden**

Wie möchten Sie von Ihren Mitmenschen wahrgenommen werden?

- ☐ lächelnd
- ☐ lachend und mich amüsierend
- ☐ albern oder ein bisschen spleenig
- ☐ als eine Person, die stets offen ihre Meinung sagt
- ☐ als eine Person, die sich in ihrem Gehirn und ihrer Haut wohlfühlt
- ☐ als eine Person, die sich natürlich verhält
- ☐ Sonstiges: ______________________

Sich öffnen und andere Menschen an sich heranlassen

Oft würden wir unseren Mitmenschen gern unsere wahren Gefühle zeigen, damit sie wissen, was wir für sie empfinden oder welche Einstellung wir zum Leben haben. Tara Brach (2003) spricht in diesem Zusammenhang vom buddhistischen Konzept des »weichen Herzens«. Wenn Sie Sichtbarkeit in diesem Sinn – als »Weicherwerden« – betrachten, bedeutet das, dass Sie die Menschen, mit denen Sie in Kontakt treten möchten, bei sich willkommen heißen, indem Sie Ihre Verteidigungsmauern ein Stück weit sinken lassen.

Manchmal schotten uns diese Mauern nämlich von *allen* Menschen ab – ohne Unterschied. Wir werden dann zwar nicht mehr verletzt, lassen aber auch niemanden mehr an uns heran, und niemand kann uns etwas von sich selbst verraten oder geben. Somit verharren wir in einer Haltung der Inaktivität: Wir können niemandem etwas zurückgeben, weil wir uns hinter einer Festungsmauer verschanzt haben.

Wenn wir uns dagegen innerlich öffnen, zeigen wir uns unseren Mitmenschen auf eine sehr viel intimere Weise. Und das können wir bei jedem Menschen tun – vom Kellner im Restaurant bis hin zu einem Freund, der gerade Probleme hat. Sich innerlich zu öffnen, ist ein mentales Konzept, das nur eine Minute Zeit kostet und eine leichte Veränderung Ihrer Perspektive erfordert. Atmen Sie tief durch und spüren Sie, wie Sie innerlich weicher werden – auch wenn Sie nichts zu sagen wissen. Verhalten Sie sich einfach ganz natürlich und zeigen Sie sich so, wie Sie sind, wenn Sie als warmherziger, fürsorglicher Mensch wahrgenommen werden möchten.

Zum Nachdenken: **Sich öffnen**

Gibt es für Sie eine Möglichkeit, sich anderen Menschen gegenüber zu öffnen und ihnen mehr von Ihrem wahren Ich zu zeigen, ohne allzu viel davon verraten zu müssen, was die Leute eigentlich nicht erfahren sollen?

Wie können Sie sich innerlich öffnen und Ihre Mitmenschen ein bisschen näher an sich heranlassen – vor allem, wenn Sie diese Menschen mögen, aber nicht wissen, wie Sie es ihnen zeigen sollen?

Anderen Menschen etwas geben, um damit etwas zu bewirken

Manchmal ist uns bei dem Gedanken daran, zu »glänzen«, nicht ganz so unwohl, wenn uns klar wird, dass das eigentlich unserer Mission oder unserem Wunsch entspricht, anderen Menschen etwas zu geben. Es ist nicht egoistisch, mehr Platz für sich selbst zu beanspruchen. Außerdem geht es beim »Glänzen« darum, den Menschen, der wir sind, und das, was wir anderen geben können, schätzen zu lernen. Wenn wir die Sache aus dieser Perspektive sehen, wird uns klar, dass Egoismus eigentlich etwas ganz anderes ist als das, was wir befürchtet hatten: Wir verhalten uns egoistisch, wenn wir vor unseren Mitmenschen *verbergen*, wer wir in Wirklichkeit sind oder was wir denken, wissen und der Welt zu geben haben.

Zum Nachdenken: **Was haben Sie zu geben?**

»Glänzen« hat nichts mit Egoismus zu tun; es ist vielmehr eine Möglichkeit, andere Menschen zu beeinflussen, indem man sichtbar und präsent ist.

Welche Wirkung möchten Sie auf Ihre Mitmenschen haben? Was würden Sie ihnen gern geben?

Was entgeht anderen Menschen, wenn sie Sie nicht so sehen und kennenlernen, wie Sie sind?

Tun Sie manchmal etwas, das Sie weniger sichtbar macht? Wenn ja: was?

Zusammen mit wem würden Sie gern sichtbarer werden?

Vielleicht fällt es Ihnen leichter, Menschen gegenüber sichtbar zu werden, die Sie noch gar nicht kennen und die daher auch keine Erwartungen an Sie haben. Also los: Versuchen Sie den Barista im Café ein bisschen netter anzulächeln oder ein paar mehr Worte als sonst mit Ihrem Nachbarn zu wechseln. Fragen Sie sich, welche Seite von Ihnen, Ihrer Persönlichkeit, Ihrer Herzlichkeit oder Ihrem Humor, die Sie normalerweise verbergen, Sie Ihren Mitmenschen gern zeigen würden. Halten Sie die Erfahrungen, die Sie dabei machen, in einem Tagebuch oder einer Sprachnotiz fest, um sie nicht zu vergessen.

WAS HABEN SIE AUS DIESEM KAPITEL GELERNT?

- Eine unerschrockene neurodiverse Frau zu werden bedeutet, dass Sie lernen, sich stärker in den Mittelpunkt zu rücken, indem Sie sich anderen Menschen mehr öffnen, mehr von sich selbst preisgeben und Ihre wahre Persönlichkeit zum Vorschein bringen.
- Sie können Ihre Präsenz und Ihre Wirkung verstärken, indem Sie etwas an Ihrer verbalen und nonverbalen Kommunikation ändern: Drücken Sie sich klarer und unverblümter aus und entschuldigen Sie sich nicht dauernd! Dann werden Sie das Leben, das Sie führen wollen, und die Werte, nach denen Sie leben möchten, besser verwirklichen können.

Kapitel 9

Verbiegen Sie sich nicht!

Auf aktive Weise authentisch sein

Jedes Mal, wenn Sie eine Entscheidung treffen, die Ihrer inneren Gewissheit, Ehrlichkeit und Authentizität entspricht, kommen Sie sich selbst näher. Und das Großartige daran ist, dass Sie gerade dann, wenn Sie am meisten mit dem wahren Kern Ihres Wesens im Einklang stehen – wenn Sie sich von Ihrer Scham und Ihren verinnerlichten Botschaften zum Thema ADHS gelöst haben –, die Tapferkeit und innere Freiheit entwickeln, um den Weg gehen zu können, der Sie am meisten erfüllt und Ihnen am sinnvollsten erscheint.

Authentizität ist eine wichtige Voraussetzung für diese Arbeit. Denn der Weg zu einem kühnen, unerschrockenen Leben als Frau mit ADHS, den Sie wählen, muss wirklich *Ihr eigener* Weg sein – deshalb thematisiert dieses Kapitel, wie man sich selbst treu bleibt. Es gibt kein Patentrezept für die Bewältigung einer ADHS, weil es keine Patentlösung für die Frage gibt, wie Sie in Ihrem ganz speziellen Gehirn, Körper und Umfeld Ihr authentischstes Leben führen können!

Wenn Sie sich selbst treu sind, werden Sie am Ende stärker aus dieser Reise hervorgehen: Dann können Sie sich besser auf Ihre Bedürfnisse einstellen, Ihre Wünsche und Sehnsüchte besser umsetzen und in Ihren Beziehungen innerlich offener sein. Das hat wiederum den Dominoeffekt, dass Ihre zunehmende innere Stabilität sich auch in anderen Menschen widerspiegeln wird. Ja, Sie haben richtig gelesen: Wenn Sie authentischer sind, können Sie tatsächlich einen Beitrag zu einer besseren Welt leisten! Wenn Sie sich auf die Reise zu Ihrem erfüllten Leben als Frau mit ADHS begeben, in dem Sie die bestmögliche Hilfe erhalten, dann werden sich auch die Menschen in Ihrem Umfeld von ihrer besten Seite zeigen! Das wird Ihnen wiederum zu einem ganz neuen Gefühl des inneren Friedens, der Stärke und des Mutes verhelfen – und damit sind Sie in einer guten Position, um sich weiterhin mit Ihren Schwachstellen und verinnerlichten Schamgefühlen auseinanderzusetzen, die Ihnen schon so lange im Weg stehen. Um Ihnen dabei zu helfen, wollen wir Sie in diesem Kapitel durch den schrittweisen Prozess hindurchführen, den wir – die Autorinnen dieses Buches – für Frauen mit ADHS entwickelt haben und den wir als *achtsame Authentizität* bezeichnen.

Achtsame Authentizität

Der Begriff »achtsame Authentizität« wurde erarbeitet, um eine Vorgehensweise zu beschreiben, bei der es uns bewusst wird, wenn wir in Verstellung, Versteckspiel oder Reaktivität abgleiten oder wenn wir aus einem auf Scham beruhenden Gefühl oder ADHS-Autopiloten heraus handeln. Dank diesem Prozess des Bewusstwerdens werden Sie mehr authentische Beziehungen zu anderen Menschen eingehen und mehr authentische Verhaltensweisen entwickeln können als bisher.

Wenn wir lernen, uns unserer selbst und unserer Authentizität bewusst zu sein, stehen uns mehr Entscheidungsmöglichkeiten offen; und das gibt uns wiederum ein Gefühl größerer Selbstbestimmtheit, Handlungsfähigkeit und Effektivität. Im psychologischen Sinn ist »Handlungsfähigkeit« das Gefühl, unser Leben unter Kontrolle zu haben, selbstständige Entscheidungen treffen und auch danach handeln zu können. Für Frauen mit ADHS, die oft jahrelang das Gefühl hatten, unzulänglich, unfähig und inkompetent zu sein, ist es dringend notwendig und sehr wirkungsvoll, dieses Gefühl der Handlungsfähigkeit zu kultivieren.

Ein authentisches Leben mit ADHS zu führen, erfordert eine bewusste Verlangsamung – was dem ADHS-Gehirn von Natur aus schwerfällt. Wenn Sie deshalb das Gefühl haben, nicht weiterzukommen, ist das nicht Ihre »Schuld« – und außerdem können Sie etwas dagegen tun! Mithilfe des aktiven Prozesses der achtsamen Authentizität können Sie genau den richtigen mentalen Rahmen schaffen, um auf die Bremse zu treten, Ihr inneres Erleben genau zu analysieren und dann auf dieser Basis authentische Entscheidungen zu treffen.

Der Einfachheit halber wollen wir uns diese achtsame Authentizität als Prozess vorstellen, der aus zwei Teilen besteht: wahrnehmen und entscheiden.

Wahrnehmen

Der erste Schritt zu achtsamer Authentizität besteht – wie bei den meisten Dingen – darin, so lange innezuhalten, bis man etwas wahrnimmt. Wenn wir uns die Zeit und den Raum gönnen, unser inneres Erleben wahrzunehmen, haben wir eine viel bessere Chance, unser Leben bewusst zu gestalten und unserer Mission, unserer Vision und unseren Bedürfnissen entsprechend zu handeln.

Um etwas wahrnehmen zu können, müssen wir uns eine Zeitlang auf unser inneres Erleben konzentrieren – vor allem dann, wenn unangenehme Gedanken und Gefühle in uns aufsteigen. Solche Augenblicke bieten uns die Chance, unserem tiefsten Unbehagen und unseren intensivsten Ängsten mit Neugier und warmherzigem Mitgefühl zu begegnen. Das hält uns von gewohnheitsmäßigen selbstzerstörerischen Verhaltensweisen ab (zum Beispiel, uns zu verstecken, zu verstellen, zurückzuziehen, übermäßig emotional zu reagieren oder vor anderen Menschen einzuknicken) und schafft Raum für neue Entscheidungen.

Diesen Wahrnehmungsprozess kann man sich am besten als Körper-Scan vorstellen, bei dem Sie Ihr inneres Erleben und die daraus resultierenden Verhaltensweisen in einer Haltung der Leichtigkeit und des Selbstmitgefühls beobachten und benennen. Auf diese Weise werden Sie leichter genügend Abstand zu Ihrem Erleben eines Hindernisses oder einer ADHS-typischen Situation gewinnen, um tatsächlich eine bewusste Entscheidung treffen zu können. Und eine bewusste Entscheidung zu treffen bedeutet, dass Sie sich nicht von Ihrem ADHS-Autopiloten leiten lassen.

Bei diesem Wahrnehmungsprozess sollten Sie sich vor Augen halten, dass Emotionen und die damit einhergehenden Gedanken eine wichtige Informationsquelle für Sie darstellen. Sie existieren aus gutem Grund; denn sie können Ihnen zeigen, was Sie brauchen und wo Ihre Grenzen liegen. Emotionen verraten Ihnen, wann Sie sich besonders lebendig oder besonders bedrückt und entmutigt fühlen.

Frauen mit ADHS sind oft besonders gefühlsbetont und neigen auch häufig zu sehr emotionalen Reaktionen. Wir sind anfälliger für emotionale Dysregulation und lassen uns besonders leicht von unseren Gefühlen überwältigen; und wenn unser emotionales Gehirn mit uns durchgeht, fällt es uns schwer, unser Tempo zu verlangsamen und klare Gedanken zu fassen. Der Stress und die Emotionalität, die Sie spüren, sind real (Combs et al., 2015), aber gleichzeitig auch ein hilfreicher Hinweis darauf, was Sie gerade brauchen und wie Sie gerade leben.

Wenn Sie Ihre inneren Erfahrungen bewusst wahrnehmen, können Sie einen Zusammenhang zwischen bestimmten Gefühlen oder Reaktionen und der Art und Weise herstellen, wie Sie mit anderen Menschen interagieren. Und wenn Sie immer wieder eine kurze Pause einlegen, um sich auf solche Wahrnehmungen zu konzentrieren, werden Sie auch merken, ob Sie Ihrer Beziehung zu sich selbst gerecht werden.

Anzeichen mangelnder Authentizität wahrnehmen

Wenn Sie sich in einer Situation befinden, in der Sie sich weniger authentisch zu verhalten scheinen als sonst, sollten Sie sich folgende Fragen stellen:

- Erlebe ich gerade einen plötzlichen Stimmungsabfall oder lässt mein Wohlbefinden nach?
- Bin ich bereit, mich auf gesunde Weise verletzlich zu zeigen, oder wehre ich mich dagegen?
- Halte ich mich zu sehr zurück oder reagiere ich womöglich aus einer übermäßigen Emotionalität heraus, die nicht meiner authentischen Persönlichkeit entspricht?
- Vermeide ich es, meine wahre Meinung oder meine wahren Gefühle zum Ausdruck zu bringen, weil ich befürchte, dass das zu einem Konflikt führen oder die Beziehung zu meinem Gesprächspartner gefährden könnte?
- Rechne ich von vornherein damit, missverstanden, negativ beurteilt oder ignoriert zu werden?

- Habe ich das Gefühl, nicht ganz präsent zu sein oder nicht ich selbst sein zu können?

Das sind ein paar mögliche Frühwarnsignale dafür, dass Sie anfangen oder Gefahr laufen, sich weniger authentisch zu verhalten. Im Folgenden finden Sie eine umfassendere Liste möglicher Stimmungsumschwünge und Verhaltensänderungen, die darauf hindeuten, dass Sie jetzt lieber erst einmal innehalten, nachdenken und bewusst handeln sollten.

Selbsterfahrung: Emotionale Anzeichen wahrnehmen

Kreuzen Sie die Emotionen an, die genau beschreiben, was Sie innerlich erleben und empfinden, wenn Sie sich nicht authentisch verhalten.

Wenn ich mich nicht authentisch verhalte, ...

- ☐ spüre ich eine plötzliche Abnahme meines allgemeinen Wohlbefindens.
- ☐ spüre ich eine vermehrte innere Anspannung, Emotionalität oder Reaktivität.
- ☐ fühle ich mich unverstanden oder negativ beurteilt oder habe das Gefühl, »dichtzumachen«.
- ☐ fühle ich mich unsichtbar.
- ☐ habe ich Angst davor, dass andere Menschen meine ADHS entdecken könnten.
- ☐ fangen alte Wunden wieder an zu schmerzen.
- ☐ gehe ich in die Defensive oder versuche, mich zu schützen.
- ☐ bin ich wütend, frustriert oder verärgert.
- ☐ Sonstiges: ______________________________

Selbsterfahrung: Körperliche Empfindungen wahrnehmen

Wenn ich mich nicht authentisch verhalte, ...

- ☐ spüre ich einen Schmerz oder ein Ziehen in der Brust.
- ☐ habe ich einen Kloß im Hals.
- ☐ spüre ich ein Kribbeln im Bauch, einen Druck oder ein flaues Gefühl im Magen.
- ☐ fühlen Teile meines Körpers sich verspannt an.
- ☐ beiße ich unwillkürlich die Zähne zusammen.
- ☐ kommen mir die Tränen.
- ☐ schlägt mein Herz schneller.
- ☐ habe ich das Gefühl, dass sich in meinem Körper Schutzmauern aufrichten.
- ☐ würde ich mich gern kleiner oder größer machen.
- ☐ Sonstiges: ____________________

Selbsterfahrung: Verhaltensänderungen wahrnehmen

Wenn ich mich nicht authentisch verhalte, ...

- ☐ weiche ich vor Menschen oder Erfahrungen zurück, statt auf sie zuzugehen.
- ☐ ziehe ich mich zurück, statt mich stärker ins Geschehen einzubringen.
- ☐ verstecke ich mich, statt mich zu öffnen oder mich so zu zeigen, wie ich bin.
- ☐ ziehe ich mich aus einer Situation zurück, obwohl ich eigentlich lieber bleiben würde.
- ☐ bleibe ich in einer Situation, obwohl ich mich eigentlich lieber daraus zurückziehen würde.

- ☐ behandle ich mich und andere Menschen auf eine Art, die ich nicht gut finde, statt mich integer zu verhalten und Selbstfürsorge zu praktizieren.
- ☐ vernachlässige ich meine eigenen Interessen, Bedürfnisse und Absichten, statt mich zu behaupten.
- ☐ Sonstiges: ______________________

Anzeichen von Authentizität wahrnehmen

Wenn Sie in Ihrem bisherigen Leben noch nie das Gefühl hatten, sich authentisch zu verhalten, wissen Sie vielleicht gar nicht so genau, wie es sich innerlich anfühlt, im Einklang mit sich selbst zu handeln.

Die nun folgende Liste soll Sie zum Nachdenken darüber anregen, wie Authentizität sich für Sie anfühlt. Woran erkennen Sie, dass Sie tatsächlich Ihrer inneren Wahrheit, Ihren Wertvorstellungen und Ihrer Authentizität entsprechend handeln? Kreuzen Sie die Erfahrungen an, die Ihnen das Gefühl geben, sich besonders authentisch zu verhalten.

Selbsterfahrung: Emotionale Anzeichen an mir wahrnehmen

Wenn ich mich besonders authentisch verhalte, fühle ich mich …

- ☐ aktiv am Geschehen beteiligt.
- ☐ freudig erregt.
- ☐ gesehen, gehört oder verstanden.
- ☐ respektiert.
- ☐ kühn und unerschrocken.
- ☐ innerlich erfüllt.
- ☐ erleichtert, gelassen, ruhig, freudig oder frei.
- ☐ mir meiner selbst sicher.
- ☐ mit meinen Bedürfnissen und Wertvorstellungen im Einklang.

- ☐ im Reinen mit mir, denn ich habe ein angenehmes Gefühl des Freiraums und gönne mir eine kurze Pause, bevor ich mich für eine bestimmte Handlung entscheide.
- ☐ Sonstiges: ______________________________

Selbsterfahrung:
Meine körperlichen Empfindungen wahrnehmen

Wenn ich mich besonders authentisch verhalte, fällt mir auf, dass ...

- ☐ ich eine offene Körperhaltung habe.
- ☐ es mir leichtfällt zu lächeln und dass es sich dabei um ein ganz natürliches Lächeln handelt.
- ☐ alle Muskeln in meinem Körper entspannt sind.
- ☐ ich ein neutrales oder ruhiges Gefühl im Magen und Brustkorb habe.
- ☐ ich ein Kribbeln der freudigen Erregung im Bauch verspüre.
- ☐ mein Herz gleichmäßig schlägt.
- ☐ mein Herz vor freudiger Erregung schneller schlägt.
- ☐ ich mit einem Gefühl der Leichtigkeit handle und mich bewege.
- ☐ ich eine Nervosität spüre, die aber durchaus erträglich ist und damit zusammenhängt, dass ich etwas anders mache als sonst und mich innerlich öffne.
- ☐ Sonstiges: ______________________________

Selbsterfahrung: Verhaltensänderungen wahrnehmen

Wenn ich mich besonders authentisch verhalte, neige ich dazu, ...

- ☐ mich zu äußern, wann immer ich es möchte.
- ☐ meine Meinung zu sagen oder anderen Menschen Teile meiner Identität zu offenbaren (und zwar so, wie es meinen Bedürfnissen und der Situation entspricht).
- ☐ Entscheidungen zu treffen, die zu mir passen.
- ☐ mich mir selbst und anderen Menschen gegenüber auf freundliche und liebenswürdige Weise auszudrücken.
- ☐ meinen Wertvorstellungen, Bedürfnissen und Wünschen entsprechend zu handeln.
- ☐ eine kurze Bedenkpause einzulegen, bevor ich etwas sage oder tue.
- ☐ mich ein bisschen mehr zu fordern, um etwas für meine Weiterentwicklung zu tun.
- ☐ mich alberner, spleeniger oder eigenartiger zu verhalten als sonst.
- ☐ selbstbewusster aufzutreten und mir weniger Gedanken darüber zu machen, wie die anderen Leute mich wahrnehmen.
- ☐ das Zusammensein mit anderen Menschen mehr zu genießen.
- ☐ Sonstiges: ______________________________

Zum Nachdenken: **Achtsame Wahrnehmung**

Was ist das Wichtigste oder Interessanteste, das Sie aus dieser Übung zur Wahrnehmung der Anzeichen achtsamer Authentizität gelernt haben? Notieren Sie sich ein paar Dinge, die Sie sich merken möchten, weil sie Ihnen vielleicht auch in Zukunft weiterhelfen können.

Zum Nachdenken: **Häufige Auslöser für unauthentisches Verhalten erkennen**

Beschreiben Sie eine Situation, in der Sie sich unauthentisch verhalten haben. Wo waren Sie in dieser Situation? Wer war anwesend? Was ist geschehen?

Beschreiben Sie Ihr inneres Erleben in dem Augenblick, als Sie weniger authentisch zu werden drohten und sich von Ihrem wahren Ich entfernten.

Gab es bestimmte Personen, nonverbale Hinweise, Worte, Verhaltensweisen, Ereignisse oder Umfelder, die dieses Verhalten bei Ihnen ausgelöst haben? Beschreiben Sie diese so genau wie möglich.

Wie hätten Sie anders mit der Situation umgehen können, um authentisch zu bleiben?

Zum Nachdenken:
Erinnerung an eine Situation, in der Sie sich authentisch verhalten haben

Beschreiben Sie eine Situation, in der Sie sich authentisch verhalten haben. Wo waren Sie in dieser Situation? Wer war anwesend? Was ist geschehen?

Beschreiben Sie Ihr inneres Erleben in dem Augenblick, als Sie Ihrem wahren Wesen und einem bewussten, authentischen Verhalten näherkamen.

Gab es bestimmte Personen, nonverbale Hinweise, Worte, Verhaltensweisen, Ereignisse oder Umgebungen, die Sie als besonders befreiend empfunden haben? Beschreiben Sie diese so genau wie möglich.

Entscheiden: Sie haben die Wahl!

Ein Leben mit ADHS kann sich so anfühlen, als würde man auf die fantastischsten Baupläne starren – nur leider fehlen einem die nötigen Werkzeuge zum Bauen. Der Prozess des Innehaltens und Wahrnehmens schafft eine Basis, von der aus bewusstes Handeln möglich wird. Wir bezeichnen diese zweite Phase der achtsamen Authentizität als »Entscheidung«. Sie haben in jeder Situation die Wahl, sich entweder Ihrem wahren Wesen zu nähern oder sich davon zu entfernen – den Schritt in die Authentizität zu wagen oder in den sicheren Grenzen Ihrer gewohnten Selbstschutzreaktionen zu verharren.

Die größte Macht, die wir haben, besteht darin, ganz wir selbst zu sein. Das ultimative Ziel, auf das Sie zusteuern sollten (und auf das Sie während dieses Prozesses ja auch schon hingearbeitet haben), ist die radikale Idee, dass Sie – als einzigartige, ganze Frau mit ADHS – sich dafür entscheiden können, hundertprozentig Sie selbst zu sein!

Die Entscheidung, mehr von sich selbst preiszugeben

Und hier kommt schon die erste Möglichkeit, eine achtsame, authentische Entscheidung zu treffen – zum Beispiel, indem Sie einen kleinen Weg finden, bewusst etwas mehr von sich preiszugeben. Wenn Ihnen das gelingt, werden Sie das Gefühl haben, in zwischenmenschlichen Beziehungen und in Ihrer Beziehung zur Welt einen sinnvollen Platz einzunehmen.

Es gibt verschiedene Grade des Sich-Öffnens oder Sich-Versteckens: Frauen mit ADHS können sich zum Beispiel aktiv verstellen oder sich einfach stillschweigend weigern, sich anderen Menschen gegenüber zu öffnen. Ein kurzer Scan, um Ihr innerliches und äußerliches Erleben deutlicher wahrzunehmen, wird Ihnen verraten, in welche Richtung Ihre Entscheidungen gerade gehen. Wenn Sie sich zum Beispiel nicht gehört oder gesehen fühlen, verspüren Sie oft ein vages Unbehagen, oder es kommt Ihnen so vor, als seien Sie von sich selbst abgekoppelt.

Der Prozess des bewussten Sich-Öffnens in drei Schritten

Nun werden Sie ein einfaches Verfahren kennenlernen, mit dessen Hilfe Sie in Augenblicken, in denen Sie spüren, dass Ihr inneres Erleben sich verändert, in sich hineinhören können. Dieser Prozess besteht aus folgenden drei Schritten:

- Fragen
- Scannen
- Entscheiden

1. Fragen: Fragen Sie sich in einer bestimmten Situation zuallererst: Was sollen die Leute über mich wissen? Zum Beispiel:

- Die Leute sollen wissen, dass ich intelligent, kreativ und originell bin.
- Sie sollen meine witzige Seite sehen.
- Sie sollen wissen, dass sie mir etwas bedeuten.
- Sie sollen sich über meine Gedanken und mein Wissen über ein bestimmtes Thema klar werden.
- Sie sollen mehr über meine Probleme wissen und darüber informiert sein, welche Art von Unterstützung ich brauche.

2. Scannen: Als Nächstes führen Sie einen kurzen Authentizitäts-Scan durch und fragen sich: Gebe ich anderen Menschen mit meinem Verhalten die Möglichkeit, mich jetzt in diesem Augenblick so zu sehen, wie ich es oben beschrieben habe?

3. Entscheiden: Und nun treffen Sie Ihre Entscheidung. Denn inzwischen wissen Sie ja, an welchen Anzeichen Sie erkennen können, ob Sie sich gerade authentisch oder nicht ganz so authentisch verhalten; und Sie wissen auch, wie Sie sich anderen Menschen gegenüber öffnen können. Also können Sie nun bewusst entscheiden, wie weit Sie sich öffnen wollen.

Zum Nachdenken:
In sich hineinhören – in drei Schritten

Nachdem Sie die Beschreibung des Drei-Schritte-Prozesses zum bewussten Sich-Öffnen gelesen haben, beantworten Sie nun bitte die unten stehenden Fragen, um sich in der praktischen Anwendung dieser Vorgehensweise zu üben.

Nennen und beschreiben Sie eine Situation, in der Sie dieses Verfahren gern einsetzen möchten.

1. Fragen: Was sollen die Menschen in dieser Situation über Sie wissen?

2. Scannen: Stellen Sie sich vor, wie Sie in diesem Szenario einen kurzen Scan durchführen und sich fragen: *Rede und verhalte ich mich wirklich so, wie ich gesehen und wahrgenommen werden möchte?*

3. Entscheiden: Wenn Sie sich vor Augen halten, was Ihre Mitmenschen in diesem Szenario von Ihnen sehen oder wissen sollen: Wie würden Sie dann reden oder sich verhalten, um sich Ihrem Umfeld auf authentischere Weise zu präsentieren?

Sich nicht öffnen zu wollen, kann auch ein guter Standpunkt sein

Eine zweite Möglichkeit authentischen Handelns besteht in der bewussten Entscheidung, sich in bestimmten Situationen oder bestimmten Menschen gegenüber *nicht* zu öffnen (oder zumindest nicht alles von sich preiszugeben). Die wichtigsten Wörter in diesem Zusammenhang lauten *bewusst* und *Entscheidung*. Manchmal ist die Entscheidung, nichts von sich und seinen Problemen zu offenbaren, tatsächlich die beste Vorgehensweise.

Schließlich ist es *Ihre persönliche Erfahrung*, die Sie anderen Menschen gegenüber ganz genau so offenlegen oder verschweigen können, wie Sie es für richtig halten. Wenn Sie sich emotional unsicher fühlen oder das Bedürfnis haben, einen Teil Ihrer selbst zu schützen, nehmen Sie sich ruhig noch ein bisschen mehr Zeit, um Ihr inneres Erleben in dieser Situation richtig wahrzunehmen und zu verstehen. Könnte es womöglich eine reale Bedrohung für Ihre emotionale Sicherheit darstellen oder konkrete negative Konsequenzen haben, wenn Sie mit Ihren Worten und Ihrem Verhalten mehr über sich selbst verraten würden? Vielleicht gibt es Dinge, die Sie Ihren Mitmenschen gern mitteilen, und andere, die Sie lieber für sich behalten. Auch hier gibt es verschiedene Grade des Sich-Öffnens, und Sie haben jederzeit die Wahl, ob Sie sich lieber »outen« oder schützen möchten.

Angenommen, Sie haben beschlossen, bestimmte Menschen nicht in einige Ihrer Ideen oder Meinungen einzuweihen. Vielleicht sagen Sie sich: *Ich habe kein Interesse daran, diesen Leuten meine Ideen anzuvertrauen, weil ich nicht glaube, dass sie sie verstehen würden oder zu schätzen wüssten. Ich mag diese Menschen trotzdem und verlebe auch öfter lustige Abende mit ihnen; trotzdem möchte ich ihnen bestimmte Ideen von mir nicht verraten oder erklären.*

Sie sollten also ganz bewusst wählerisch sein und sich genau überlegen, mit wem und warum Sie über Ihre ADHS-Diagnose oder Ihr Anderssein reden möchten und mit wem nicht. Es ist völlig in Ordnung, eine stolze Frau mit ADHS zu sein und Ihre persönlichen Erfahrungen, Ihre ausgefallenen Ideen und Ihre ganz besondere Sichtweise für Menschen zu reservieren, mit denen Sie sich wirklich darüber austauschen wollen.

Manchmal ist die Entscheidung, nichts von sich und seinen Problemen zu offenbaren, tatsächlich die beste Vorgehensweise.

Sallys Geschichte:

Sich hundertprozentig auf eine zwischenmenschliche Beziehung einlassen, ohne etwas von seinen Problemen zu erzählen

Die 60-jährige Sally hat ein paar Freundinnen, die sie schon ihr Leben lang kennt und die sich in vielerlei Hinsicht sehr von ihr unterscheiden. Diese Freundinnen haben viele schöne gemeinsame Erinnerungen, und wenn sie zusammen sind, wird immer viel gelacht.

»Sie sind die Einzigen, die immer noch wissen, wo ich als Kind gewohnt habe – die meine Eltern und den Hund kannten, den wir damals hatten, und sich auch heute noch an den Jungen mit den Sommersprossen erinnern, der in der sechsten Klasse im Sommer so verknallt in mich war. Aber ich brauche ihnen nichts von meinen Problemen oder kreativen Ideen zu erzählen, und das ist auch gut so! Trotzdem ist unsere Beziehung zueinander deshalb nicht weniger authentisch. Ich bin immer hundertprozentig bei der Sache, wenn ich mit ihnen zusammen bin. Wir lachen und haben Spaß miteinander, ohne dass ich sie in alles einweihen muss, was ich in der jeweiligen Phase meines Lebens gerade denke und fühle! Diese Erkenntnis war für mich sehr befreiend, und meine Treffen mit diesen Freundinnen sind dadurch für mich zu einem noch bereichernderen Erlebnis geworden.«

Sally fühlt sich sehr wohl dabei, wählerisch zu sein und nur einigen wenigen Menschen etwas über bestimmte Bereiche ihres Lebens zu verraten. Das gibt ihr ein Gefühl der Sicherheit. Sie trifft in dieser Hinsicht wohlüberlegte Entscheidungen und ist sehr zufrieden damit. Für Sally war es ein befreiendes Gefühl, sich von der Vorstellung zu verabschieden, dass sie in allen Beziehungen, die ihr wichtig sind, alles von sich selbst preisgeben muss;

und dadurch sind ihre Beziehungen noch harmonischer geworden. Wir alle brauchen Intimität; aber wir brauchen sie auf unterschiedliche Art und Weise, mit unterschiedlichen Menschen und in unterschiedlichen Kontexten. Manchmal kann es sehr befreiend wirken, nicht immer nur über ernste Themen zu reden! Sally hat in ihren zwischenmenschlichen Beziehungen ein zufriedenstellendes Gleichgewicht gefunden, das auf einer bewussten Entscheidung beruht.

Je nach Situation werden Sie sich vielleicht dafür entscheiden, ein bisschen mehr von sich preiszugeben und Ihr bisheriges Verhalten zu ändern. Vielleicht haben Sie jetzt keine Angst mehr davor, als jemand wahrgenommen zu werden, der anders ist als andere Menschen.

Solange Ihre zwischenmenschlichen Beziehungen für Sie gut und gesund sind, müssen sie nicht alle Ihre Bedürfnisse erfüllen. Ihre Mitmenschen müssen nicht unbedingt alle Seiten Ihres Wesens kennen und verstehen. Es gibt Freunde, mit denen Sie vielleicht gern ins Kino gehen, und andere, mit denen Sie intimere Gedanken und Gefühle teilen möchten. Das ist kein Versteckspiel, sondern eine bewusste Entscheidung.

So ergibt alles einen Sinn

In der nun folgenden Geschichte geht es darum, Raum für sich selbst zu beanspruchen und sich Gehör zu verschaffen. Außerdem handelt diese Geschichte von der Entscheidung, sich einem anderen Menschen gegenüber zu öffnen und zusammen mit ihm ein authentisches Leben zu führen. In Cindys Geschichte laufen viele Konzepte und Praktiken zusammen, die wir bisher in diesem Buch besprochen haben.

Cindys Geschichte:

Wie man seine Bedürfnisse zum Ausdruck bringt

Mit 45 Jahren entwickelte Cindy zusätzlich zu ihrem chronischen Aufmerksamkeitsproblem auch noch eine Autoimmunerkrankung, deren Behandlung sehr viel Mühe und Sorgfalt erforderte.

Die gemeinsamen Aktivurlaube, die sie und ihr Mann bisher stets sehr genossen hatten, konnte Cindy nun allmählich immer schwerer durchstehen. In den letzten Jahren hatte Cindy zu diesen Urlaubsplänen zwar Ja gesagt, aber bei vielen Unternehmungen Schmerzen gehabt oder nicht daran teilnehmen können. Statt mit ihrem Mann über die Situation zu reden, war sie dazu übergegangen, die Pläne für solche Urlaube oft in letzter Minute abzusagen. Doch das flößte ihr mit der Zeit immer mehr Gewissensbisse ein. Sie hatte das Gefühl, ihrem Mann, ihrer Ehe und ihren gemeinsamen Ferientagen mit diesem Verhalten nicht gerecht zu werden; und ihr Mann ärgerte sich in zunehmendem Maß über ihre unerklärlichen plötzlichen Absagen. Obwohl er von ihren Schmerzen wusste und sie ihm auch leidtat, hatte er keine Ahnung davon, was sie innerlich durchmachte; und deshalb hatte er auch keine Chance, sein Denken oder seine Reaktionen an ihre Situation anzupassen. Cindy wollte ihm den Spaß nicht verderben – und doch bewirkte sie mit ihrem Verhalten genau das.

Eigentlich gab es immer noch vieles, wofür Cindy sich interessierte und was sie zusammen mit ihrem Mann unternehmen konnte. Sie musste nur einen neuen Weg finden, ihr gemeinsames Leben zu genießen – einen Weg, der ihnen beiden gerecht wurde und der nicht schlechter, sondern einfach nur anders war. Mit Unterstützung ihres Beraters und ihrer Selbsthilfegruppe stieß Cindy auf mehrere neue Urlaubsmöglichkeiten, die sie begeisterten, und entschied sich schließlich für eine Kreuzfahrt, in deren Rahmen Ausflüge in verschiedenen

Schwierigkeitsgraden und auch noch diverse andere Aktivitäten angeboten wurden.

Als Cindy diese Kreuzfahrt vorsichtig erwähnte, erwiderte ihr Mann zunächst nur: »Das hört sich ganz nett an.« Da wurde ihr klar, dass sie mehr Zeit und Aufmerksamkeit einfordern musste, wenn sie und ihr Mann es tatsächlich schaffen sollten, zu einem gemeinsamen Verständnis der neuen Situation zu gelangen und sich darauf einzustellen.

Also führte Cindy einen Authentizitäts-Scan durch und fragte sich:

- Mache ich womöglich gerade einen Rückzieher, um nicht aufzufallen oder keine Probleme zu verursachen?
- Was möchte ich meinem Mann sagen?
- Was sollte meiner Meinung nach passieren?
- Was soll er verstehen?

Danach unternahm Cindy noch einen zweiten Versuch. Durch den Scan hatte sie gelernt, blitzschnell in sich hineinzuhören und sich über ihre inneren Reaktionen klar zu werden; daher merkte sie es inzwischen immer sofort, wenn sie sich in ihr Schneckenhaus zurückzog, sich verstellte oder im Stich gelassen fühlte, ängstlich zurückwich oder Entmutigung sich breitmachte. All das waren für sie Hinweise darauf, dass sie noch ein bisschen genauer in sich hineinhören und ihre Meinung energischer, direkter und mit lauterer Stimme zum Ausdruck bringen musste.

Also druckte sie als Nächstes das Infomaterial über die Kreuzfahrt aus, legte es auf den Esszimmertisch und wies ihren Mann mit einer Handbewegung darauf hin, als er sich hinsetzte. Er warf einen Blick darauf und sagte: »Das sieht interessant aus.« Daraufhin ging Cindy noch einen Schritt weiter und vereinbarte mit ihm ein Datum und einen Zeitpunkt, um mit ihm über diese Reise zu sprechen. Bei diesem Gespräch sagte sie ihm klipp und klar, dass sie diese Kreuzfahrt machen wollte, legte ihre Beweggründe dafür dar und erklärte, warum diese Entscheidung für sie so wichtig war.

Auf diese Weise beanspruchte sie endlich den persönlichen Bewegungsspielraum, der ihr zustand: »Hey, hier bin ich. Ich bin eine Frau mit eigenen Wünschen und Bedürfnissen, und ich freue mich auf diese Reise! Lass uns etwas machen, das auch meinen Vorstellungen gerecht wird und sich für mich überzeugend und authentisch anfühlt.«

Bühne frei für Cindy! Diese Interaktion hat ihre Ehe eher verbessert als geschwächt. Denn dadurch schuf sie Klarheit für ihren Mann, der nicht begriff, warum sie immer wieder in letzter Minute alle ihre Urlaube vermasselte. Außerdem gewann Cindy auf diese Weise das Selbstvertrauen, auch in anderen Lebensbereichen so zu handeln.

Diese Geschichte zeigt, wie eine Frau gelernt hat, ihr inneres Unbehagen – das Gefühl, dass sie mit ihrem Verhalten ihre wahren Wünsche verheimlichte und damit nicht nur sich selbst Kummer bereitete, sondern auch Probleme in ihrer Ehe verursachte – nicht mehr länger zu ignorieren. Sie brauchte dazu auch gar keine großen Veränderungen vorzunehmen, denn es gab kein besonderes Problem in ihrer Beziehung zu ihrem Mann. Sie musste sich nur bewusst machen, wann sie in ihrer Ehe zurücksteckte oder sich davor drückte, ihre Bedürfnisse klar und deutlich (und notfalls auch immer wieder) zum Ausdruck zu bringen. Sobald ihr das gelungen war, fand sie einen Weg, sich Gehör zu verschaffen.

WAS HABEN SIE AUS DIESEM KAPITEL GELERNT?

- Um als Frau mit ADHS ein kühnes, unerschrockenes Leben führen zu können, müssen Sie üben, sich möglichst authentisch zu verhalten und mit sich selbst im Einklang zu stehen. Dieses Ziel können Sie erreichen, indem Sie sich in achtsamer Authentizität üben und bewusste Entscheidungen darüber treffen, wann und wem gegenüber Sie mehr von sich selbst preisgeben möchten.
- Achtsame Authentizität ist eine Praxis, die Ihnen dabei helfen wird, im Umgang mit anderen Menschen mehr Sie selbst zu sein. Dazu sollten Sie (zum Beispiel mithilfe eines Körper-Scans) in sich hineinhören, um wahrzunehmen, was Sie gerade empfinden, und dann entscheiden, welches Handeln Ihren momentanen Bedürfnissen am ehesten entspricht.
- Bewusstes Sich-Öffnen ist eine weitere Möglichkeit, allmählich ein immer authentischeres Leben und authentischere Beziehungen zu führen. Dieser Prozess besteht aus drei Schritten: Fragen, Scannen und Entscheiden.
- Mit ein bisschen Mut, Übung und Geduld können Sie von Augenblick zu Augenblick praktische Schritte unternehmen, um eine radikale Idee zu verwirklichen: nämlich, dass Sie sich als einzigartige, ganze Frau mit ADHS dafür entscheiden können, hundertprozentig Sie selbst zu sein!

Kapitel 10

Erstellen Sie einen *realistischen* Aktionsplan!

So können Sie Ihre ADHS und Ihr Selbstkonzept in Ihr Leben integrieren

Wir wollen in diesem Buch ganz realistisch bleiben. Wir wissen nicht alle Antworten. *Sie* sind die einzige Autorität im Hinblick auf Ihr Gehirn, Ihren Körper und Ihre Bedürfnisse. Wie man mit einer ADHS richtig umgeht, ist individuell sehr verschieden. Es gibt keinen richtigen Weg für die Bewältigung einer ADHS. Es gibt nur *Ihren* Weg.

Wir, die Autorinnen dieses Buches, wollen Ihnen dabei helfen, einen Aktionsplan für den Umgang mit Ihrer ADHS zu entwickeln. Im Rahmen unseres »radikalen« Ansatzes (und entgegen den Ratschlägen, die man ADHS-Patienten normalerweise gibt) haben wir jedoch die Erfahrung gemacht, dass Bewältigungsstrategien am hilfreichsten sind, wenn man sie erst *nach* dem Entflechtungsprozess der eigenen Identität einsetzt, mit dem Sie sich in den bisherigen Kapiteln beschäftigt haben, und nicht davor oder stattdessen. Oder um es ganz einfach auszudrücken: Sie können solche Strategien auf die Dauer nicht effektiv praktizieren, wenn Ihre Gedanken immer noch zu fünfzig Prozent damit beschäftigt sind, sich mit Ihrem inneren Kritiker und Unterdrücker herumzuschlagen. Nun, da Sie den Prozess der Entflechtung hinter sich haben, sind Sie besser dafür gerüstet, eine neue Vision für Ihr Leben und ein neues Narrativ über sich selbst zu entwickeln und als Frau mit ADHS, die jede Menge Unterstützung erhält, ein kühnes und unerschrockenes Leben zu führen.

Traditionell werden ADHS-Patienten zunächst medikamentös behandelt; als Nächstes konzentriert man sich dann auf die Entwicklung sogenannter »Strategien« (so lautet jedenfalls der vage Oberbegriff dafür). Doch der Versuch, diese Bewältigungsmethoden (von denen es viele gibt) zu praktizieren, kann demoralisierend wirken, wenn man sie so einsetzt, als könnte man sich damit selbst »heilen«. Es gibt kein Patentrezept für den Umgang mit Ihrem speziellen Gehirn und mit Ihnen selbst als ganz besonderem Individuum.

> Es gibt keinen richtigen Weg für die Bewältigung einer ADHS. Es gibt nur *Ihren Weg*.

Am besten ist es, sich professionelle Hilfe für den *strategischen Umgang mit Ihren Strategien* zu holen. Sonst kommen Sie womöglich noch auf den Gedanken, dass Sie es nicht einmal schaffen, richtig mit Ihrer ADHS umzugehen! Bevor wir Ihnen bei der Entwicklung eines umfassenden ADHS-Unterstützungsplans helfen, möchten wir auf ein paar häufige »Stolpersteine« zu sprechen kommen, mit denen Frauen auf der Suche nach Unterstützung zu kämpfen haben.

> Gehen Sie strategisch mit Ihren Strategien um!

Wie man mit ADHS ein gutes, erfolgreiches Leben führen kann – bitte lesen Sie diesen Abschnitt immer wieder, wenn Sie nicht weiterwissen!

Die Arbeit, die Sie in diesem Buch geleistet haben, wird Ihnen die innere Kraft und den Mut geben, die Sie brauchen, um das Thema »ADHS-Unterstützung« aus einer ganz neuen Perspektive zu betrachten – Sie sollen nämlich künftig auf eine Art und Weise damit umgehen, die Ihnen das alles nicht *noch* schwerer macht, sondern die besser funktioniert. Sobald Ihnen der innere Befreiungsprozess gelungen ist, den Sie durchlaufen müssen, um als ganze, wertvolle Frau mit ADHS leben zu können, werden Sie nämlich feststellen, dass Sie plötzlich ganz anders über Ihre Probleme, Symptome und Unterstützungsmöglichkeiten denken können.

Überlegen Sie sich, was für Sie gut funktioniert

Wenn Sie eine Frau mit ADHS fragen, was sie an Unterstützung braucht, wird sie wahrscheinlich reflexartig mit »Ich weiß es nicht« antworten. Diese Ratlosigkeit erleben Patientinnen und Patienten vor allem zu Beginn ihrer ADHS-Reise; sie kann aber jederzeit entstehen, wenn Ihr Leben sich verändert oder wenn Dinge, die früher funktioniert haben, plötzlich nicht mehr so gut klappen. Deshalb möchten wir Ihnen nun ein paar Denkanstöße geben, die Ihnen in solchen Situationen weiterhelfen können.

Zum Nachdenken:

Wenn Sie nicht wissen, welche Art von Unterstützung Sie brauchen

Recyceln Sie die Fragen in dieser Übung! Bevor Sie Ihre Antworten aufschreiben, machen Sie ein Foto oder eine Kopie der Fragen, damit Sie sie immer wieder aufs Neue durcharbeiten können, wenn Sie Probleme haben.

Welche Elemente Ihrer Situation oder Ihres Problems haben mit ADHS zu tun und welche nicht? (Es muss nicht unbedingt immer ein ADHS-Problem dahinterstecken.)

An welcher alten Geschichte über die Suche nach Unterstützung oder über ADHS-Probleme halten Sie vielleicht immer noch fest? Wie könnten Sie dieses Urteil revidieren?

Welche Aufgaben oder Situationen führen mit Sicherheit dazu, dass Sie sich überfordert fühlen und »dichtmachen«? Wenn Sie Ihre Schwachstellen erkennen, wird es Ihnen leichter fallen, sie anzugehen.

Wäre es für Sie hilfreich, zu überdenken, was Sie für andere Menschen tun, und neue Grenzen zu setzen, damit Sie sich jetzt auf Ihre eigenen Bedürfnisse konzentrieren können?

In welchen Situationen oder Bereichen Ihres Lebens strengen Sie sich zu sehr an, verheimlichen Ihre Symptome oder verleugnen Ihre Bedürfnisse? Sie können durchaus Bedürfnisse haben und um Unterstützung bitten, ohne mehr von sich selbst preiszugeben, als Ihnen lieb ist.

Welche Art von Stimulation (oder Mangel an Stimulation) brauchen Sie, um optimal zu funktionieren? Zwischen zu viel und zu wenig Stimulation liegt oft nur ein schmaler Grat. Finden Sie das für Sie ideale Gleichgewicht.

Wie können Sie die Phasen, in denen Sie geistig und körperlich am meisten Energie haben, noch besser nutzen als bisher? Planen Sie keine geistig anspruchsvollen Aufgaben ein, wenn Sie gerade in einer besonders schwierigen ADHS-Phase stecken. Das geht garantiert schief. Und zwar jedes Mal.

Benötigen Sie Hilfsmittel (zum Beispiel ein Erinnerungssystem), persönliche oder virtuelle Unterstützung (einen Arbeitskollegen), eine Routine, Strategie oder Brainstorming-Hilfe bei der Entwicklung eines Aktionsplans? Vielleicht brauchen Sie aber auch nicht noch ein weiteres Ordnungssystem, sondern eher einen Freund, mit dem Sie ein bisschen plaudern können, während Sie Ihre Sachen wegräumen.

Gibt es in diesem Augenblick womöglich irgendetwas, dem Sie aus dem Weg gehen? Wenn Sie sich darüber klar werden, was Sie gerade zu vermeiden versuchen, wird es Ihnen leichter fallen, sich auf einen kleinen Aktionsschritt einzulassen, der Ihnen nur ein erträgliches Maß an innerem Unbehagen bereitet.

Wo gibt es Raum für Kompromisse oder kleine Korrekturen anstelle großer Veränderungen? Schütten Sie das Kind nicht mit dem Bade aus!

Hören Sie auf Ihren Körper! Was für Bedürfnisse hat er? Wenn Sie nicht genug Flüssigkeit zu sich nehmen, sich nicht richtig ernähren, sich nicht genügend Ruhe oder liebevolle Fürsorge gönnen, hat Ihr Gehirn nicht den nötigen Treibstoff, um für Sie da zu sein.

Wodurch fühlen Sie sich am lebendigsten, zentriertesten und leistungsfähigsten? Wählen Sie die Lebensumstände, die für Sie optimal sind. Jedes Mal, jeden Tag.

Überprüfen Sie Ihre Sichtweise

Als Frauen mit ADHS neigen wir dazu, die Leistungen neurotypischer Menschen zu idealisieren. Wir vergleichen uns oft mit ihrem Funktionsniveau – das glorifiziert wird und für die meisten Menschen einfach nicht leistbar ist. Kommt Ihnen das bekannt vor? Akzeptieren Sie Ihre Neurodiversität!

Insiderwissen: Wenn Ihre Sicht getrübt ist

Hier finden Sie ein paar Weisheiten, die uns und unseren Patientinnen weitergeholfen haben, wenn unsere Sicht getrübt war und wir wieder festen Boden unter den Füßen finden mussten. Bitte fügen Sie in das leere Feld ganz unten weitere ADHS-Weisheiten ein, die Sie als hilfreich oder ermutigend empfinden oder die Ihnen in schwierigen Situationen die Bodenhaftung zurückgeben.

- Definieren Sie, was »gut genug« ist, und gehen Sie nicht darüber hinaus.
- Nur weil etwas getan werden muss, heißt das noch lange nicht, dass Sie diejenige sein müssen, die es tut – und schon gar nicht ganz allein.
- Sie leiden an ADHS; also erlauben Sie es sich, ADHS-bedingte Probleme und Bedürfnisse zu haben.
- Streben Sie nach totaler Unvollkommenheit!
- Gehen Sie freundlich mit sich selbst um und denken Sie daran: »Vergleiche sind ein Akt der Gewalt gegen das eigene Ich« (Vanzant, 2013).
- Die meisten Menschen verbergen ihre Probleme, Kämpfe und Mühen vor den anderen. Die sozialen Medien sind ein einziges großes Spektakel, bei dem keiner hinter die Kulissen schaut.
- Der Erfolg eines anderen Menschen ist nicht Ihr Misserfolg.
- Wenn Sie nicht um etwas bitten, lautet die Antwort automatisch Nein.
- Schreiben oder skizzieren Sie ein Design mit Ihren eigenen Wahlsprüchen, inspirierenden Worten oder Zitaten, nach denen Sie gern leben möchten.

Werden Sie kreativ!

Frauen mit ADHS sind bekannt dafür, dass sich bei ihnen Zeitschriften und Bücher über die neuesten und besten Organisations- und Produktivitätsstrategien ansammeln. Diese Bücher und Magazine stecken voller großartiger Ideen – nur leider sind diese Ideen für unsere speziellen gehirnbedingten Probleme oft völlig ineffektiv. Hören Sie auf, sich mit Strategien oder Vorgehensweisen herumzuquälen, die nicht für Ihr andersgeartetes Gehirn konzipiert worden sind! Personalisieren Sie Ihre Unterstützungssysteme. Wenn Sie mit einer bestimmten Methode arbeiten, sollten Sie darauf achten, das aus den richtigen Gründen zu tun.

Insiderwissen: Wenn Strategien nicht funktionieren

Es kann frustrierend sein, wenn Strategien, die früher gut funktioniert haben, plötzlich nicht mehr greifen oder wenn Sie zwar das »richtige« Werkzeug gewählt zu haben scheinen, Ihr ADHS-Gehirn dabei aber nicht mitmacht. Hier ein paar Hinweise, die Ihnen helfen können, wenn Ihre Strategien versagen. (Denken Sie daran: Nicht *Sie* versagen, sondern die jeweilige *Strategie!)*

- Wenn Sie immer wieder aufs Neue erwarten, dass eine Strategie funktioniert, obwohl sie Sie immer wieder enttäuscht, sollte das ein Hinweis für Sie sein, die Finger davon zu lassen. Das ist nicht Ihre Schuld; es ist einfach nicht die richtige Methode für Sie.
- Nur weil ein Organisationssystem hübsch aussieht oder eine bestimmte Strategie bei allen anderen Kollegen in Ihrem Büro gut funktioniert, heißt das noch lange nicht, dass Sie es immer weiter damit versuchen sollten.
- Sie müssen nicht Lust zu etwas haben – und können es trotzdem tun. Erinnern Sie sich an unsere Ausführungen in Kapitel 7, in denen es darum ging, über Ihre Komfortzone hinauszuwachsen? Finden Sie die Grenze, an der Sie Ihren Widerstand dagegen, etwas Neues anzufangen oder auszuprobieren, gerade noch verkraften können, und entscheiden Sie sich für einen kleinen Schritt in diesem Grenzbereich.

- Können Sie die betreffende Aktivität durch Bewegung, Stimulation oder irgendeine Belohnung verlockender gestalten? Nutzen Sie die vielen Aktivitäten, die Ihnen mehr Spaß machen, um sich zu weniger angenehmen Aufgaben zu motivieren.
- Setzen Sie natürliche Stimmungsaufheller strategisch ein. Nehmen Sie nach einem Training oder einer Tätigkeit, die Ihnen Spaß macht, eine schwierige Aufgabe in Angriff. Setzen Sie sich zu langweiligen Telefonaten in einen schönen Park.
- Manchmal ist Ausruhen das Produktivste, was Sie tun können. Gönnen Sie sich eine Pause und überarbeiten Sie Ihren Plan dann noch einmal.
- Versuchen Sie es – versuchen Sie es – und dann versuchen Sie es noch einmal. Sie haben auf dieser Reise das Recht, unvollkommen zu sein: hinzufallen, wieder aufzustehen und es auf andere Weise zu versuchen – oder etwas ganz Neues auszuprobieren.

Welche Unterstützung brauchen Menschen mit ADHS?

Das Wichtigste auf einen Blick

Auch wenn die Therapie jedes Patienten so einzigartig sein muss wie er selbst, gibt es doch ein paar Grundregeln dafür, welche Unterstützung Sie brauchen, nachdem Sie Ihre ADHS-Diagnose erhalten haben. Sich durch einen Wust von Terminen, Büchern und Selbsthilfegruppenadressen hindurchzumanövrieren, kann fast schon eine erdrückende Aufgabe sein; damit fühlt man sich als ADHS-Patientin leicht überfordert und fällt wieder in seine alten, kontraproduktiven Standardeinstellungen und Bewältigungsmechanismen zurück. In diesem Abschnitt finden Sie ein paar Informationen zu den Grundpfeilern des ADHS-Managements und Ratschläge für die Erstellung eines umfassenden eigenen Unterstützungsplans.[4] Hier ein paar unserer ganz besonderen Favoriten:

Medikamente

Den meisten Menschen, bei denen die derzeit als ADHS bezeichnete neurobiologische Störung diagnostiziert wird, kann die Einnahme von Medikamenten zumindest bis zu einem gewissen Grad weiterhelfen. Solche Medikamente sind zwar kein Allheilmittel, und sie wirken auch nicht bei jedem

Patienten; aber es ist auf jeden Fall sinnvoll, sich im Hinblick auf die Einnahme von Psychopharmaka beraten zu lassen, wenn man die Diagnose »ADHS« erhalten hat. Dr. Hallowell und Dr. Ratey liefern dazu eine der hilfreichsten Erklärungen, auf die wir bisher gestoßen sind:

> »Die verschiedenen Medikamente, die wir zur Behandlung einer ADS einsetzen, können die Lebensqualität drastisch verbessern. So wie eine Brille kurzsichtigen Menschen hilft, ihren Blick zu fokussieren, können Medikamente Menschen mit ADS helfen, die Welt klarer zu sehen.«
>
> *(Hallowell und Ratey 1994, S. 235)*

Worin besteht das Ziel der Einnahme von Medikamenten für erwachsene Menschen mit ADHS? Wir, die Autorinnen dieses Buches, sind der Meinung, dass diese Arzneimittel Ihnen das Leben erleichtern sollen. Dabei geht es nicht nur darum, nach irgendeinem externen Maßstab bessere Leistungen zu erbringen, sondern auch darum, die durch Ihre ADHS verursachten belastenden und beeinträchtigenden inneren Seins-Zustände abzumildern.

Je nach den in Ihrer Region verfügbaren Ressourcen besteht die beste Lösung häufig darin, sich an einen Psychiater zu wenden und gemeinsam mit ihm herauszufinden, welches Medikament (oder welche Medikamentenkombination) in welcher Dosierung sich für Sie und Ihr spezielles Gehirn am besten eignet. Dieser Prozess kann etwas Zeit und Geduld erfordern, und vielleicht muss man auch erst einmal mehrere verschiedene Medikationen ausprobieren, um die richtige zu finden. Denken Sie daran, dass das Ziel dieser medikamentösen Behandlung nicht darin besteht, Sie zu verändern; sie soll es Ihnen vielmehr erleichtern, Sie selbst zu sein und sich wohlzufühlen – und das bei möglichst geringen Nebenwirkungen. Es ist gar nicht immer so einfach, jemanden zu finden, der sich mit ADHS bei Erwachsenen (vor allen bei Frauen) auskennt; daher ist es wichtig, sich nach dessen Erfahrung auf diesem Gebiet zu erkundigen, wenn Sie einen entsprechenden Spezialisten gefunden haben.

Nachdem Ihr Facharzt und Sie gemeinsam ein für Sie geeignetes medikamentöses Therapieregime entwickelt haben (und wenn Ihre Situation nicht allzu kompliziert ist), kann ein Allgemeinmediziner die weitere Betreuung

Ihrer medikamentösen Behandlung übernehmen, falls das für Sie einfacher ist und Ihre Ärzte damit einverstanden sind.

Denken Sie daran: Sie sind die Expertin für sich selbst und Ihre Erkrankung! Scheuen Sie sich nicht, auf der Erfüllung Ihrer Bedürfnisse zu bestehen, Ihre Bedenken vorzubringen und Fragen zu stellen. Wenn der Arzt Ihnen mehrere Empfehlungen oder Anleitungen auf einmal gibt, ist es vielleicht sinnvoll, seine Erläuterungen per Smartphone aufzunehmen; Sie können ihn aber auch bitten, sie für Sie aufzuschreiben. Und es ist auch völlig in Ordnung, bei Bedarf eine Zweitmeinung einzuholen. Seien Sie tapfer und unerschrocken – und seien Sie Ihre eigene Fürsprecherin!

Anpassungen ihres Umfelds

Manchmal können einfache Anpassungen des Umfelds oder des Reizniveaus sich sehr positiv auf ADHS-Symptome auswirken. Wenn das Umfeld, in dem Sie leben oder arbeiten, für Sie nicht gut funktioniert, versuchen Sie nicht immer wieder, es zum Funktionieren zu bringen! Man kann seine Umgebung zwar nicht immer komplett verändern; aber oft tragen schon kleine Korrekturen dazu bei, ein ADHS-freundlicheres Umfeld zu schaffen.

Insiderwissen: Sinnvolle Korrekturen an Ihrem Umfeld

Hier ein paar Ideen, wie Sie Ihr Umfeld so gestalten können, dass es der speziellen Verdrahtung Ihres Gehirns entgegenkommt – damit Sie endlich aufhören können, Ihren grauen Zellen ADHS-unfreundliche Bedingungen aufzuzwingen.

- Ist das Mobiliar richtig platziert? Manche Menschen können besser mit dem Rücken zur Wand arbeiten; anderen ist es lieber, möglichst wenigen visuellen Reizen ausgesetzt zu sein.
- Bitten Sie jemanden, Ihnen Gesellschaft zu leisten, während Sie eine Aufgabe angehen– selbst wenn die Person sich nur in Ihrer Nähe aufhält und etwas anderes tut.

- Probieren Sie doch einmal Kopfhörer mit Geräuschunterdrückung und verschiedene Formen von weißem Rauschen aus.
- Passen Sie die Beleuchtung an Ihre Bedürfnisse an.
- Nutzen Sie einen Balanceball oder legen Sie ein Ballkissen auf Ihren Stuhl, um sich vom Herumzappeln abzuhalten.
- Suchen Sie Orte auf, die anregend auf Sie wirken (zum Beispiel einen Tanz- oder Meditationskurs, ein Café oder einen Coworking-Space).
- Falls Sie in einem Großraumbüro arbeiten, bitten Sie darum, Ihren Arbeitsplatz durch eine zusätzliche Wand von den Plätzen Ihrer Kollegen abzutrennen, oder ziehen Sie sich zum Arbeiten in einen leeren Konferenzraum zurück.
- Nutzen Sie zusätzlich zu auditiven auch visuelle Arbeitsanweisungen und Eingabeaufforderungen.

Wieder ins Gleichgewicht kommen

Das ist eine schwierige Aufgabe – vor allem für Menschen, die von Natur aus fürsorglich sind, zu übermäßig entgegenkommendem Verhalten neigen oder ihre ADHS bisher hauptsächlich in Form von ständigen »Feuerlösch-Aktionen« bewältigt haben. Wahrscheinlich haben Sie festgestellt, dass Sie die Waage Ihres inneren Gleichgewichts immer wieder neu kalibrieren müssen und dass diese »Bilanz« von Mal zu Mal anders aussieht – je nachdem, in welchem Verhältnis Ihre Stressfaktoren und Ressourcen gerade zueinander stehen. Dafür gibt es keine festen Regeln. Achtsame Authentizität und bewusste Entscheidungen können Ihnen dabei helfen, sich zu stabilisieren. Zunächst sollten Sie in Ihrem Leben mehr von dem praktizieren, was Ihnen guttut. ADHS-Coach Regina Carey (2016) empfiehlt: »Beobachten Sie, was Ihnen Auftrieb gibt und was Sie auslaugt oder erschöpft. Statt sich zu verzetteln und tausend Dinge gleichzeitig zu tun, sollten Sie sich lieber auf Ihre besonderen Stärken konzentrieren und sparsam mit Ihrer Energie umgehen! Erkennen Sie die ›Löcher‹ im Benzintank und stopfen Sie sie mit Dingen, die Sie begeistern!«

Bewältigungsstrategien

Erinnern Sie sich noch an unser Statement, dass das hier kein Strategiebuch ist? Und das ist es auch tatsächlich nicht. Zu diesem Thema gibt es bereits ein paar hervorragende Infomaterialien von unseren geschätzten Kolleginnen und Kollegen, deren Weisheiten Sie sich unbedingt zu Gemüte führen sollten.[5] Um es ganz klar zu sagen: Wir halten konkrete Werkzeuge und Hilfsmittel, feste Arbeitsabläufe und sonstige Strategien für den Umgang mit Ihrem ADHS-Gehirn durchaus für sinnvoll. Wir möchten lediglich darauf hinweisen, dass diese Strategien personalisiert (also genau an Ihre individuellen Probleme und Bedürfnisse angepasst) sein müssen, um Ihnen etwas zu bringen; außerdem sollte man sie nicht aus einer Position des Leidens, sondern aus einer Position der Stärke heraus einsetzen. Im unten stehenden Infokasten finden Sie ein paar hilfreiche Grundprinzipien, an denen Sie sich orientieren können.

Insiderwissen:

Grundprinzipien hilfreicher Bewältigungsstrategien

Im Grunde geht es bei den meisten ADHS-Bewältigungsstrategien um die im Folgenden beschriebenen Grundprinzipien. Nutzen Sie diese Prinzipien als Basis für die Erstellung Ihres ADHS-Unterstützungsplans und passen Sie sie an Ihre Bedürfnisse und Vorlieben an.

- Gestalten Sie alles so einfach wie möglich!
- Verwenden Sie externe Orientierungshilfen und Erinnerungen. Mehr als Sie zu glauben brauchen. (Und vielleicht sogar *noch ein bisschen mehr?*)
- Haben Sie mehr Spaß. (Sehr viel mehr!)
- Behaupten Sie sich. Setzen Sie gesunde Grenzen. Zu wissen, »wo man die Grenze ziehen soll« (Katherine, 2000), ist eine oft unterschätzte und viel zu wenig genutzte Strategie. Also setzen Sie sie ein – Sie werden später dankbar dafür sein!
- Erkennen Sie Ihre individuellen »Aufmerksamkeitsmuster«, damit Sie wissen, unter welchen Bedingungen Ihr Gehirn am besten funktioniert (Markel, 2012). (Lernen Sie sich selbst kennen!)

- Sorgen Sie für ein ausgewogenes Gleichgewicht zwischen Stress und Stimulation. (Ja, das bedeutet, dass Sie Grenzen setzen müssen. Ächz!)
- Stellen Sie sich darauf ein, Probleme mit der genauen Zeitwahrnehmung zu haben. (Und rechnen Sie vielleicht auch damit, Probleme mit dem Vorhersehen solcher Probleme zu haben!)
- Bleiben Sie aktiv. Finden Sie Wege, Ihren Körper zu bewegen, die Spaß machen und Sie innerlich aufbauen. (Hören Sie auf damit, Sport zu treiben, den Sie hassen! Und zwar endgültig!)
- Tun Sie sich mit Menschen zusammen, die Verständnis für Sie und Ihre Probleme haben. (Ja, dabei wird Ihnen anfangs vielleicht ein bisschen unwohl zumute sein. Springen Sie über Ihren Schatten!)
- Setzen Sie Prioritäten, indem Sie sich in erster Linie den Kompetenzbereichen widmen, in denen Sie gut sind. (Schon wieder Grenzen. Grrr!)
- Ernähren Sie sich gesund. Wahrscheinlich sollten Sie mehr Eiweiß und weniger Zucker zu sich nehmen. (Sorry!)
- Finden Sie Beschäftigungen, die Sie motivieren. (Hat jemand von Ihnen Lust, mit jungen Hunden zu spielen?)
- Passen Sie Ihr Umfeld an. (Haben wir schon erwähnt, dass wir Ordnungscoachs gut finden? Ja, schon zwanzigmal? Okay, dann war das jetzt das einundzwanzigste Mal.)
- Verbessern Sie Ihre Schlafhygiene. Tun Sie Ihr Bestes für einen guten, erholsamen Schlaf. Die meisten Menschen mit ADHS leiden unter Schlafstörungen, und Schlafmangel verschlimmert die Symptome noch. (Ja genau, Sie sind gemeint, liebe Nachteulen!)
- Gehen Sie zum Zahnarzt! ADHS scheint oft mit Zähneknirschen einherzugehen, das den Schlaf stören kann. (Breites Lächeln!)
- Gönnen Sie sich öfters mal eine Pause. Treffen Sie bewusste Entscheidungen darüber, was Sie als Nächstes sagen oder tun wollen. (Kommt Ihnen das bekannt vor? Klingt sehr nach Achtsamkeit, nicht wahr?)
- Drehen Sie die Lautstärke Ihrer inneren Cheerleaderin auf. Glauben Sie nicht alles, was Sie denken. (Aber glauben Sie der Cheerleaderin! Sie hat ein Megafon.)
- Sie müssen nicht unbedingt immer in der richtigen Stimmung für etwas sein, um es zu tun. (Ja, das tut weh, aber es ist wahr.)
- Behalten Sie Ihren Sinn für Humor! Lachen ist eine großartige Achtsamkeitstechnik, und zusammen mit anderen Menschen zu lachen, ist ungeheuer heilsam. Es gibt sogar ein

ganzes Buch mit effektiven ADHS-Strategien für Frauen, in dem es darum geht, Schamgefühle durch ein Lachen zu entgiften, das nur Geschichten von Schicksalsgenossinnen auf unsere Lippen zaubern können (Matlen, 2014). (Auch gut: Katzenvideos!)

Ein paar Tipps, falls Sie knapp bei Kasse sind

Von Verspätungsgebühren bis hin zu Behandlungen oder Medikamenten, deren Kosten die Krankenkasse nicht übernimmt – ADHS kommt uns manchmal ganz schön teuer zu stehen. Erwachsene mit ADHS haben aus verschiedenen Gründen besonders oft mit finanziellen Problemen zu kämpfen. Dazu gehören unter anderem organisatorische Probleme und Schwierigkeiten im Umgang mit Finanzen, Spontankäufe, Mahngebühren für vergessene Rechnungen, Zuzahlungen bei Medikamenten oder ein niedriges Gehalt aufgrund von Problemen mit dem beruflichen Aufstieg.

Insiderwissen: Wenn Sie sich Sorgen um Ihre Finanzen machen

Ein umfassender Überblick über den Umgang mit psychischen Problemen und ADHS für Frauen, die knapp bei Kasse sind, könnte ein eigenes Buch füllen, weil es sich hierbei tatsächlich um ein systemisches Problem handelt. Doch an dieser Stelle möchten wir Ihnen wenigstens ein paar Tipps geben, über die Sie nachdenken können, falls Ihre finanziellen Mittel begrenzt sind.

- Helfen Sie sich in einer Art »Tauschgeschäft« gegenseitig mit Waren und Dienstleistungen aus.
- Nutzen Sie virtuelle Informationsquellen über ADHS,[6] von E-Kursen und Webinaren bis hin zu Selbsthilfegruppen zur Bewältigung von ADHS-Problemen oder zur Verbesserung der Produktivität.
- Suchen Sie nach staatlichen und kommunalen Programmen, die berufliche Fortbildungen und andere Dienstleistungen anbieten.

- Gründen Sie in Ihrer Gemeinde eine Gruppe, in der Menschen sich gegenseitig mit Dienstleistungen oder mit ihren besonderen Stärken aushelfen können.
- Suchen Sie im Internet nach Gutscheinen von Arzneimittelherstellern und anderen finanziellen Hilfen. Bitten Sie Ihren Arzt um Hilfe bei der Beantragung solcher Unterstützungsleistungen.
- Erkundigen Sie sich nach Ratenzahlungsplänen und Staffelgebühren.
- Wenn Sie einen ADHS-Coach oder -Berater brauchen, suchen Sie nach jemandem, der sich noch in der Ausbildung befindet, um die Kosten zu senken.
- Wenden Sie sich an regionale Zentren für psychische Gesundheit. Dort gibt es oft Mitarbeiter, die bei der Beantragung von Unterstützungsprogrammen helfen können.
- Informieren Sie sich über Therapien der ersten Wahl, die wissenschaftlich gut erforscht sind. Aber hüten Sie sich vor Websites, die behaupten, das »neueste und beste Heilmittel gegen ADHS« zu haben! Denken Sie genau über die verschiedenen Behandlungsmodalitäten nach, bevor Sie eine Entscheidung treffen.
- Besprechen Sie die Informationen, die Sie gefunden haben, mit Ihrem behandelnden Arzt, Therapeuten oder ADHS-Coach. Fragen Sie ihn auch nach den Vor- und Nachteilen der verschiedenen Behandlungsansätze, die aufgrund Ihrer individuellen Bedürfnisse und Ihrer Krankheitsgeschichte für Sie in Frage kommen.

Selbstbewusste ADHS-Kommunikationsstrategien für Frauen

Eine selbstbewusste und auf Ihre besonderen Stärken ausgerichtete Kommunikation gehört zu den besten Methoden, sich selbst bei der Bewältigung Ihrer ADHS zu unterstützen. Hier ein paar unserer bevorzugten Kommunikationsstrategien.

Ich weiß, dass ich eine Chaotin bin – und was sind *Sie*?

Diese Frage ist kein Gesprächseinstieg im eigentlichen Sinn, sondern eine Möglichkeit, sich innerlich auf eine Kommunikation vorzubereiten, indem Sie Ihr Recht auf Gleichberechtigung in zwischenmenschlichen Beziehungen einfordern. Zu diesem Zweck sollten Sie sich vor Augen halten, dass auch Menschen ohne ADHS nicht perfekt, sondern einfach nur auf andere

Weise unvollkommen sind. Was wir anstreben sollten, ist eine Haltung gegenseitigen Respekts. Wenn Sie Ihre Perspektive ändern und mitfühlendere oder selbstbewusstere innere Dialoge führen, können Sie mit ihren Mitmenschen aus einer Position innerer Stärke und Klarheit heraus über Ihre ADHS-Probleme sprechen.

Bitte nur die Fakten und sonst nichts!

Beschreiben Sie einfach nur Ihre Schwierigkeiten und das, was Sie brauchen, statt sich selbst (auf kontraproduktive Weise) negativ zu charakterisieren. Wenn möglich, schildern Sie nicht nur das Problem, sondern schlagen Sie auch eine Lösung vor – oder fragen Sie, wie Sie gemeinsam mit Ihrem Gesprächspartner einen anderen Weg finden könnten. Zum Beispiel:

- »Es fällt mir schwer, mir komplizierte Anweisungen zu merken, wenn ich einfach nur zuhöre. Es wäre eine große Hilfe für mich, wenn ich mir aufschreiben könnte, was Sie sagen.«
- »Können Sie mir diese Anweisungen per E-Mail schicken? Dafür wäre ich Ihnen sehr dankbar!«
- »Ich kann am effektivsten arbeiten, wenn ich meine Gedanken vor einem Meeting schriftlich festhalte. Können wir die Konferenz nach dem Mittagessen anberaumen, statt uns gleich morgens zu treffen?«

Ja, und …

Verwenden Sie öfters das Wörtchen »und«, um verschiedene Teile einer Aussage zu einem Ganzen zu verbinden. Dadurch vermitteln Sie sich selbst und Ihren Zuhörern eine ausgewogenere, realistischere und umfassendere Perspektive. Solche Formulierungen könnten sich zum Beispiel folgendermaßen anhören:

- »Ich bin kompetent und es fällt mir schwer, mich zu organisieren.«
- »Ich kann diesen Teil der Arbeit erledigen und brauche in diesem anderen Bereich ein bisschen Hilfe.«
- »Ich habe organisatorische Probleme und verstehe es hervorragend, in meinem Zuhause eine herzliche, liebevolle Atmosphäre zu schaffen.«

Wenn Ihnen das Wasser bis zum Hals steht, retten Sie sich in höhere Gefilde!

Wenn Diskussionen sich zu sehr aufschaukeln, ist es normal, dass wir von Emotionen und körperlichen Reaktionen »überflutet« werden (Gottman und Silver, 1988). In solchen Fällen fühlen wir uns stark getriggert, alle unsere neuronalen Schaltkreise feuern, und wir sind physiologisch nicht mehr in der Lage, auf kompliziertere Gedankengänge zuzugreifen. In solchen Situationen sollten wir eine Pause einlegen und später wieder auf das Thema zurückkommen, wenn wir ruhiger und gelassener sind und einen klareren Kopf haben. Auch wenn wir den zwanghaften Impuls verspüren, alle Probleme oder Konflikte sofort »lösen« zu wollen, wird uns das viel besser gelingen, wenn wir einen Zustand erreicht haben, in dem wir die Sache aus der Vogelperspektive betrachten können.

Unterstützung

Frauen mit ADHS sagen oft, dass sie sich hilfsbedürftig oder abhängig fühlen, wenn sie andere Menschen um Unterstützung bitten. Dabei stimmt das ganz und gar nicht: Es ist völlig in Ordnung, in zwischenmenschlichen Beziehungen Bedürfnisse zu haben und diese auch zu äußern. In einer gesunden Beziehung ist es sogar notwendig, voneinander abhängig zu sein und sich aufeinander zu verlassen. Das verleiht uns sowohl Wurzeln als auch Flügel. Wer würde Sie gerne unterstützen, wenn Sie sich nur dazu aufraffen könnten, darum zu bitten?

Zu den professionellen Helfern, die Sie in den verschiedenen Bereichen Ihres Lebens vielleicht brauchen, gehören Assistenten, Coachs (beispielsweise Ordnungscoachs), Buchhalter, Haushaltshilfen, die Mutter, Ärzte und natürlich Therapeuten!

Die Zusammenarbeit mit einem Therapeuten kann Ihnen eine große Hilfe sein. Um Unterstützung zu bitten, ist ein mutiger Schritt! Leider ist die Psychotherapie auch heute mit einem Stigma behaftet. Die meisten Menschen gehen mit einer gewissen Ambivalenz und einer großen Portion Angst in eine Therapie. Ein guter Psychotherapeut bietet Ihnen aber einen sicheren Raum, in dem Sie Ihre Gefühle ausleben können. Am Ende ist das heilsamste Element einer Therapie die Qualität der therapeutischen Beziehung.

Es ist wichtig, einen Therapeuten zu finden, der sich mit ADHS auskennt – oder zumindest offen dafür ist, etwas darüber zu lernen. Leider sind nicht mit ADHS vertraute Therapeuten bekannt dafür, Symptome wie beispielsweise Unpünktlichkeit als Hinweis auf unsere Gefühle im Hinblick auf die Therapie misszuverstehen. Oder sie versuchen, ADHS-Symptome zu »beheben«, indem sie sogenannte »Danke für den Tipp!«-Botschaften aussenden, die herablassend klingen. Das ist nicht unsere Schuld; diese Fehler werden von zwar wohlmeinenden, gut ausgebildeten Fachleuten gemacht, die jedoch einfach keine große Erfahrung mit ADHS haben oder im Rahmen ihrer Ausbildung zu wenig über diese Erkrankung gelernt haben.

Wenn Sie Ihren Psychotherapeuten wirklich sympathisch finden, während der Therapie aber solche Hindernisse auftauchen, scheuen Sie sich bitte nicht, ihn offen und ehrlich auf Ihre Bedenken anzusprechen und ihm zu erklären, wie Sie sich bei dieser Interaktion gefühlt haben – denn sie hat bei Ihnen wahrscheinlich ein gewisses Maß an Scham und Frustration ausgelöst und alte Wunden wieder aufgerissen, statt sie zu heilen. Sich auf diese Weise zu behaupten und Ihre ADHS-Bedürfnisse zum Ausdruck zu bringen, kann sehr wirksam sein und zur Korrektur von Problemen beitragen.

Stärken

Ihre Stärken spielen für ein glückliches, erfolgreiches Leben mit ADHS eine sehr wichtige Rolle. Daher haben wir in diesem Buch viele Informationen darüber vorgestellt, wie Sie Ihre besonderen Stärken erkennen und optimieren können.[7]

Das folgende Zitat von Ellen Littman (2018), der Autorin des Vorworts zu diesem Buch, bringt unsere Sichtweise dieser Stärken auf wunderschöne Weise zum Ausdruck:

> »Wir haben keinen Einfluss auf die Richtung des Windes; aber wir können unsere Segel dementsprechend setzen. Frauen mit ADHS können nichts an der Verdrahtung ihres Gehirns ändern; aber sie können ihre Erfahrungen aus einer anderen Perspektive betrachten. Sie können lernen, ihre ganz besonderen Stärken und Fähigkeiten zu nutzen, sich über die Kreativität ihres nicht-linearen

Denkens freuen, neue, auf einer Haltung der Selbstakzeptanz beruhende Prioritäten setzen und ein ADHS-freundliches Umfeld finden, in dem sie sich entfalten können.«

Integrieren Sie Ihre ADHS in Ihr Leben!

Frauen, die ein vollständiges, erfülltes und erfolgreiches Leben mit ADHS führen, neigen eher dazu, ihre Probleme aus einem selbstbestimmten, proaktiven inneren Raum heraus anzugehen – aus einer Perspektive der Verbundenheit. Das bedeutet noch lange nicht, dass sie alles im Griff haben. Aber sie haben gelernt, Mitgefühl für sich selbst zu haben, und geben sich die Erlaubnis, in Situationen, in denen es schwierig wird (und die unweigerlich jeder von uns irgendwann erlebt), noch einen zweiten Versuch zu wagen. Eine kühne, unerschrockene Frau zu sein, die ihre ADHS in ihr Leben integriert hat, bedeutet, dass Sie …

- zwar immer noch mit vielen Problemen zu kämpfen haben, dies aber in einer Haltung von Mitgefühl für sich selbst und tiefgreifender Akzeptanz tun.
- mitfühlendes Verständnis dafür haben, woher Ihre Überzeugungen hinsichtlich Ihrer Einschränkungen kommen, und sich dafür entscheiden, künftig nach neuen Narrativen zu leben.
- sich nicht von Scham und Angst, sondern von Wertvorstellungen leiten lassen.
- alten Geschichten und Ängsten erlauben, Sie zu besuchen, aber nicht, bei Ihnen zu bleiben.
- Gelegenheiten finden und nutzen, über die Grenzen Ihrer Komfortzone hinauszuwachsen.
- auf Ihren persönlichen Wert und Ihr Recht auf Ihre Stimme und Ihren Freiraum pochen, ohne sich dafür zu entschuldigen.
- es auch mit ADHS im Schlepptau wagen, weiter zu träumen und Ihr Leben zu erneuern.
- aktiv nach Unterstützung suchen und sich fest vornehmen, mit Warmherzigkeit an Ihre harte Arbeit heranzugehen.

- nicht bereit sind, sich durch beschämende Botschaften herabsetzen zu lassen (egal ob diese Botschaften von Ihnen selbst oder von anderen Menschen stammen), und daran glauben, dass Neurodiversität nichts ist, was man tolerieren muss, sondern etwas, wovon die Welt profitieren kann.

Mutige, unerschrockene Frauen mit ADHS, die ihr Licht nicht unter den Scheffel stellen, pflegen eine enge Verbindung zueinander und bauen sich gegenseitig auf. Denn eines wissen wir ganz sicher: ADHS kann man nicht allein bewältigen.

Zum Nachdenken: Die Puzzleteile zusammensetzen

In dieser letzten Übung möchten wir Sie dazu einladen, die neuen Bestandteile Ihrer Geschichte – Vergangenheit, Gegenwart und Zukunft – besser in Ihr Leben zu integrieren und sich die Frage zu beantworten: *Wie kann ich mein Leben so gestalten, dass es für mich gut funktioniert?* Dazu müssen Sie vielleicht einige der vorigen Kapitel noch einmal lesen. Nehmen Sie sich so viel Zeit dafür, wie Sie brauchen!

Formulieren Sie ein Statement, in dem Sie Ihre Identität und Ihre ADHS-Probleme voneinander entflechten und das den folgenden Satz vervollständigt: *Meine gehirnbedingten Probleme haben nichts mit meinem Selbstbild zu tun, denn …*

Formulieren Sie ein Statement über sich selbst als ganze Person – einschließlich Ihrer Stärken, Probleme, persönlichen Eigenschaften und Wertvorstellungen.

Formulieren Sie das Statement Ihrer Mission.

Formulieren Sie das Statement Ihrer Vision.

Zählen Sie alle Rechte auf, die Sie einfordern und erweitern möchten.

Beschreiben Sie ein paar neue Möglichkeiten, mit denen Sie gern experimentieren möchten.

Überlegen Sie sich, wie Sie mit einer lauteren, kräftigeren Stimme experimentieren möchten.

Entscheiden Sie, wie Sie den Grad Ihrer Authentizität überprüfen möchten.

Beschreiben Sie so genau wie möglich, welche Art von Unterstützung Sie für den Umgang mit Ihren ADHS-Problemen brauchen.

Entscheiden Sie, wen Sie noch in Ihr Behandlungsteam aufnehmen müssen.

Überlegen Sie sich, was Sie tun müssen, um Ihr Umfeld zu verändern.

Legen Sie ein paar erste kleine Schritte fest, die Sie bis an die Grenze Ihrer Komfortzone bringen, damit Sie sich weiterentwickeln können.

Werden Sie sich darüber klar, welche Grenzen Sie in Zukunft setzen müssen (und wem gegenüber).

Was Sie sich merken sollten

Wir möchten dieses Kapitel mit einer ganz besonderen Botschaft abschließen. Wenn Sie sich an irgendetwas aus diesem Buch erinnern, dann hoffen wir, dass es diese wenigen, ganz einfachen, »tiefgreifenden« Ideen sind. Vielleicht möchten Sie die unten stehenden Merksätze an einem Ort aufhängen, wo Sie sie jeden Tag sehen können!

- Statt zu versuchen, sich selbst zu verbessern, können Sie einfach lernen, Sie selbst zu sein. Sie können den Menschen, der Sie sind, mit größerer innerer Klarheit und mehr Selbstvertrauen betrachten – trotz oder gerade wegen Ihrer speziellen Veranlagung als Frau mit ADHS. Und denken Sie vor allem daran:
- ADHS ist keine Krankheit, die geheilt werden muss, sondern eine ganz besondere Art, in der Welt zu sein, die einen individualisierten, umfassenden Umgang mit einem komplizierten, aber erfüllten Leben erfordert.

Und zu guter Letzt noch ein Brief ...

Nun wollen wir das Leben mit ADHS einmal ganz realistisch betrachten.

ADHS schmerzt auf eine Art und Weise, die für Menschen, die nicht tagtäglich damit zu tun haben, nur schwer zu verstehen und für diejenigen, die damit leben müssen, oft unerklärlich ist. Diese Erkrankung kann einen wirklich fertigmachen – und das ist auch okay so. Das Erfolgsrezept besteht darin, nicht in diesem tiefen Loch stecken zu bleiben, sondern zu lernen, wie man wieder aus diesem schambesetzten Raum herauskommt.

Hoffentlich hat dieses Buch Ihnen zu der Erkenntnis verholfen, dass Sie sich von jetzt an nicht mehr in einem düsteren Schneckenhaus verkriechen oder zumindest nicht allzu lange dort bleiben müssen. Und Sie müssen sich auch nicht resigniert zurücklehnen und darauf warten, bis Ihre ADHS verschwindet. Sie brauchen sich nicht zu verstecken. Sie müssen sich nicht überanstrengen bis zum Burnout, um als neurotypisch durchzugehen oder Ihre »Defizite« auszugleichen. Sie brauchen nicht auf Vergnügen oder Selbstfürsorge zu verzichten, nur weil Ihre ADHS-Symptome in dieser Woche wieder einmal zum Vorschein gekommen sind. Und Sie müssen auch nicht alles allein machen.

Ein erfülltes Leben kann man nur dann führen, wenn man das tut, was einen wirklich beflügelt. Und nun kommt die großartige Idee: Sie müssen sich nicht selbst »in Ordnung bringen«, um mit Ihrem Leben zu beginnen, sich wohlzufühlen und der Welt zu zeigen, wer Sie sind. Sie haben ADHS und werden es immer haben, und das muss okay für Sie sein – auch wenn es sich nicht immer gut anfühlt –, denn es ist nun einmal die Realität Ihres Lebens. Diese Erkrankung definiert Sie nicht als Menschen; sie ist einfach nur eine Beschreibung der ganz besonderen Verdrahtung Ihres Gehirns.

Es bleibt Ihnen nichts anderes übrig, als die elementaren Tatsachen des Lebens mit ADHS in einer Haltung vollkommener Akzeptanz anzunehmen. Aber das bietet Ihnen gleichzeitig eine Chance, sich für eine neue Sichtweise zu entscheiden, die auch wichtige positive Aspekte beinhaltet:

Ihre ADHS-Probleme werden sich auch weiterhin in Ihrem Leben manifestieren – ebenso wie Ihre Stärken, Ihr Charakter und Ihre Entschlossenheit.

Ihr Gehirn braucht mehr Unterstützung und mehr Präventivmaßnahmen als die Gehirne anderer Menschen; und das bietet Ihnen die Möglichkeit, Energie und Aufmerksamkeit in Ihre Selbstfürsorge zu investieren – genauso, wie Sie sich um andere Menschen kümmern würden.

Sie sind nicht neurotypisch und werden es auch nie sein, denn ADHS ist nicht heilbar. Trotzdem sind Sie ein einmaliger und unverwechselbarer Mensch, der etwas ganz Besonderes in diese Welt hineinbringen kann – egal wie groß oder klein diese Besonderheit Ihrer Meinung nach sein mag.

Vielleicht brauchen Sie eine Therapie und/oder sonstige professionelle Hilfe. Das bietet Ihnen eine ganz spezielle Gelegenheit, sich selbst kennenzulernen, und die Chance, psychische Probleme und Bedürfnisse zu entstigmatisieren und einen Beitrag zu deren Akzeptanz zu leisten. Damit tun Sie gleichzeitig auch etwas für andere Menschen mit ähnlichen Problemen.

Vielleicht brauchen Sie Medikamente. Das hat nichts mit dem Menschen zu tun, der Sie sind.

Sie werden zwangsläufig mit Verurteilungen und Stigmatisierung zu kämpfen haben. Das ist eine Möglichkeit, sich selbst neu zu entdecken, Ihr Leben neu zu erfinden – und anderen Menschen mit ADHS ebenfalls zu diesem Neuentdeckungsprozess zu verhelfen.

Auf den ersten Blick mag es ungerecht erscheinen, dass ausgerechnet *Sie* mit ADHS geschlagen sind. Da wir nur ein einziges Leben haben, machen Sie sich vielleicht Sorgen darüber, dass Ihre ADHS Sie daran hindern könnte, die Frau zu werden, von der Sie wissen, dass Sie sie im Grunde Ihres Wesens (unter der Oberfläche all Ihrer Probleme) sind. Womöglich ertappen Sie sich dabei, sich selbst unter Druck zu setzen, weil Sie innerhalb zu kurzer Zeit zu viel erreichen wollen; oder Sie ziehen sich in Ihr Schneckenhaus zurück und hoffen, dass morgen der Tag ist, an dem alles anders wird.

Aber wie Sie wissen, geht das Leid an keinem Menschen vorbei – die einen leiden mehr, die anderen weniger. Die einen haben viel Erfolg, die anderen weniger. Doch da niemand ewig lebt und diese Tatsache uns letzten Endes alle gleich macht, ist kein Leben von Natur aus wertvoller, würdiger oder besonderer als ein anderes.

Genau wie die neurotypischen Menschen, mit denen Sie sich wahrscheinlich immer wieder vergleichen, haben auch Sie ein Anrecht auf Selbstwertgefühl und Freude, so wie Sie sind – mit all Ihren Problemen und Komplexen, Ängsten und Stärken, Leidenschaften und Marotten. Sogar mit Ihrer Vergesslichkeit, Unpünktlichkeit und Unordnung und Ihren emotionalen Wirbelstürmen.

Sie haben Stärken, die Sie so weit gebracht haben, wie Sie jetzt sind; und vielleicht haben Sie der Welt in Zukunft sogar noch viel mehr zu bieten. Vielleicht haben Sie eine ganz besondere Art und Weise, die Welt wahrzunehmen, die Sie verborgenen Zusammenhängen auf die Spur kommen lässt. Vielleicht besitzen Sie ein besonderes Gespür für die Erfahrungen, die andere Menschen mit ihren Schwierigkeiten oder ihrem Anderssein machen, und streben danach, auch angesichts widriger Umstände einen Sinn und ein Ziel im Leben zu erkennen. Vielleicht besitzen Sie die Fähigkeit, Ihrer Familie und Ihren Mitmenschen mehr Akzeptanz vorzuleben, und können mit Ihrer spontanen Spleenigkeit einen ganzen Raum erhellen und anderen Menschen Mut machen, sich ebenfalls authentisch zu verhalten.

Es ist weder Ihnen selbst noch anderen Menschen gegenüber fair, sich aus dem Leben zurückzuziehen, obwohl Sie als Frau, die anders denkt als andere, einen so wichtigen Beitrag zu dieser Welt leisten können.

- Sie haben eine ganz besondere Perspektive – teilen Sie sie mit anderen Menschen!
- Sie brauchen psychologische Betreuung; setzen Sie sich dafür ein, dass Ihnen dieses Bedürfnis erfüllt wird!
- Sie denken über den Tellerrand hinaus; ermutigen Sie auch Ihre Mitmenschen dazu, das zu tun!

- Sie haben eine intensivere Ausstrahlung als andere Menschen; also entzünden Sie dieses Feuer und lassen Sie sein Licht hell erstrahlen!

Da ADHS eine andere Art zu leben erfordert, kann diese Erkrankung für Sie der Weg zu einer inneren Wandlung sein, wenn Sie sich diesen besonderen Anforderungen stellen und behutsam, aber beharrlich über die Grenzen Ihrer Komfortzone hinauswachsen. Sie müssen sich nicht länger dem Seelenschmerz unterwerfen, der Sie in Unwahrheiten verstrickt und an ein verkümmertes Leben gefesselt hat. Jeder Tag ist eine Chance, sich selbst und Ihr kühnes, in hellem Glanz erstrahlendes Leben intensiver zu leben – und dann *noch* ein bisschen intensiver.

Und da es nichts anderes gibt als das Hier und Jetzt, können Sie damit ebenso gut an dem Punkt anfangen, an dem Sie jetzt gerade sind. Schließlich ist das die einzige Version von Ihnen, die es gibt. Also hören Sie auf zu warten und legen Sie endlich los: Tauchen Sie voll und ganz in Ihr völlig, total, absolut und wunderbar unvollkommenes ADHS-Leben ein! Haben Sie den Mut, stolz darauf zu sein!

In einer Haltung der Dankbarkeit für die Lektionen und die Inspiration, die wir von Frauen mit ADHS tagtäglich empfangen, wollen wir, die Autorinnen dieses Buches, Ihnen zum Schluss folgendes Zitat von Rainer Maria Rilke (1934) mit auf den Weg geben:

> »(...) ich möchte Sie, so gut ich es kann, bitten, (...) Geduld zu haben gegen alles Ungelöste in Ihrem Herzen und zu versuchen, *die Fragen selbst* liebzuhaben wie verschlossene Stuben und wie Bücher, die in einer sehr fremden Sprache geschrieben sind. Forschen Sie jetzt nicht nach den Antworten, die Ihnen nicht gegeben werden können, weil Sie sie nicht leben könnten. Und es handelt sich darum, alles zu leben. *Leben* Sie jetzt die Fragen. Vielleicht leben Sie dann allmählich, ohne es zu merken, eines fernen Tages in die Antwort hinein.«

Mit unseren herzlichsten Wünschen,

Sari und Michelle

PS: Wir würden uns freuen, von Ihnen zu hören! Sie können uns jederzeit an die Adresse Solden, Frank and Associates, P.O. Box 3320, Ann Arbor, Michigan, USA 48106, schreiben. Oder schicken Sie uns über unsere Website https://www.soldenfrank.com eine E-Mail.

Besuchen Sie auch die Website http://www.newharbinger.com/42617, um unsere Empfehlungen für all die hervorragenden Informationsquellen zu erhalten, die es außer unserem Buch sonst noch gibt!

Danksagungen

Wir möchten unseren Redakteuren bei New Harbinger – Elizabeth Hollis Hansen, Jennifer Holder und Marisa Solís – für ihre kluge und standhafte Begleitung dieses Buchprojekts von der ersten bis zur letzten Seite danken. Außerdem danken wir Denise Brogdon, auf die wir uns stets verlassen konnten, wenn es darum ging, ADHS-unfreundliche Details aus unserem Manuskript auszumerzen und stattdessen andere Lösungen zu finden! Ein ganz herzliches Dankeschön geht auch an Jeanne Bellew, die vertrauenswürdige Lektorin, die uns geholfen hat, das Konzept für unser Buchprojekt zu formulieren und den Samen auszubringen, aus dem dann schließlich dieses Buch geworden ist.

Vielen Dank an Ellen Littman für ihre Freundschaft, ihre Beiträge zum Fachgebiet »Frauen mit ADHS« und dafür, dass sie diesem Buch ihre wichtige Stimme verliehen hat. Auch der ADDA-Familie (vor allem Duane Gordon, David Giwerc und Evelyn Polk-Green) sind wir unendlich dankbar für ihre Freundschaft, ihr kontinuierliches Mentoring und die Ermutigung, mit der sie unsere berufliche Karriere unterstützt und geprägt hat. Außerdem bedanken wir uns für die nie versagende Freundlichkeit und Unterstützung unserer Kollegen vor Ort: Ein ganz herzliches Dankeschön geht an Geraldine Markel, Wilma Fellman und unser ganzes »Better Together«-Team Regina Carey, Susan Hunsberger und Jen DiGregorio. Außerdem möchten wir unserem Physiotherapeuten Brad Skinner ein großes Lob aussprechen (ja, seine Hilfe haben wir beide dringend gebraucht, als der Abgabetermin für unser Buch näher rückte!).

Sari

Ich möchte vor allem meinem Mann Dean für seine jahrelange kontinuierliche Unterstützung bei diesem Projekt danken. Außerdem danke ich meiner Tochter Daria, meinem Sohn Evan, Lucille Solden und Erica, die in schwierigen Zeiten für mich da waren. Und ich möchte mich auch bei ein paar der vielen Menschen bedanken, die mich zu Beginn meiner beruflichen Tätigkeit und im weiteren Verlauf unterstützt haben: Thomas Brown, Arthur Robin, Ned Hallowell, John Ratey, Edna Copeland und Steve Copps, Thom Hartmann, Peggy Ramundo und die verstorbene Kate Kelly.

Mein ganz besonderer Dank gilt Michelle Frank, die auf wundersame Weise genau zum richtigen Zeitpunkt aufgetaucht ist, um meine Welt, meine Arbeit und mein Leben zu bereichern.

Michelle

In erster Linie möchte ich meiner Mutter Mona, meinem Vater Walt und meinem Bruder Matthew danken, für die es niemals genug Worte der Dankbarkeit geben wird. Mit eurem unerschütterlichen Glauben an mich habt ihr mir ungeheuer viel gegeben. Ein ganz großes Dankeschön geht auch an Phillip – du warst für mich die Schicksalswende, die mich an das Unvorstellbare glauben lässt, und deine standhafte Unterstützung hat mir stets Halt gegeben. Danke an die Familie Solden: Ihr habt mein Leben auf eine Weise verändert, die zu tiefgreifend ist, um sie in Worte zu fassen. Der (frühere und heutige) ADDA-Vorstand inspiriert mich immer wieder aufs Neue und gibt mir ungeheuer viel, ohne eine Gegenleistung dafür zu erwarten. Außerdem möchte ich den Fleiß und Mut der Kliniker und Forscher würdigen, die es gewagt haben, auf die Erfahrungen von Frauen mit ADHS einzugehen und sie zu erforschen, lange bevor dieses Thema in aller Munde war; und ich möchte auch den ADHS-Experten, die weiterhin Pionierarbeit leisten, meine Anerkennung aussprechen. Herzlichen Dank an die Familie Brabbs, die immer für Lacher und Snacks gesorgt hat. Und zu guter Letzt möchte ich mich natürlich auch bei den besten Hunden und Schreibassistenten aller Zeiten bedanken: Penny und Snitch!

Literatur

Armstrong, Thomas. 2010. *Neurodiversity: Discovering the Extraordinary Gifts of Autism, ADHD, Dyslexia, and Other Brain Differences*. 1. Aufl. Boston: Da Capo Lifelong Books

Brach, Tara. 2023. *Mit dem Herzen eines Buddha: Heilende Wege zur Selbstakzeptanz und Lebensfreude*. München: Knaur MensSana TB

Brown, Thomas E. 2005. *Attention Deficit Disorder: The Unfocused Mind in Children and Adults*. New Haven, CT: Yale University Press

Brown, Thomas E. 2013. *A New Understanding of ADHD in Children and Adults*. New York: Routledge. [*ADHS bei Kindern und Erwachsenen – eine neue Sichtweise*. Hogrefe, 2018]

Carey, Regina. 2016. *Make a Splash! It's Time to Take Action on Your Life*. Ebookit.com

Combs, Martha, Will Canu, Joshua Broman-Fulks, Courtney Rocheleau und David Nieman. 2015. »*Perceived Stress and ADHD Symptoms in Adults*.« Journal of Attention Disorders Nr. 19(5): S. 425–434

Cuddy, Amy. 2015. *Presence: Bringing Your Boldest Self to Your Biggest Challenges*. Boston: Little, Brown and Company. [*Dein Körper spricht für dich: Von innen wirken, überzeugen, ausstrahlen*. Mosaik, 2016]

Eichenbaum, Luise und Susie Orbach. 1989. *Between Women: Love, Envy and Competition in Women's Friendships*. London: Penguin Books. [*Bitter und süß. Frauenfeindschaft – Frauenfreundschaft*. Econ, 1996]

Gilligan, Carol. 1993. *In a Different Voice: Psychological Theory and Women's Development*. Cambridge, MA: Harvard University Press. [*Die verlorene Stimme. Wendepunkte in der Entwicklung von Mädchen und Frauen*. Beltz, 1994]

Giwerc, David. 2011. *Permission to Proceed*. Springville, UT: Vervante

Goleman, Daniel. 2012. »The Sweet Spot for Achievement: What's the Relationship Between Stress and Performance?« *The Brain and Emotional Intelligence*. https://www.psychologytoday.com/us/blog/the-brain-and-emotional-intelligence/201203/the-sweet-spot-achievement

Gottman, John und Nan Silver. 1988. *The Seven Principles for Making Marriage Work: A Practical Guide from the Country's Foremost Relationship Expert*. New York: Three Rivers Press. [*Die 7 Geheimnisse der glücklichen Ehe*. Ullstein, 2014]

Hallowell, Edward, John Ratey. 1994. *Driven to Distraction: Recognizing and Coping with Attention Deficit Disorder from Childhood Through Adulthood*. New York: Pantheon Books. [*Zwanghaft zerstreut: oder Die Unfähigkeit, aufmerksam zu sein*. Rowohlt, 1999]

Hallowell, Edward und William Dodson. 2018. »From Shame and Stigma to Pride and Truth: It's Time to Celebrate ADHD Differences.« ADHD Expert Webinars, ADDitude Magazine. https://www.additudemag.com/webinar/adhd-stigma-accept-yourself

Hayes, Steven, Kirk Strosahl und Kelly Wilson. 2016. *Acceptance and Commitment Therapy: The Process and Practice of Mindful Change*. 2. Aufl. New York: The Guilford Press. [*Akzeptanz- & Commitment-Therapie: Achtsamkeitsbasierte Veränderungen in Theorie und Praxis*. Junfermann, 2014]

Hinshaw, Stephen. 2018. »Girls and Women with ADHD: Unique Risks, Crippling Stigma.« ADHD Expert Webinars, *ADDitude Magazine*. https://www.additudemag.com/webinar/adhd-in-girls-women-risks-stigma/

Katherine, Anne. 2000. *Where to Draw the Line: How to Set Healthy Boundaries Every Day*. New York: Touchstone

Kübler-Ross, Elisabeth. 1969. *On Death and Dying*. New York: The Macmillan Company

Lerner, Harriet. 1989. *The Dance of Intimacy: A Woman's Guide to Courageous Acts of Change in Key Relationships*. New York: Harper Collins

Littman, Ellen. 2018. »No More Suffering in Silence.« *ADDitude* Spring, S. 52–55

Lorde, Audre. 1977. Vortrag. *Lesbian and Literature Panel, Modern Language Association*. Chicago, Illinois, 28. Dezember 1977

Markel, Geraldine. 2012. *Actions Against Distractions: Managing Your Scattered, Disorganized, and Forgetful Mind*. Ann Arbor, MI: Managing Your Mind, LLC

Matlen, Terry. 2014. *The Queen of Distraction: How Women with ADHD Can Conquer Chaos, Find Focus, and Get More Done*. Oakland, CA: New Harbinger Publications

Mitchell, John, Jessica Benson, Laura Knouse, Nathan Kimbrel und Arthur Anastopoulos. 2013. »Are Negative Automatic Thoughts Associated with ADHD in Adulthood?« *Cognitive Therapy and Research* 37(4): 851–859

Mohr, Tara. 2014. *Playing Big: Practical Wisdom for Women Who Want to Speak Up, Create and Lead*. New York: Avery

Ochoa, James. 2016. *Focused Forward: Navigating the Storms of Adult ADHD*. Austin, TX: Empowering Minds Press

Ramsay, J. R. 2017. »The Relevance of Cognitive Distortions in the Psychosocial Treatment of Adult ADHD.« *Professional Psychology: Research and Practice* Nr. 48(1): S. 62–69

Redmoon, Ambrose. 1991. »No Peaceful Warriors!« *Gnosis*. Herbst

Rilke, Rainer Maria. 1934. *Letters to a Young Poet*. New York: Norton [*Briefe an einen jungen Dichter*; Insel Verlag, 2019]

Rogers, Carl. 1961. *On Becoming a Person: A Therapist's View of Psychotherapy*. Boston: Houghton Mifflin. [*Entwicklung der Persönlichkeit: Psychotherapie aus der Sicht eines Therapeuten*. Klett-Cotta, 2018]

Rucklidge, Julia, Deborah Brown, Susan Crawford und Bonnie Kaplan. 2000. »Attributional Styles and Psychosocial Functioning of Adults with ADHD: Practice Issues and Gender Differences.« *Journal of Clinical Psychology* Nr. 56: S. 711–722b

Ryon, Holly und Marci Gleason. 2014. »The Role of Locus of Control in Daily Life.« *Personality and Social Psychology Bulletin* Nr. 40(1): S. 121–131

Shaw, Phillip, Argyris Stringaris, Joel Nigg und Ellen Leibenluft. 2014. »Emotion Dysregulation in Attention Deficit Hyperactivity Disorder.« *American Journal of Psychiatry* Nr. 171: S. 276–293

Solden, Sari. 2002. *Journeys Through ADDulthood*. New York: Walkerbooks

Solden, Sari. 2005. *Women with Attention Deficit Disorder*. Überarbeitete Ausgabe. Ann Arbor, MI: Introspect Press

Steinem, Gloria. 1970. Vortrag. »Living the Revolution.« 31. Mai 1970

Strayed, Cheryl. 2012. *Tiny Beautiful Things: Advice on Love and Life from Dear Sugar*. New York: Vintage. [*Der große Trip zu dir selbst: Ungeschminkter Rat für die Liebe, das Leben und andere Katastrophen*. Kailash, 2016]

Ulrich, Laurel Thatcher. 1976. »Vertuous Women Found: New England Ministerial Literature, 1668–1735.« *American Quarterly* Nr. 28(1): S. 20

Vanzant, Iyanla. 2013. *Forgiveness: 21 Days to Forgive Everyone for Everything*. Carlsbad, CA: SmileyBooks

Walsch, Neale Donald. 2012. Vortrag. 8. Juni 2012

White, Alasdair. 2009. *From Comfort Zone to Performance Management: Understanding Development and Performance*. Hoeilaart, Belgien: White & MacLean Publishing

White, Michael und David Epston. 1990. *Narrative Means to Therapeutic Ends*. New York: W. W. Norton & Co. Inc. [*Die Zähmung der Monster: Der narrative Ansatz in der Familientherapie*. Carl-Auer Verlag, 2020]

Williamson, Marianne. 1996. *A Return to Love: Reflections on the Principles of a Course in Miracles*. San Francisco: HarperOne. [*Rückkehr zur Liebe: Harmonie, Lebenssinn und Glück durch »Ein Kurs in Wundern«*. Goldmann, 2016]

Über die Autorinnen

Die Psychotherapeutin **Sari Solden** berät seit 30 Jahren erwachsene Menschen mit Aufmerksamkeitsdefizit-/Hyperaktivitätsstörung (ADHS). Sie ist Autorin der bahnbrechenden Bücher *Women with Attention Deficit Disorder* und *Journeys Through ADDulthood* und eine prominente Referentin auf nationalen und internationalen Konferenzen. Außerdem ist sie Mitglied des Fachbeirats der Attention Deficit Disorder Association (ADDA) und wurde mit dem Preis ausgezeichnet, den diese Gesellschaft Vertretern helfender Berufe für herausragende Leistungen verleiht. Zu Soldens Spezialgebieten gehören Frauenfragen, der vorwiegend unaufmerksame ADHS-Subtyp sowie die emotionalen Konsequenzen und der Heilungsprozess bei Erwachsenen, die mit einer nicht diagnostizierten ADHS aufgewachsen sind.

Dr. Michelle Frank ist eine renommierte klinische Psychologin, die sich auf die Diagnose, Behandlung, Aufklärung und innere Stärkung von Menschen mit ADHS spezialisiert hat. Sie arbeitet mit kognitiver Verhaltenstherapie (KVT), achtsamkeitsbasierten Praktiken und psychoedukativen Methoden, die auf den neuesten Forschungsergebnissen beruhen, um Menschen mit ADHS zu einem erfüllten und selbstbestimmten Leben zu verhelfen. Frank ist Mitglied des Vorstands der Attention Deficit Disorder Association, ADDA, der einzigen gemeinnützigen Organisation, die sich ausschließlich der Unterstützung erwachsener Menschen mit ADHS widmet. Sie hält landesweit Vorträge zu Themen rund um ADHS, Neurodiversität und die Stärkung der Rolle der Frau.

Die Autorin des Vorworts, Dr. phil. **Ellen Littman**, befasst sich als klinische Psychologin seit fast 30 Jahren mit Aufmerksamkeitsstörungen. In ihrer Privatpraxis konzentriert sie sich auf ADHS-Patienten mit hohem Intelligenzquotienten. Sie ist Expertin für das Erkennen komplexer ADHS-Formen, die leicht übersehen werden und Koautorin von *Understanding Girls with ADHD*.

Endnoten

1 »Neurotypisch« ist ein Begriff, der im klinischen und akademischen Umfeld immer populärer wird und als Bezeichnung für Menschen dient, die als neurologisch »typisch« gelten (also keinerlei Abweichungen wie beispielsweise ADHS, Autismus, Lernschwierigkeiten oder ähnliche neurologische beziehungsweise die neurologische Entwicklung betreffende Probleme aufweisen). Umgekehrt würde man Personen mit ADHS als *neuro-atypisch oder neurodivergent* bezeichnen. Bei diesen Begriffen handelt es sich nicht um absolute medizinische oder psychologische Deskriptoren, und sie enthalten auch keinerlei Wertung oder Behauptung im Hinblick auf die »richtige« Art und Weise, in dieser Welt zu leben. Sie sind lediglich ein Hilfsmittel zur Unterscheidung zwischen Menschen, die in den meisten Lebensbereichen innerhalb des durchschnittlichen Funktionsbereichs liegen, und denjenigen, die mit variableren gehirnbedingten Herausforderungen zu kämpfen haben.

2 Anmerkung des Übersetzers: zweijähriges College zur Vorbereitung auf ein Hochschulstudium.

3 Download unter http://www.newharbinger.com/42617 zum Ausdrucken (auf Englisch).

4 Unter http://www.newharbinger.com/42617 haben wir eine Liste empfehlenswerter Werkzeuge und Hilfsmittel im Umgang mit ADHS für Sie zusammengestellt (auf Englisch).

5 Downloads und Literaturhinweise finden Sie unter http://www.newharbinger.com/42617 (auf Englisch).

6 Download unter http://www.newharbinger.com/42617 (auf Englisch).

7 Doch da unser Herausgeber sagt, dass dieses Buch nur eine begrenzte An-

zahl an Wörtern enthalten darf (eine Begrenzung der Wortzahl?! Das ist für Menschen mit ADHS ein echter Albtraum!), finden Sie auf unserer Website unter http://www.newharbinger.com/42617 noch weitere Informationen dazu (auf Englisch).

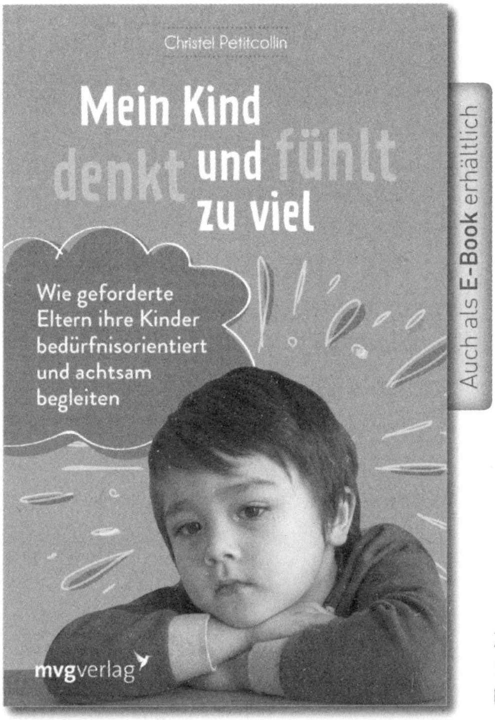

240 Seiten
16,99 € (D) | 17,40 € (A)
ISBN 978-3-7474-0205-4

Christel Petitcollin

Mein Kind denkt und fühlt zu viel

Wie geforderte Eltern ihre Kinder bedürfnisorientiert und achtsam begleiten

Kinder, die wenig schlafen, sich sehr viel bewegen oder stundenlang in einer Ecke sitzen bleiben, immer wieder Blockaden oder plötzliche, nicht nachvollziehbare Wutanfälle haben, werden bei der Suche nach konkreter Hilfestellung oft problematisiert und in eine Schublade gesteckt. In diesem Buch vermittelt die französische Psychotherapeutin Christel Petitcollin ein tiefes Verständnis für die komplexen Denk- und Gefühlsstrukturen von Kindern mit Hochsensibilität, ADHS, Dyslexie, Autismus und Hochbegabung. Anhand einfacher und konkreter Lösungsvorschläge erfahren Eltern, wie sie sowohl zu Hause als auch in der Schule eine achtsame Umgebung zu schaffen.

mvgverlag